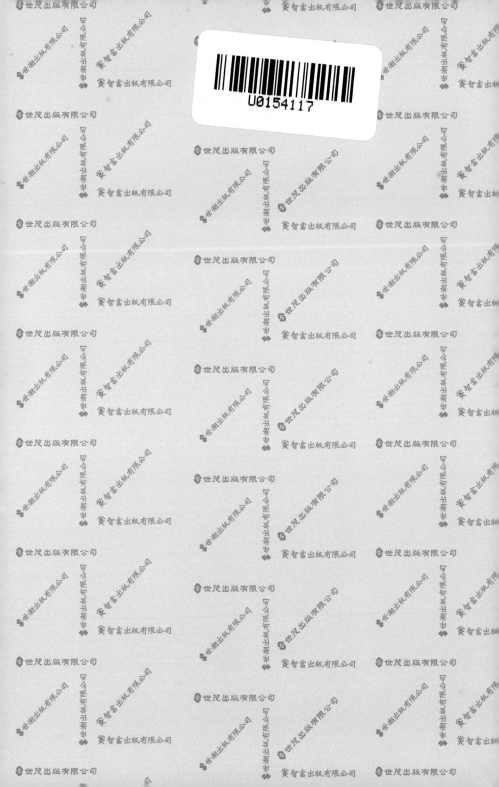

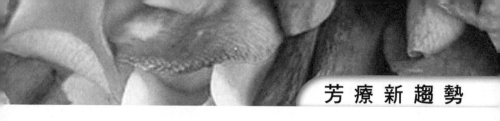

芳療新趨勢

純露芳香療法

HYDROSOLS：
THE NEXT AROMATHERAPY

美國國家整體芳療師協會副會長
蘇珊‧凱帝（Suzanne Catty）◎著

美國國家整體芳療師協會專業芳療師會員
原文嘉◎審譯

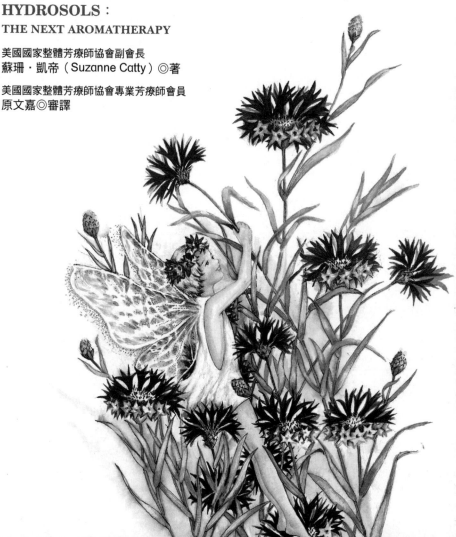

審譯者序
生命·活水·純露

我拿起傳說中的 magic water

朝水杯裡噴了三下

雖然量很少

但當我啜下第一口的時候

就嚐到了神奇之水的美妙

那香氣

說不出來的優美至極

好像喝下了一整口的青綠

望著窗外樹上枝葉間透射過來的陽光

一顆一顆的

剎那間　感覺似乎所有的綠葉都在喉頭間溶化了

原來月桂純露給我的感覺是這樣……

The most delicate taste ever

And is now melting down my throat

So mellow……

And gentle……

Almost forgot where I am……

So the Bay Laurel does keep my worries and sorrows at bay……

〈摘錄自 2003.09.20　Gloria 在溫哥華的日記〉

　　敲完最後一個句點，痠痛的兩手癱軟在鍵盤上，我感覺自己已經快變成一尊雕像。抬頭一看，時鐘上的刻度指著清晨五點三十分。

　　附帶稿子的 e-mail 傳送出去之後，我給自己倒了一杯加了橙花純露的水；望著桌邊的窗戶外漸漸轉白的天空，口中陣陣縈繞的優雅香氣，軟化了熬夜的疲憊。還記得第一次接觸純露，是在多年前學習芳香療法的班上，老師解釋著純露的由來，說它們是蒸餾精油過程中的另一項產物，跟精油不太一樣……。我接過同學傳來的一瓶玫瑰純露，閉起眼睛朝自己的臉上噴了兩下，然後把臉向前湊上去試著嗅聞，像是一個正在期待未知答案的小孩，頭頂上浮著許多問號。

　　當玫瑰純露的分子觸及嗅覺神經末梢的瞬間，我感覺自己的頭和肩膀都散發出銀白色的光，所有頭頂上的問號頓時全都拉直，成了驚嘆號！

　　這是什麼水？怎麼這麼美？我微微仰起頭，任憑那帶著幸福甜蜜的香氣紛紛降落在我的臉上……。當我回過神的時候，發現身邊的同學們也是如此，臉上洋溢著的笑容很粉紅。

　　之後純露就成了我的收集櫃中不可或缺的常客。從第一瓶玫瑰純露開始，到今天十幾種不同的純露，每一瓶都曾帶給我不同的幫助與驚喜；就像作者所敘述的一樣。原本以為它們只是種「濃度低所以很安全」的芳香療法，或是「當精油不適合的時候才用」的替代品，但是純露們在這段時間裡，雖然沒辦法跳出來為自己辯解抗議，卻透過

自己的實力，一再地向我證明它們其實擁有獨特的存在和療癒價值。

　　暫時撇開科學的分析型頭腦，我想到《聖經》裡對於水的定義，就是「生命」。水有活水與死水，所謂的「活水」就是指潺潺流動的水源，就像河流裡的水有進有出，才能不斷地提供足夠的養分給其中的生物，讓水質保持清澈澄淨。當水流積滯，其中的養分與氣體被消耗至盡，成了「死水」，其中的生態環境也必定死氣沈沈。人的身體是由 70 ％的水所組成，川流在我們體內的血液與體液一旦凝滯不前，健康一定受到影響。同樣地，當我們對自己、對生活的態度也像死水一樣停滯，人的內在生命也會跟著腐敗，無法發出馨香之氣。近年來醫學界已經證實，人類的疾病有百分之八十五以上都肇因於本身的生活型態與態度，只有剩下的百分之十五才是歸咎於環境與遺傳因素。這麼說來，我們在生活中所遭遇的任何事，所產生的任何思想與情緒反應，都會影響到體內各系統之間的協調，進而使得身心「河川」的流動受阻，於是體內的各大小零件就開始有機會出狀況。

　　可惜的是，我們從出生的那一刻起就擁有自己的身體與心靈，卻在二十、三十、甚至六七十年之後，對自己一直住著的身體居所毫不熟悉，甚至失去聯繫，不知道如何傾聽自己身體的聲音，觀察自己身體的變化。就因為這樣的漫不經心，我們任憑體內的生命江河受阻，無法順暢通行，最終成了一灘「死水」。等到那時候，我們驚覺自己在面對身體或心靈的痛苦吶喊時，竟然沒了法子，只好尋求醫生幫忙，把他們說的話當成了聖旨。曾幾何時，我們已經忘記自己才是身體與心靈的主人，只有自己才能決定要什麼，不要什麼。

　　其實芳香療法與其他輔助療法都有個共同的宗旨，就是要幫助人們重新認識自己的身體與心靈，明白生理與心理之間的緊密關係，學

習如何對自己的身心健康負起責任。這也正是如今在台灣有這麼多人，這麼用力地推廣芳療概念的原動力之一。今年的九月，我在加拿大英屬哥倫比亞省芳療師協會的進修大會中與本書作者蘇珊·凱帝終於見了面，相談甚歡之餘，彼此交換了不少對於北美與亞洲芳療界發展狀況的想法。蘇珊的確是位十分有遠見與熱忱的芳療師；透過蘇珊深入淺出、極具親和力的筆觸，我們看見純露多變友善的各個面相，也能適時體會到她與純露之間、與大自然之間的親密關係，更能清楚瞭解純露芳香療法的概念與執行機制。這不但是一本全新的芳療概念書，也是極為實用的工具書。我特別與出版者商量，將書中某些特殊名詞的原文留下來，好讓讀者想獲得進一步資訊時方便搜尋。

在翻譯這本書的過程中，我經歷了許多生活中人事物的發生與變遷，冰箱裡成瓶成罐的精油與純露就成了身邊的好搭檔，忠實地維護著我。每次有新的純露進來，我都是在第一時間開給學苑裡的夥伴共享，然後一同分享使用心得。現在我們每天在學苑裡最開心的事情之一就是「點純露」，各自選一種純露，噴在水杯裡當飲料喝，整天都神清氣爽。當然我的最愛依然是月桂，那真是瓶令人心曠神怡的純露！

沒有踏進芳香療法的世界，就無法想像在那其中的無限可能。我們都已經藉著精油這把神奇鑰匙打開了芳香世界的大門，走過精油化學的前院；而現在，我也誠摯地邀請你，脫下腳上的鞋，和我一起躍進純露的活水江河裡去發現驚喜！

原文嘉（Gloria）

2003 年 11 月於台北

推薦序
芳香療法的新起點

　　本書的主題「純露」是種十分獨特的東西。它們在一個精準的濃度範圍內，也就是在水中最高溶解量的精華，將芳療中所有的芳香物質帶進治療的程序裡。從一些淺易的實驗看來，精油與它們的構成物質似乎是不溶於水的。但這並非是百分之百地正確。在較為精密的實驗中，人們很明顯地發現有一小部分由植物中所萃取出來的芳香物質，事實上最終是出現在蒸餾後所收集到的水中。每一種芳香物質都有一個最高的水溶量，而且只有在達到這個最高水溶量之後，芳香物質才會開始在蒸餾出來的水面上聚集成另一層所謂的精油。

　　市面上已經有許多文章和書籍記載著精油在芳香療法中的使用方法。精油對於各種身體組織所含的潛在刺激性，一直是在芳療界中不斷提出且關注的問題，而針對精油的安全稀釋濃度的探討也十分熱烈。最兩全其美的解決辦法就是適當地使用溶解在水中的芳香物質。由於純露就屬於這樣的水溶性芳香物質，所以並不會有油性或親油性的界面刺激身體組織。相反地，說「純露不但不具刺激性，而且甚至在許多方面都有消炎的特性」是一點也不為過的：純露能舒緩身體上的刺激感。正因為這樣，在芳療界中，純露一直被視作處理敏感病患時較適合的材料。然而這個理論上的認知實際上卻很少被執行，因為使用

純露的詳細研究報告從未被公佈過，所有有關保存期限和活性（viability）的重要問題也從未正式地被討論過。但這一切現在都改變了。本書將芳香療法以其最安全的形式，呈現給每一位有興趣研究和接觸的人。書中富含精心編列的實驗數據資料將會回答許多至今仍未找出答案、有關如何在不同狀況下使用純露的問題。正當這本書對讀者們帶來許多有益的貢獻，同樣重要的是——對於身處芳療界的參與者來說更是令人興奮——對「純露」觀點會不同：她甚至會將芳香療法的發展重新改道。

我們來思考以下的狀況：在新世紀的起初，芳香療法的命運正懸掛在一個平衡點上。起初芳香療法的風行引起了法國的「醫療式」芳療發展，以及英國的「按摩式」芳療，但是這些都已漸漸虛化了。是的，芳香療法不可否認的神奇基礎，至今依舊穩固——即是將低消費的醫治方法交付給每一個人，而非只限於專家身上。但一些理想派想要將這樣一個驚人的理療方式帶給普羅大眾，卻同時面臨著資金逐漸流失的窘境。薰衣草和茶樹精油對於治療紅疹和腳趾的黴菌感染，效果都十分顯著，但它們能為人們賺取大量資金的潛力卻往往被高估了。而更糟糕的是，大型商業投資興趣下所養成的芳療概念，在品質和資源方面已經造成了許多無法預防的損失。起初芳療企業化的風潮也使得芳香療法成為這些狹隘且過於專注的銷售行為下的受害者。

因為專注於帶動自己的生意，芳療界中一些「行動派」人士將市面上的芳療暢銷書視為權威著作，殊不知這些書大部分都是由其它的精油業者為了抬高自己的銷售數字而寫的。一連串教人如何使用各種精油的百科全書則成了代表芳療訓練的教科書，但實際上卻只是一本本被捧得高高在上的銷售文學罷了。這種宣傳的手法當然一定會引起

許多人對精油的興趣，但對於將芳療進一步地推廣為一項獨立研究學術上的貢獻，卻是可預期地微小。許多書裡的精油配方，通常都是依據作者自己的判斷與喜好，書中用油的理由以及治療的原理和作用等根據，通常都沒有加以敘述；這也難怪，因為要符合行銷原則——內容須淺顯易懂，毋需任何理論學說（Simplicity without a theory）。剛開始時，這種情況並不至於成為某種不利因素，因為如同極少晦澀難懂的觀念能夠轉變成為一般大眾直覺上都能理解的知識（pop intuition），精油不論在濃度上缺乏精確的百分比或是在文字上缺乏正確的形容詞句，都還是會持續地發揮它們的療效。但是，一個趨向成熟的領域值得投入更多的探索。芳香療法將持續發展成為許多芳療支持者心目中由衷盼望的，能成為一項「真正的」專業訓練（discipline），一種真正的學習能力。也正因為如此，這本書將打開最重要、最令人興奮的芳療新領域。為了表揚此書的貢獻，我在此引用來自傑出生物學家E.O.威爾遜先生的新書，《Consilience》中的一段話。在書中，威爾遜認為，倘若想要培養一種成功又具有實際未來前景的學習能力，其學習量及學習步驟都必須規畫和定位得非常清楚。而芳香療法在這兩方面的表現卻是令人擔憂的。即使就拿「統一計量單位」這樣簡單的例子，芳療界所提供唯一的通用標準竟然是行銷人員所想出來的「滴數」。而很明顯的是，「一滴」並不是一個十分精確的計量單位。就學習程序來說，混合多種不同精油這種無趣且近乎平凡的程序，竟然被重新命名為「調配」，差點就被歸類為異端邪教的玩意。從女神配方到減肥配方，芳香療法的明確定位又再次為了「淺顯易懂」的行銷導向而壯烈犧牲。

　　本書將芳香療法帶入一個重新自我認識的階段。逐字逐句詳細地

介紹純露各種不可思議的功用，將芳療文學從銷售文學的限制中分離出來。本書以深入淺出的文字敘述超越了這樣的限制。透過提名介紹在芳療領域中貢獻心力的人士及他們所提出的觀念，使芳香療法更顯實在，那種對所謂「超級權威著作」盲目相信的歪風將不復存在。本書以樸實無華及根據事實的方式來描述人們的使用方式與長年累積的使用經驗。很多時候，這樣的敘述方式並非一堆複雜的科學知識，而是透過縝密觀察所累積下來的結果，如此也使得芳香療法更為實在與實用。

如果我們對芳香療法的理解在於它是一項低危險性、並且能使一般人生活更得力的醫治方法，這些根據經驗的觀察過程中所紀錄下來的敘述，對芳香療法的日趨成熟來說是相當必要的過程。

這些說法對於芳香療法回到自身的本質來說非常重要，並且最終將會構成更為人所需求的理論架構。出乎意料的是，一種精油或一種特定的分子對於任何特定疾病或症狀的有效性並非隨時隨地完全一致。瞭解許多精油成份的化學性質之間極大的差異，能促使我們思考一些超越簡單藥理概念的問題。如此即可證明，精油產生療效時所透過的生理機制，與在傳統知識中為人理解的部分其實相距甚遠。

本書在這方面是大眾讀物中第一本具有絕對特色的書，作者以 rigot，特別為於許多較年老與完整的芳療學習架構建立了足夠（或甚至 exemplary）的歷程。

寇特・史諾伯特 Kurt Schnaubelt
《Advanced Aromatherapy》與《Medical Aromatherapy》作者

作者序
生命的療癒之水

　　當我開始著手寫「純露」一書時，是一九九九年的秋冬季節。那時候我的手上有著五年來所收集的資料，然而雖然當時這些純露的資料比過往所收集到的還要多，但我知道這只是冰山一角而已。

　　那時候我最大的希望就是這本書能夠對讀者們，不光是對從事療癒藝術的工作者，更是對一般大眾有所啟發，引導他們去發現並接納純露的奇妙療效。過去兩年來我一直在各個研討會上發表數據資料，但這些芳香之水對大多數的人來說仍然是個未知的領域。「朝你的臉上噴灑」市販售純露的公司最常教導顧客們的使用方法，除了少數法國的芳療師之外，沒有人提過飲用這些蒸餾水或拿它們來進行療癒工作的奇妙。而現在這一切都即將改變，這本書的中文版將是「純露」的第五種語言的翻譯版本。我知道自己的期望已經慢慢實現，人們也的確接納了這項嶄新又源自古老的療癒方式。

　　當然，我們身邊的世界在過去幾年裡改變了很多，而純露也一本初衷地，在這個紛亂的環境中，提供了我們一種溫和卻十分有效，不僅與生理健康，也與情緒和精神有關的治療方法。

　　身為「水」家族成員的一份子，表示純露除了使用於整體芳香療法之外，也可以與傳統中醫、針灸、印度阿輸吠陀療法、順勢療法及

其他植物性療法做結合。這並不表示「朝你的臉上噴灑」不好，至少對某些純露來說是如此。以乳香為例，抗皺紋的時候我們都會首推乳香純露。不論是每天使用或加入面膜裡，都會讓你的肌膚恢復好幾年的歲月，而內服的時候對於關節炎也能呈現非常獨特的消炎效果。這些療效都正在化妝品界及醫療界進行先進的科學研究。

　　這本書裡的指引原則建立於多年來與各國的蒸餾商合作研究，我們用很簡單的方法確認純露的品質與蒸餾、收集和保存這些神奇之水的標準。即使如此，我在過去幾年中也得到了許多新發現。新品種的純露總是不斷地出現。人們也發明了更新的蒸餾技術，而我們也正在建立一套更高的標準，好收集到的純露是具最高療效價值的部份。有些蒸餾商所生產的某些純露pH值會比本書所提供的數據低一些，而較低的pH值就表示成品的穩定度越高。對消費者來說這是個好消息，因為我們都希望在療程中所使用到的產品都是不含防腐劑的，而如此一來就會減少代理商們添加防腐劑的機會。透過高表面張力的方式判斷純露品質的重要性也越來越為人所了解，而每個星期不論是來自我個人的研究或從世界各地的人們那兒都能獲得令人振奮的新資訊。有些新資料會無一地改變我們原本對純露的作用機制和成份的看法。它們究竟是溶有植物化學成份的水溶液，還是某種獨特、需要創造全新典範的煉金術產品？我相信純露應該是屬於後者，而且在這裡我將提供你一些最新的發現參考參考。

　　經過標準氣相層析質譜儀所做的純露分析顯示，純露中所含的化學成份與其對應的精油成份並不盡相同。然而這些分析報告還不算完整，因為純露大部份都是水份，都是極性十分高的產品，而精油卻是非極性的物質，所以在測試的時候不但需要不同的儀器，而且也應該

採用不同的分析方式。舉例來說，針對格陵蘭苔純露所做的分析找出了十八種化學成份，而之後所進行的特定測試卻找出二十五種化學成份。不用說也知道這個領域還需要更多的鑽研探究。我們對純露進行測試，其實也是為了尋找一些存在於精油之外的分子，而我們在不同的純露中找到了特定含量的鎂、鈣、磷、鉀、硫、以及許多其他營養成份。這不但開啟了純露在保健方面，也是在有機農耕方面使用的潛在價值。法國人在種植農作物時使用野馬鬱蘭純露，已有相當長的時間，最近人們還建議使用羅馬洋甘菊純露來控制有機溫室栽培中的蕈類生長，誰知道未來還會有什麼更創新的想法呢？

我們也知道將純露放進離心機內旋轉並沒有出現物質分離的現象。這點非常重要，因為這表示純露事實上是完全獨特、同質的、完全飽和的產品，而並非有些人所稱的油水混合液。對我而言，這一點足以幫助解釋它們為何即使在用量極微少時，也能具有對身體造成明顯變化的特異功能，正如同順勢療法被科學誤解了一樣，純露也已經被某種過度簡化的方式給誤解了。這對於它們被人們當成天然製產品中的成分而言，關係是非常大的，並且可能會令純露的需求量暴增到每年幾百萬加侖之多。這也會令目前在美國境內針對純露使用於像洗髮精及身體保養品中，必須達到有機標準的爭論得以平息。然而，儘管如此，我們現在所看到的仍然只是冰山一角。

在純露的發展領域中，最令人興奮的就是新品種純露的發現。我們現在可以找到柑橘類的純露有柚子（you zi；Citrus maxima）、溫州蜜柑（satsuma；Ctirus unshiu）以及萊姆（lime；Citrus limetta），這些純露並不是透過一般標準蒸餾法所萃取而得的，而是不加水，直接蒸餾它們的果汁而成。這幾款純露的香氣十分濃馥，其植物本身的療

效也已經被人們沿用了很久，我們只是剛開始對它們純露的療癒潛力有所了解而已。從超越物理層面的角度看來，我們發現罕見植物的純露通常並不是透過蒸餾法而取得的。以茉莉為例，茉莉的花材不能蒸餾，所以它的香氣必須透過溶劑萃取的原精才能得以保留。但如今我們已經可以買得到茉莉純露來享用、飲用、好好地滿足我們的感官。領先的蒸餾商們會以水蒸餾其花朵的凝香體（concrets）以取得珍貴的純露，不止茉莉是如此，其他花朵例如晚香玉（Polianthes tuberosa）、各種蓮花（Nelumbo nucifera sp.）以及金黃玉蘭（Michelia champaca）等。這些植物使用在靈性方面已有數千年之久，而如今我們可以透過不同的型態來經歷它們的神奇。以世界上第二古老的植物-藍色蓮花為例，只要五滴藍色蓮花的純露就能啟動驚人的情感以及能量狀態，好像你把自己跟宇宙的母體連接起來一樣。另外，粉紅色蓮花的效果則是像內裡的，進入到我們每個人心中最神聖的那片淨土，只要你願意，就可以辦得到。不妨想像之後的幾年當中，我們對這些神奇之水的認識程度會到哪裡。

各式各樣的治療工作者都在使用純露，像是英國動物精油療法治療師協會（Guild of Essential Oil Therapists for Animals）也在他們今年的年度大會中，舉辦了幾堂專門討論純露的講座。純露在能量醫學的領域也漸露頭角，獲得越來越多的重視，包括從香蜂草（Melissa officinalis）、橙花（Citrus aurantium fl.）以及松柏科樹木，到一些稀有品種：如金盞花（Calendula officinalis）、蓮花、乳香（Boswellia carterii、B. sacra 及其亞種）和其他在世界各地找到的植物純露等。我們不難發現，純露就好像一片連接起我們的地球的汪洋之水一樣，已經連結起一個推向新知領域的全新共和國。

對於這些療癒之水在多年前對我的啟發，直到今天我依然深感榮幸。當我看見它們越來越居於市場主流的位置時，總是感到非常興奮。這正是它們希望的，也是我們需要的。身體／心靈的醫療將會是二十一世紀的主流，而純露是我們所擁有最有力的工具之一。我要向未來舉杯，向你的健康舉杯，祝福你能在與純露同行的旅程中也獲得啟發、療癒的歡愉，並讓純露以它們的奇妙裝滿你的心靈。

願你走在美境中，安康幸福。

蘇珊·凱帝

2003 年 10 月於加拿大多倫多

目錄

審譯者序　生命・活水・純露　003

推薦序　芳香療法的新起點　007

作者序　生命的療癒之水　011

前言　025

第一章　一切都從嗅覺開始　029

　什麼是芳香療法？　030

　有知識的消費者　032

　化學成份——是朋友還是敵人？　33

　是「無化學成份」，而非「無香味」　36

　影響性的人物　38

　什麼是純露？　42

　什麼不是純露？　46

　造假與混淆　48

　品質要因　50

　特定的單一植物品種　51

　有機認證或生物律動栽種　52

　無化學製劑栽種　54

　基因改造過的植物　56

　特別針對治療使用而蒸餾或萃取　64

蒸餾的經濟　　　72

儲藏與運送過程中考慮到療效方面的維持　　　73

香味因素　　　74

不太美好的成功之香　　　76

油與水　　　78

第二章　萬能之水　　　081

水即良藥　　　84

水質的重要　　　85

供需的問題　　　87

藍寶寶　　　88

一喝再喝　　　89

水療法　　　91

歷史的一角　　　93

製造與使用　　　95

植物療法　　　96

生產與運輸　　　105

惰性儲存容器　　　110

市場中的純露　　　117

製造純露　　　121

乾淨又充滿趣味的玩意兒　　　124

第三章　純露簡介　　　125

體驗測試　　　126

不同的化學類型 *127*

實驗計畫 *129*

純露檔案的介紹方式 *131*

使用禁忌 *131*

純露檔案 *134*

Abies balsamea 香脂冷杉　*134*

Achillea millefolium 西洋蓍草　*135*

Acorus calamus 菖蒲根　*138*

Angelica archangelica 歐白芷根　*139*

Artemesia dracunculus 龍艾　*140*

Artemesia vulgaris 艾草　*141*

Asarum canadense 野薑　*143*

Boswellia carterii 乳香　*144*

Cedrus atlantica 大西洋雪松　*146*

Centaurea cyanus 矢車菊　*148*

Chamaemelum nobile 羅馬洋甘菊　*150*

Cinnamomum zeylanicum（ec）肉桂皮　*152*

Cinnamonum zeylanicum（fe）肉桂葉　*152*

Cistus ladaniferus 岩玫瑰　*154*

Citrus aurantium var. amara（flos）／橙花　*156*

Citrus clementine（fe）金桔葉　*158*

Comptonia peregrina 甜蕨　*159*

Coriandrum sativum 芫荽葉與籽及芫荽籽　*160*

Cupressus sempervirens 絲柏　*161*

Daucus carota 野生胡蘿蔔籽　　163

Echinacea purpurea 紫錐花　　165

Elettaria cardamomum 荳蔻莢　　166

Erigeron（or *Conyza*）*canadensis*／加拿大蓬　　167

Eucalyptus globulus 藍膠尤加利　　168

Foeniculum vulgare 茴香籽　　170

Fucus vesiculosus 海藻　　171

Hamamelis virginiana 金縷梅　　172

Helichrysum italicum 義大利永久花　　174

Hypericum perforatum 聖約翰草　　176

Inula graveolens 土木香　　178

Jasminum sambac 茉莉　　180

Juniperus communis 杜松果　　181

Larix laricina 美洲落葉松　　183

Laurus nobilis 月桂葉　　184

Lavandula angustifolia 純正薰衣草　　187

Ledum groenlandicum 格陵蘭苔　　189

Lippia citriodoras 檸檬馬鞭草　　191

Matricaria recutita 德國洋甘菊　　193

Melaleuca alternifolia 茶樹　　195

Melissa officinalis 香蜂草　　197

Mentha citrata 檸檬薄荷　　200

Mentha piperita 歐薄荷　　201

Monarda fistulosa 管香蜂草　　203

Monarda didyma 佛手柑香蜂草　　203

Myrica gale 香楊梅　　205

Myrtus communis 綠香桃木／香桃木　　207

Ocimum basilicum 羅勒　　209

Origanum vulgare 野馬鬱蘭　　210

Pelargonium x asperum 天竺葵／玫瑰天竺葵　　212

Picea mariana 黑雲杉　　215

Pinus sylvestris 蘇格蘭松　　217

Ribes nigrum 黑醋粟　　218

Rosa damascena 大馬士革玫瑰　　219

Rosemarinus officinalis CT1 樟腦迷迭香　　222

Rosemarinus officinalis CT2 桉樹腦迷迭香　　224

Rosemarinus officinalis CT3 馬鞭酮迷迭香　　224

Salvia apiana 白色鼠尾草　　226

Salvia officinalis 鼠尾草　　227

Salvia sclarea 快樂鼠尾草　　230

Sambucus nigra 接骨木花　　232

Santalum album 檀香　　233

Satureja montana 冬季香薄荷　　235

Solidago canadensis 一枝黃花　　237

Thymus vulgaris CT1 牻牛兒醇百里香　　239

Thymus vulgaris CT2 沉香醇百里香　　240

Thymus vulgaris CT5 側柏醇百里香　　242

Thymus vulgaris CT6 百里香酚百里香　　244

Tilea europaea 菩提　　　246

新興的純露　　248

第四章　鐵一般的事實　　251

關鍵在於 *pH* 值　　254

建立保存期限與穩定性　　260

過濾　　267

過濾器的種類　　274

後續照顧與包裝　　283

第五章　現在拿這些純露該怎麼辦？　　291

外用　　294

外用方法　　301

內服　　306

特殊使用方法：嬰兒與孩童　　309

特殊健康照護　　316

芳香酊劑　　324

寵物與居家小動物　　327

居家及家庭生活　　344

純露的奧祕　　348

第六章　咕嚕咕嚕──配方大全　　367

療效配方　　368

頭部　　368

眼睛　　368

耳鼻喉　　370

呼吸道症狀　　374

消化系統　　377

循環系統　　381

生殖系統　　388

子宮肌瘤　　390

子宮內膜異位　　392

陰道鵝口瘡與陰道炎　　393

泌尿系統　　394

痛風　　395

攝護腺問題　　396

神經系統　　397

肌肉系統　　398

護膚配方　　400

護髮　　402

潤絲液　　403

眼部濕敷　　404

面膜　　404

胸部噴霧　　408

胸部按摩油　　409

腿部及足部噴霧　　410

爽足粉　　411

身體噴霧　　411

簡易臉部磨砂膏　　　412

簡易身體磨砂膏　　　413

小黃瓜調理液　　　413

簡易金縷梅調理液　　　413

西洋蓍草調理液　　　414

柑橘香水　　　414

足部去角質磨砂膏　　　415

簡易磨砂皂　　　416

在廚房中　　　417

湯品　　　417

蔬菜類　　　421

沙拉　　　423

沙拉醬　　　424

主餐　　　425

素食主餐　　　429

醬汁與沾醬　　　431

甜點　　　435

飲料　　　440

家庭與花園　　　445

附錄　　　449

前言

　　從飛機的窗口向下俯瞰，北大西洋在我腳下閃閃發亮，向著四面八方擴散。而我不禁感覺，沒有比水在今年佔據了我大部分的生活之外更令我有如獲至寶般的驚喜了。迎接 2000 年千禧的濕冷冬天，我就是在電腦面前寫著這本書度過的——生活著、呼吸著、每天與純露相伴。狂風暴雨從早春就開始不停侵襲著多倫多，就連平時炎熱乾燥的夏天也遭受影響，大雨接二連三地淹沒了我的儲藏室，大肆破壞花園裡的植物。不久，秋天來臨，暴風雨也似乎心不甘情不願地停止了；但是大大小小的研習會把我帶到了「多雨之城」的西雅圖和「多雨之邦」的英國。在這兩處的停留期間，我也經歷了當地歷年來最糟糕的水患。而故事就這樣地開始了。

　　當然，我與水之間的親密關係已經持續了好長一段時間；而純露，也就是這本書所要討論的主題，多年來一直都是我生活中一個很重要的部分。不過經歷了今年的幾場豪雨，對我來說卻又是另一種新的體驗。從形而上學的觀點看來，水是一種與情緒世界相關聯的元素。所以關於水的影像、景觀和夢境都來自於情緒反應逐漸浮上檯面的結果，不論這些情緒是否仍未解決、未曾表達、或是在某些部分仍需要被關懷等等。我們從水的身上也得到情感上的支持，不論是泡個舒服的熱

水澡，好好疼愛自己一番，或是沿著海邊散步。我們對水的漂浮感、顏色、味道、水的律動和水的聲音創造出一個能釋放靈魂的正面共鳴。這也同時與我們的行動有關：伸腳踏入水流中，順應著世界的潮流，並詳細計畫一個新的方向，這都是我們在追求自我成長時可採用的積極方法。沒有了水，絕大部分的生物將會快速地死亡——植物、動物、和所有的人們。水是我們的救命者，是我們的養分，同時也是我們肉體組成的一大部分。2000年全世界水的問題成為了我們心目中最關心的事。可能今年這一年對我個人來說，是真的有點「流」年不利吧！

　　芳療界在過去的十二個月裡也有許多的新興潮流。兩年前當我捧著手中純露的研究資料去參加芳療界的活動時，人們對此都是興趣缺缺。而今天，反而是好多人都在談論著純露及它們的妙用。由於一般人對它們的興趣升高，使得純露的需求量增加，越來越多的蒸餾廠都會把純露留下來當作蒸餾精油時的另一項產品。人們對芳香療法的看法也改變了。今天人們已經明白芳香療法不只是「泡泡澡」而已，而是一種能幫助廣泛健康問題，可行性高的治療方法。在國際芳療大會上，臨床醫學的科學研究家、專業芳療師與行巫術醫治的治療師聚集在一起討論，從感覺細胞的受體部位（receptor-site）研究談到身心靈的相互關聯，從精油與荷爾蒙的調節關係談到維持免疫系統的正常運作。今天我想要藉著這本書裡的資訊，幫助大家減少保存純露時許多猜測不定的疑慮。畢竟我們已經在這香氣四溢的大道上走了這麼長的一段路。

　　最近有朋友問我，在我的療程中是否還在使用精油，或者只用純露。答案是兩種都在用——而且種類還越用越多。芳香療法是一種植物療法，而且有許多驚人的例子證明，當精油與水以藥草、酊劑、順

勢療方、能量醫學（vibrational medicine）的方式，以及良好的營養結合在一起時，我們便能體驗到「協同作用」（synergistic）的益處與影響。就像水深不知處的海底一般，這些療法提供了廣闊的治療與成長的空間。我們無法掌控未來要探索的每一個層面，但至少這將會輕鬆愉快地開拓我們的視野，和豐富生命的一條道路。我盼望這本書能啟發你參與創造未來芳療新領域的動力。我的「流年」不利已經過去了，但這段嶄新的旅程才剛要開始。

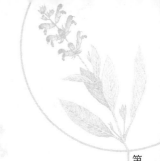

第一章
一切都從嗅覺開始

> 我們的嗅覺，就像身體的其他許多功能一般，
>
> 是回歸到進化之初、我們悠游於海洋時期的返祖現象。
>
> ——黛安·海克曼《感官之旅》

這是一本芳香療法的書。就因為芳香療法是一種整體性的保健療法，能照顧他人的身體與心靈，所以我將它視作一種獨特的療法。每一個人都能使用芳香療法，並從中獲得益處。這本書的內容十分廣泛；是為著對芳香世界有興趣或好奇、想知道芳療能帶來哪些助益的人們所撰寫的：不論是認真尋求更深更多層面資訊的芳療師、想要一頭栽進純露裡的芳療愛好者，或只是單純想瞭解「芳香療法」究竟是什麼的人們。

「芳香療法」可能是我們在進入二十一世紀後，行銷市場中最熱門的字眼。舉凡加入香味的產品，不論是空氣清淨劑、香皂或香水，都被自動貼上「芳香療法」、「香氣學」，或甚至「香氣心理學」的標籤。在此同時，許多人因為對人工合成香料產生的過敏症，令很多工作場所、大眾運輸工具、餐廳、商店和學校等地都變成了「無香世界」，甚至還成立法令禁止人們在上述場所使用有香味的物品。我們

029

應該好好定義一下「芳香療法」真正的意義，希望至少能釐清一些一般大眾對「香香的東西」的錯誤觀念。

什麼是芳香療法？

　　芳香療法是植物療法中的一個分支，與草藥學、順勢療法、花精療法、傳統中醫及其他治療法等都屬於植物療法的不同環節。芳療講究整體性的治療，並且嘗試讓個人的身心整體都達到平衡的狀態。有關芳香療法的記載可推算至四千多年前，但它卻是經歷過了好一陣子的重複評估之後，才在第一次世界大戰期間贏得了今日的美名。這次的革命將芳香療法帶進了許多不同的世界：包括純科學領域中化學物質的新發現、現代醫學的缺陷與不足、以及精神層面的超自然領域。而如今，當我們進入二十一世紀的同時，我相信這又將會有所改變。未來的芳療將不再把不同的芳香治療方式分門別類，反而是將它們相互整合，形成一種廣泛的學科。即使是現今的芳香療法，也都已經呈現出它的協同特質，是一種思考與方法的有效整合、魔法與科學的綜合、植物學與身體工作的結合，而業餘的治療師與專業治療師一樣，都同樣擁有治癒自己的機會。芳香療法依然存在在這世界上，呼吸著、成長著，就像那些植物一樣。

　　就最真實的文字定義來說，「芳香療法」是使用百分之百天然、完整、未經雜質摻混、並從特定的植物品種中經過蒸餾或壓榨萃取出的精華，幫助人們達到心理、身體與精神方面健康的保健方法。這些精華中包括了純精油，也就是來自花朵、葉子、樹枝、種籽、根、樹幹、樹脂和果實，經過適當蒸餾所得到的非水溶性與高揮發性的芳香

物質。精油也來自於柑橘類果皮，像是檸檬、橙、佛手柑、葡萄柚等，這些果實的精油可以藉由壓榨果皮的方式取得。芳香療法也包括使用不具揮發性的脂質油（基底油），如酪梨油、芝麻籽油、與其他較特殊的植物油如玫瑰果油和榛果油等。

最後而且最重要的是，芳香療法也會使用到植物的純露，也就是蒸餾精油過程中的另一項產物。而最重要的觀念是：凡用來創造與維持健康的物質，應該完全都是來自特定的植物品種，並且是最純淨的植物才是。我將要透過這本書提供大家真正芳療產品的不同鑑定門檻。在此你將能夠對所接觸到的任何純露、精油或其他相關產品提出聰明智慧的好問題。

芳香療法不會使用人工合成的物質，像是香水或香精料（frag-rans），也並非如同某些人以為「聞之皆有味」的東西都用。芳療產品不應該是在機械化工廠所製造出來的功能性產品，而應該是產品本身就具備著植物生命與活力的特質。芳療產品不只是「香香的」產品而已。在藥局、百貨公司、化妝品供應商、Spa甚至健康食品店裡架上所賣的「芳療產品」都算不上真正的芳香療法。它們可能的確「有香味」，但內含成份卻並非都是完全天然的。許多產品裡頭根本什麼植物性成份都沒有，而有些則可能含有嚴重危害健康的可疑成份，但這些產品的標籤上都清一色地標著「芳香療法」的大名。對於市面上充斥的這些產品，我們應該如何是好呢？

其實真正說來，我們的確正處於一個未經管轄的地帶。我們處在一個天然芳香與人工芳香物質之間缺乏清楚界定標準的世界裡，對於具有療效的香氣與傷害人體的氣味並無知覺上差別的區塊，這也是一個尚無法律約束的地方。除非精油被視為藥品，否則到目前為止，也

只有幾條有關產品標籤和行銷標語的約束條文能發揮制衡作用。精油瓶上的標籤可以寫有「百分之百純精油」，裡頭真正含的純精油量卻只佔一小部分；因為標籤上並不是寫「只有百分之百純精油」。這些條文並沒有規定廠商要把其他成份，像是基底油、香水工業原料、甚至平時用到的酒精等等都列印在標籤上。當你買了這瓶精油時，可能心裡還想著自己所買到的是真材實料，但實際上真貨只佔了你所付出的一小部分而已。

有知識的消費者

一間著名的身體天然保養品公司在多倫多開第一間旗艦店的時候，我和一位同事到這間裝潢精美的店裡逛了逛。我們開心地東看看、西聞聞，直到我們來到了該間店的精油區。架上擺著各式各樣的試用品，所以我理所當然地拿起一瓶精油，滴了一滴在手上（審譯者按：光是使用 1 滴純精油在手上對一般人來說是可以接受的劑量）。結果，乖乖！這一滴竟然含有基底油，也就是用來稀釋純精油的植物油。我們向店員詢問，但店員堅稱這是世界上最純的精油，而且絕對沒有經過任何稀釋。即使我和同事明確地指出這瓶精油的品質雖然不差，但觸感卻有著基底油的「油膩感」，而且也不如真正的純精油般完全具揮發性。販售人員指了指瓶上的標籤，說明這是純精油，並沒有回答有關稀釋的問題。顯然她這個意思是表明我們的說法不正確，這瓶精油根本沒有經過稀釋。這當然不可能說服我們，於是我們請店員打電話與他們公司確認一下。四通電話之後，她終於找到能告訴她真正答案的人。沒錯，這些精油都經過分餾過的椰子油稀釋，更精確地說，精

油濃度都在百分之三十左右。這件事發生在 1996 年。從那個時候開始，這間公司更改了精油瓶上的標籤，清楚地明列他們的精油是經過椰子油稀釋的。

如果連頗具盛名、以「天然、健康」為號召的大公司都能這麼做了，那麼那些不求壯大、只想藉著誘人的行銷標語賺取盈利的公司又做了多少類似這樣的事？說真的，除了你自己以外，沒有人能保護你和你自身的健康。你知道的越多，越能讓你做出正確的選擇，這便能保護你少受到人工合成的化學物質、致癌物質、防腐劑和各種毒素的侵害。假如你想維持健康的話，這是最起碼該有的警覺。

世界上越來越多的人開始講究更天然、更少經過加工處理的產品，不論這產品是食物、飲料、身上用的、還是保健營養品。真正的芳香療法即是這些家族中的一份子，但人工香精卻不是。身為消費者的你則有權利知道自己在尋找的是什麼，做該做的功課，而不是光靠銷售人員和標籤所給予的訊息而已。雖然有些店員的確知識非常豐富，但有時候知識不足會是件很危險的事。有時候你所得到的資訊可能是錯誤的；有的時候你可能被別人刻意地誤導了。事實上，目前市面上所充斥的錯誤訊息可能多於正確訊息，或者說一般人比較不容易得到正確良好的資訊。

化學成份──是朋友還是敵人？

你會在這本書裡找到有關化學與化學成份的探討。我剛剛才說過有關誤導與錯誤訊息的事，現在再來談一些新的資訊時，可能聽起來似乎有點不太對勁，但是卻一點也不相互矛盾。有關芳療產品的化學

分子組成的知識其實是十分重要的，因為這關係到這些產品是如何作用於我們的健康上的。這也是消費者在做決定時，一個強而有力的參考要素。

每一株植物都含有各種不同的化學分子成份。這些化學物質有的以芳香精油分子的模式存在著，有的是生物鹼（alkaloids），還有的則是水溶性或合成多糖類，當然還包括了許多其他不同的形式。我們都知道植物體內具有療效的化學分子可以藉著將植物浸泡在冷水中（即所謂的冷浸法）、熱水中（即煎劑）、植物油中（即所謂的浸漬法），或將植物放在酒精中萃取精質（如酊劑）、或以蒸餾法（精油和純露）等方式提煉出來。我們必須記住，從植物萃取出具有療效的有益物質的方法有很多種，而由於每種方法所能提煉出的植物特性與化學成份都有所差異，所以這些萃取物在治療保健方面也會帶有不同的特性和適用方法。

這裡的重點不僅在於這些化學成份都是植物為了自身的生長茁壯、與使自己繁茂所製造出來的物質，同時也在於這些物質都以複雜的組合方式呈現，並非單一或獨自地存在。像是玫瑰就含有超過 400 種的化學成份，快樂鼠尾草是 250 種，而薰衣草則是超過 100 種。但是難就難在這裡！大自然充滿了奧妙與智慧，而植物們花了數百年的時間不斷進化，並且利用它們體內生產的化學物質與彼此及整個世界溝通。有的化學物質能保護它們免受攝食者的侵害，有的會警告它們有關氣候及土質的變化，而其他則是能發出訊息，以吸引傳遞花粉和種籽的潛在媒介。這些化學分子以各式各樣的組合存在，這也就是它們發揮最佳效益的狀態，也就是所謂的「協同作用」。好比交響樂團一樣，一把小提琴的獨奏是不錯，但貝多芬的樂章總是加進了其他不同的樂

器才會真正優美。

當我們談到對化學物質過敏，或甚至談到對香料過敏時，經常忘了註明這些化學分子和香料究竟是天然的還是人工合成的。而真正最大的不同就在這裡！許多含有洋甘菊「萃取物」的洗髮精裡都會加入洋甘菊的香味。這個另外加入的香味成份有可能是天然的，但也可能不是；即使是，這也可能只是為了香味而被單獨分離出來的氣味分子。那麼我們所擁有的便不是大自然所創造的。百分之百天然的洋甘菊對人們或許不會造成過敏反應，但洋甘菊中被分離出來的部分成份卻會導致過敏反應。而人工合成的洋甘菊則是絕對會讓敏感體質的人有所反應。

「煩寧」（Valium；一種鎮靜劑藥名）這種處方藥就是一個很明顯的例子。數千年來，一種名為纈草（valerian）的植物，因著其放鬆、抗焦慮和鎮靜的特性，已被廣泛地使用，而在健康食品店中到處可見纈草的產品。科學家們注意到纈草的療效價值，並且研究纈草以提煉出他們認為造成主要療效的化學物質。在實驗室裡不斷地研究之後，科學家們終於將纈草中的某些物質分離出來，製成了「煩寧」這種藥品。這是一項相當大的成就，數以百萬計的人（大部分為女性）都服用過「煩寧」。而我們現在都知道這種藥除了它本身的療效之外，還會造成相當嚴重的副作用。對許多人來說，這是一種十分容易上癮的藥物。目前全世界仍有非常多人對這種藥物上癮。在英國，有關這種藥品的法律訴訟之多，導致英國政府在1990年時期撤銷了對「煩寧」相關訴訟的法律協助。到底問題出在哪兒呢？有沒有可能是，當科學努力尋求絕對的答案時，忽略了其實造成某種藥草療效的化學成份可能不止一種？或許植物中的某種化學成份組合會讓某種成份成為另一

種成份的緩衝劑，進而預防副作用的產生？科學家竭盡所能地尋找、研究，但就連科學本身也不是百分之百完美，它其實也還在不斷地成長、改變與學習的過程中。

香味的道理也是一樣。假如你製造出一種人工合成的香味，或從天然植物中抽取出某種香味，那麼可能你所製造出來的是一種對人體有害的香味。構成這些氣味的化學分子可能對健康有害，造成頭痛、過敏、皮膚的不適反應、噁心等症狀。造成傷害的主因並不是香味本身，而是形成這些氣味的化學成份。人們之所以需要無香空間，就是因為要避免與這些令他們不舒服的人工合成分子接觸。這不是大自然的錯，而是我們對大自然所做的事；而這些就是導致傷害的最根本原因。

是「無化學成份」，而非「無香味」

我十分鍾愛香味；這是在我裡面所耗不盡的熱情。氣味、芳香與香味，而且特別是天然的那種，每一天都對我生活中的各個層面有所影響。但是，對我來說，走近百貨公司裡的香水專櫃是一件困難重重的事，我也不能讓自己太靠近大多數銷售商業性身體保養品的店面。每當我經過這些地方時，我的額頭會立刻感到一陣緊繃，後腦勺就會開始陣痛，肩膀和頸部的肌肉開始緊張，令我巴不得趕快逃離這所謂「香氣」的狂攻猛擊。我的身體上下都表現出自律神經系統在危急情況下的各種反應。而原本沒有過敏症狀的我，這時候的狀況也會變得很糟糕！

由於這些健康方面的危機是真的，而有關香味的行銷手段又無法

受到應有的控制，警告的指針可說是衝上了極限。無香空間似乎只是提供人們避免遭受化學香味分子侵害的方法而已。事實上，情況已經越來越糟，而人們也開始越來越害怕香味到一種地步，令他們連天然的東西都無法接近。假如我們只有使用未經污染、完全天然、未經加工改造過的香味，對健康所造成的負面影響則會減少許多，但這也並不表示完全沒有問題。我曾經在飛機上向鄰座的一位女士解說這個觀點，因為當她看見我對著自己的臉上噴灑玫瑰純露時，顯得非常緊張。她告訴我玫瑰香精對她來說是最容易引起過敏的。我告訴她，由於成本昂貴，造成她過敏反應的其實應該是人工合成的玫瑰香精。但她似乎無法理解我的話。總之，對她來說，所有的玫瑰都很嗆人，而且是可怕的毒藥。我心疼她可能這一輩子都無法釐清真正的問題所在，甚至一輩子無法好好享受玫瑰的撲鼻香氣。

芳香療法是個複雜的科目。它牽涉到氣味、化學、植物與人們彼此之間的關聯。而純露這芳香之水，則是在芳療中不可或缺的一部分，也值得我們花時間與精力更深入地瞭解。所有的生命都在乎於「平衡」二字，而我們也仍需要對世界上自然的平衡付出更多學習並加以瞭解。

直到最近，純露與其療效價值一直是被大大地忽略的。雖然蒸餾法早期主要是以取得玫瑰水（一種純露）為目的，但曾幾何時人們發現精油的價值遠比純露來得高。於是人們越來越少用到純露，只剩下蒸餾工人與他們的親朋好友繼續從純露中獲得益處。然而近年來，純露的名聲越來越響，人們對純露的興趣有死灰復燃的現象，主要都歸功於它們與生俱來的廣泛療效與使用特質。就如同保加利亞的村民將池中注滿玫瑰純露一樣，我們也要將這些醫治物質圍繞在自己身邊。

影響性的人物

　　我在 1995 年收到一本來自芳香植物研究計畫組織（Aromatic Plant Project），名為《使用純露的 101 種方法》（101 Ways to Use Hydrosols）的小手冊。手冊中所提到的不外乎是使用純露噴洒在臉上或身上，或教你如何品嚐純露的美味資訊；但我的好奇心已經被這麼一個值得去發掘的寶貝世界所激起。那時候我只用過幾種所謂的「花水」（floral waters），如：薰衣草、玫瑰、橙花、迷迭香、矢車菊和羅馬洋甘菊。其實我知道，就理論上來說，當每一株能生產精油的植物在進行蒸餾時，都能生產出純露。但我也開始覺得奇怪，這些純露後來都跑哪兒去了？為什麼都買不到！

　　我也直覺地想到，光是在臉上噴洒，可能無法讓這些純露的療效像原本的精油般地發揮出來，或至少像藥草、藥湯和其他植物性的藥品一樣有療效。我開始盡可能地尋找純露。有一次使用某種義大利有機橙花純露的經驗特別地令人印象深刻，那純露的味道與香氣比我之前所試過的任何一種橙花都要來得接近其精油的香味。再回頭想想，我才明白之前購買的「純露」都添加了防腐劑和酒精，根本算不上新鮮，甚至還可能是人工合成的。在試過「正港的」橙花純露之後，我整個人完完全全地陶醉了，就好像沉醉在愛中一般。

　　之後，我接觸到一間公司，它們有不下二十多種不同的純露。這可是個意想不到的新發現！好比發現了阿拉丁的地窖，裡面藏滿了各式各樣的純露一般！其實有些純露本身的精油我還不太熟悉，像是：冬季香薄荷純露（*Satureja montana*）、特殊化學類型的迷迭香純露和

四種不同的百里香純露、昂貴稀有的土木香（*Inula graveolens*）和岩玫瑰（*Cistus ladaniferus*）等。可是要如何使用這些純露呢？那時候的我已經開始學習法式的芳香療法，也就是將精油視為一種植物性藥物，並且將精油用來內服、外用和薰香，而並非像我之前在英國和加拿大所只學習用來按摩而已。所以我是到接觸了法式的芳療系統之後才對自家冰箱裡的那些純露有了更多的瞭解。

納莉·葛羅絲珍

納莉·葛羅斯珍（Nelly Grosjean）是我在使用純露治療方面的第一位老師。在她的《芳香療法：維持健康的精油》一書中討論到純露的用途和使用方法，以及針對特別症狀的療程計畫。葛羅斯珍女士在她的書中將精油、純露、飲食和生活方式都結合在一起。不幸的是，這本書的英文版刪去了大部分有關內服的討論章節；由於引用純露是最好的治療方法之一，這本書的無法完整地廣泛流傳是一大憾事。在納莉的指導下，我開始著手一段時間的實驗。在這段時間當中，儲藏室裡的純露幾乎每三個星期就會被我用完；我每天用兩湯匙的純露加上一公升的蒸餾水混合飲用，總共連續喝二十一天，隔一週之後再重新開始一次循環。我大量地飲用純露，做了十分詳盡的紀錄，並且得到了全方位的效果。我依然上著納莉的課，她的自體學習法的效果越來越明顯。她使用一系列十二瓶的複方精油，有的系列是對照一年中的十二個月，有的是對照身體的每一個系統，有的則是對照每一個星座。她稱這些複方精油為「frictions」，大部分的時候這些精油都是以內服與外服使用，以每三個星期為一循環。每個系列的「friction」與一種或數種能夠在治療上有所輔助的純露搭配，身為療程的一部分，

這些純露每天都被稀釋在水中（30毫升的純露對1.5公升的水）飲用。葛羅斯珍女士根據所要治療的症狀還會給予生食與榨果汁的飲食建議。任何一個聽過她演講或看過她的書的人都會牢記她的「十大金科玉律」。

我對她所採用的方法頗能接受。我心裡所想到的是，根據我們一直提倡使用完全、真實、未經摻混雜質的、有機的和完整精油的理念看來，如果我們沒有同時使用蒸餾出的「水」，那麼植物一部分的療效就等同消失了一般。我十分清楚，身為一個順勢療方的終身支持者，純露與順勢療法間的關係，在某些層面上其實比純露與精油之間的關係還要接近。納莉不斷分享她的frictions配方與複方精油之間搭配使用的方法，並且時常談到芳香療法的能量層面。聽到有人能在她／他的論點中談論到有關於水的能量層面，實在令人心滿意足。有些人因為這些論點似乎並不科學，於是無法完全相信她所做的，但我們既然現在身在新的世紀當中，或許就應該多方面地探討研究。

法蘭寇姆與皮尼爾

後來我接觸到皮爾・法蘭寇姆（Pierre Franchomme）與丹尼爾・皮尼爾（Daniel Penoel）；或著更確切地說，是他們所寫的《L'Aromatherapie exactemente》一書。我在1996年參加了法蘭寇姆的一場座談會，會中所展示精油的豐富醫療特性令我印象十分深刻。假如這就是法國人所稱的「芳香療法」，那我到底在做什麼？我不氣餒地奮力走過艱難的科學山洞，特別是有關純露的地方。這段期間，我第一次得到了有關純露酸鹼值的數據資料，我在好一陣子之後才發現這項資料的特殊意義（詳見第三章）。但這個時候我弟弟剛好給了我一台酸鹼

測量器，而法蘭寇姆與皮尼爾的書上剛好提供了幾個數據，於是我也開始測量純露的酸鹼值。多年後的現在，我知道即使這兩位知識淵博的男士也發現了芳香療法的能量層面，並且將之與植物界和人類相連起來。特別是皮尼爾博士，有關他在這方面的研究，在他晚期的作品中都有記載。

繼《L'Aromatherapie exactemente》之後我沒有其他的選擇，只得靠自己的實驗了。我的家人、朋友、小狗、甚至每一位顧客都開始在他們的療程中接觸到純露。我的冰箱裡從上到下堆得都是一瓶瓶的純露。不論是每一杯飲水、身上的每一個毛細孔、我所做的每一道菜中都加入了純露，並且是像調和精油般地加在一起。直到 1997 年初，我對當時手中的二十幾種純露都能夠瞭若指掌，才發現我需要新的方法和更多的科學知識來支持我所作的實驗。

寇特・史諾伯特

再來就是寇特・史諾伯特。史諾伯特對於生命、宇宙和芳香療法的觀點十分吸引我。他所舉辦的講座有許多來自各種不同領域的人才出席發表，讓芳療在整體保健方面有了更寬廣的架構。在他的密集課程中，他以令人容易理解的方式講解芳香療法的科學層面，從來沒有艱澀難懂的部分出現。史諾伯特讓大自然與其產物的原始理念自由發揮，並且提倡要用彈性的角度面對芳香世界。身為一位化學家，他最清楚自己所扮演的角色的重要性；而同時也身為人權提倡者的他，對於世上所有的生命都給予尊重。就像他在自己 1999 年出版的《醫學芳療》一書中所寫到：「科學證明等同於一種創造出來的想法，的確是人類對造物者最誇張的藐視。」

當我對科學瞭解越來越多之後，我終於明白為何月桂葉純露可以消除乳房組織中腫脹的淋巴結，以及為何綠桃金孃純露可以安全地使用於眼睛。對於純露與順勢療法之間的關聯也越來越清楚。我們可以將純露視為極微量的精油，而且假如是按照葛羅斯珍及其他人所建議的方式使用，這種極微量的精油還必須先加水稀釋才行。在順勢療法中，物質稀釋得越淡，療效就越強。當你一天喝下一公升含有純露的水，你所攝取的療方會是極微量的好幾倍。在順勢療法中，經常服用「加倍劑量」是最有效果的方法。史諾伯特指出，在適當情況下，極微的劑量可以達到與高劑量相等的效果。

在我學習芳香療法的道路上，有許多人和上百場的活動影響我所選擇的方向，但對於純露來說，我與葛羅斯珍、法蘭寇姆、以及史諾伯特的相遇卻在我的想法上改變最多。

什麼是純露？

純露「hydrosol」這個字是一個化學名詞，意指「水溶液」。這個字來自於拉丁文「hydro」，也就是「水」，以及「sol」，即「溶液」。以化學名詞的角度來看，這個字並不單指蒸餾出來的水，而是泛指任何一種水性的溶液。

在芳香療法的世界中，純露（hydrosol）也被稱作為「hydrolates」、「hydrolats」、花水（floral waters）與植物水（plant waters）。其中「Hydrolate」使用「hydro」與來自法文 lait 的「late」，表示「乳」的意思。當純露一開始被蒸餾出來的時候，由於植物本身物質

與精油溶解在水中的量與特性，通常會呈現淡淡的乳白色。這些名詞都可以使用，本書為了避免重複單一名詞，以上所有的名詞都會用到。然而，我還是必須聲明我個人比較不那麼喜歡用「花水」這個詞，其中有幾個原因。第一，不是只有花朵才能製作出純露，精油也並非只產自於植物的花朵。根、樹幹、枝葉、木材、針葉與其他葉子、甚至連果實和種籽都可以生產精油與純露。所以不應該用「花水」一詞來歸類純露。

從芳香療法的角度，我提出下列的定義：「純露是植物為了芳香治療的目的，經過蒸氣或水蒸餾過程中的凝結水副產物。」較長的定義則是：「通常蒸餾法是為了要取得植物中的精油，但有時候有些蒸餾法卻是單單為了取得純露而進行的。在純露的製造過程中必須使用經過有機認證，或未曾使用殺蟲劑或化學藥劑的植物，經過符合環保的方式採收，並且每次只能使用單一品種的植物。整個蒸餾過程必須緩慢地進行，以低壓的方式，在足夠的時間內完成，並且使用純淨、無污染的水以保持植物內所有具療效的成份，所製造完成的產品也不會再經過任何加工手續。」

雖然純露存在的時間與蒸餾法一樣古老，而且很多蒸餾方式被發明的目的就是為了生產純露，純露在芳香療法中的使用仍然算是非常新的。但是請牢記，純露是精油萃取過程的副產品，我們可以很安全地推論，當人們的興趣越來越濃厚，相關產品的種類與可得性就越多。過去的六個月裡，我已經收到不下20種「新種」純露了。

我也認為純露好比植物本身的全息圖（holograms）。有關整個宇宙內相互關係的概念早已不是新話題，這種概念從量子物理到亞馬遜巫術的理論都有存在。將宇宙內相互聯結的概念視為一個大型的全息

圖，其中每一個細小的部分都含有整個系統的規則，這樣看來還挺有道理的。在所謂的整體健康（holistic health）概念中，我們將人體當作一個整體來看，其中所有的小部分都彼此影響，而每一個部分也都被我們所存在的世界影響著。而今更進一步地想，我們所存在的世界深深地被其所存在的宇宙影響，而這個宇宙也被其所存在的更高等的事物所影響。這是人類宗教史與哲學史當中的基本概念，有的人甚至認為這也是人類進化史的概念。「整體（holistic）」一詞來自於「全息圖（hologram）」這個字。所謂「全息圖」的概念很簡單明白，就好比已有五千年歷史的針灸，人們能從耳朵看見整個身體的狀況；而從反射療法的角度來看，人們能從手和腳看見全身狀況；而德國的研究人員已經發展出一套資料庫，能透過父母親指紋掃描，與將近五十種和遺傳性疾病相關的指紋樣式中做比對。

　　每一滴純露都包含了整株植物，就像全息圖一般。這其中含有水溶性成份、精油分子和植物採收時體內流動的汁液。這些統統都溶解在水裡，讓這「水」不只是水而已，而是眾所週知的療癒聖品之一。

　　另一種解讀的方法，就是把純露想成是由一片片的「碎形（fractals）」個體拼湊起來的整體。幾年前我在舊金山第三屆精油治療的芳香療法大會上發表了一篇文章。當時的另一位講師桃樂絲‧瑟文斯（Dorothy L. Severns），談到了有關碎形和渾沌理論與健康和療癒之間的關係。我從她所演講的主題中聽出了其中的弦外之音。「大自然中充滿著不可測度的局部，但整體來說卻是個穩定、非線性的系統。這些動態的程序產生非幾何的形狀，稱為碎形。」大自然本來就是一種碎形：「樹木長著枝子和更細的分枝，本身的型態就是一種典型的碎形。」當事物被視為碎形時，由此可知某種渾沌型態可能被視為擁有

某種非常複雜及進階的規則秩序，複雜到藉由一般的觀察方式都不見得能對其有所理解。人的心跳是一種不規則的旋律，但經過一段長時間的分析後就能顯示出這種渾沌現象中深層的原有規律。就連測量氣輪上的氣場時，也會顯示出這種渾沌的形式。我們的身體也能明顯證明非局部的相似性，每一個系統都各司其職，做自己份內的工作，像是細胞代謝，在肝臟、皮膚和肺臟中的細胞代謝方式都不相同，但整體來看卻是相似的，因為這些器官是一同構成整個身體的機能運作體。事實上，某項特殊的新研究顯示，疾病通常是在預告身體將趨向規律或週期化的表徵。瑟文斯指出：「這種以疾病將體內系統還原（decomplexification）的說法的確有可能是病理學的既定特色之一。」由於人工合成物質顯示極少或毫無「碎形」的本質，我們可以推論天然精油的複雜性是令它們具有療效的原因，而人工合成香精則無法具有療效。「某些分子，或者更確切地說，某些分子的系統似乎具有調整人類精微及能量方面的健康，以及身體方面的健康。我們似乎可以合理地假設，我們的意識本身就是一種碎形的過程，透過使用碎形的物質能使之強化。」所謂碎形及渾沌理論只有透過不可思議的電腦分析及人類無限的想像天賦，才能為人所理解。同樣地，我也相信，純露本身就是屬於一種碎形的型態。

　　我第一次看到著名的曼德布絡特碎形（the Mandelbrot set）是在1980 年代中期，當渾沌學說正深深影響著像布萊恩・伊諾（Brian Eno）及其他當時的情境音樂（ambient music）作家。藉著一台電腦的協助，我能夠環繞進出萬花筒般的影像，順著自身延伸出來的圖樣與線條移動。聽著瑟文斯的談話，我的思緒流入了水中，望著同樣看似渾沌的圖樣，卻同時明白在那之中藏著某種更深邃的規律，是超乎我

當時的理解程度的，但卻也與水加諸於人體的功效有著密不可分的關係。我所熟悉的水已經有了全新的形狀與型態，帶著植物本身生理與震動（vibrational）能量的影像與層面，甚至整個宇宙，貫穿遍及植物的全身上下。身體的碎形本來就會對這些微妙的部分產生回應，將之融入自身健康的渾沌世界裡。每每想到這裡我總是感到雀躍不已。

在這裡，我們不妨也來討論水的問題。我常常開玩笑說純露不過就是水，這是過去五年我與純露共事的過程中，不斷重複聽到的說法。但是，它們不是水；或者更正確地說，它們不只是水而已。純露是擁有香氣、味道、各種天然化學分子以及療效的液體。它們與香草茶或酊劑不同；它們並非熬煎出來的汁液、浸泡液；它們是蒸餾液，如同我之前所提到的，它們是獨特的產品。但它們也屬於水劑，這讓它們比其他植物性產品更可廣泛地以不同方式使用。有關於水的更多資料將記載於第二章。

什麼不是純露？

現在我們已經知道什麼是純露了，讓我們來看看什麼不是純露。它們不是一般蒸餾水、礦泉水、或自來水中加入精油的東西。它們也不是水與精油加上分散劑（酒精或甘油），使油溶解於水的東西。添加香精或其他人工合成香料的水不是純露，也不是重複蒸餾過的（co-hobated）精油蒸餾水，除了玫瑰與香蜂草之外，因為這兩種植物的純露無法從任何其他方式取得。（所謂重複蒸餾的精油蒸餾水意指回鍋到蒸餾器中重複使用的純露，以萃取出最大量的水溶性物質。）

市面上有一種名叫「法國玫瑰水」的產品，其中含有下列成份：

玫瑰萃取液、尿素醛（imidazolidinyl urea）、對羥基苯甲酸酯（methyl paraben）、染劑及法國玫瑰精華濃縮液。這瓶絕對不是純露！

許多芳香療法書籍提到「自行製作純露」的方法，教你將精油與水混在一起。但假如你沒有蒸餾的動作，你所製作的並不是真正的純露。這一點是毋庸置疑的。真正的純露含有精油和水，但那只是其中的一部分。而且單靠混合精油與水，你無法萃取所有其他的成份或香味。此外，水與油也互不相容。蒸餾法不會釋放出溶劑萃取法所能萃取出的生物鹼；所以，用酊劑加水混合的東西也算不上是真正的純露。

依照植物成份的水溶性與蒸餾過程中變因的不同，每公升的純露中含有約 0.05 至 0.2 毫升已溶解於水中的精油。然而，分析純露中所溶解的精油成份時，會呈現出與同一批所蒸餾的植物精油成份不同的化學分子數據。這是為什麼呢？因為精油中有些化學分子的親油性太強了，以至於無法溶於水中，而有些分子則是親水性太強，無法停留在精油中；於是只能在純露裡找到。另外，每一種產品都是獨特的。純露含有來自於植物本身的水溶性物質，就像煎劑或茶一樣。這些水溶性的成份並不存在於精油中，而且大部分都屬於水溶性的酸類分子。於是，精油加水攪一攪最多只能符合真正純露的一半條件而已。

純露中的精油通常是「已被溶解」，所以水面上是看不見的，也不與水液分別存在。從這點可以明白為什麼重複使用的精油蒸餾水比較不好，因為在純露回鍋的過程中，大部分的精油微滴會結合在一起形成較大的精油滴，進而與純露本身的水液分開，這樣能增加精油的產量，但卻同時會減少純露中具有療效的成份。

於是，這時候重要的 pH 值就派上用場了。純露的 pH 值範圍很廣，但永遠是偏酸性的數值，從 2.9 到 6.5 不等。一般蒸餾水的 pH 值

呈中性的 7.0，自來水含有鹼性 pH 達 8.0，依個人所在地不同而有所調整。精油的 pH 值介於 5.0 到 5.8 之間；所以，當精油分子與水融合在一起時，其 pH 值會介於 5.0 到 7.0 之間，也減少了強酸性水液可提供的特定功效。

造假與混淆

　　過去幾年來，越來越多人開始販售純露。這是個好消息，因為人們能買到越來越多的種類。但是我常常很佩服自己所收到的假純露。舉茉莉為例，茉莉很棒，我並不像一些法國芳療師一樣那麼排斥溶劑萃取的茉莉原精。然而，生產茉莉原精的過程中並沒有蒸餾的程續，所以並沒有茉莉純露可得。市面上所賣的茉莉純露部是人工合成的化學品，就是水與茉莉原精的混合液。印度的製造廠的確有生產一種名為茉莉香精（attar of jasmine），是一種以檀香精油為基底，將茉莉花瓣以水蒸餾萃取的特殊產品。這種生產方式已經沿用千年未曾改變，其中會生產出茉莉純露，但產量稀少不易購得，甚至無法取得。我收到的茉莉純露樣品很棒，但是比較偏重於檀香的調性。或許有一天我們能夠取得真正的茉莉純露；最近的一批樣品給予我極高的期望，但就目前來說一切都仍是未定數，不然就是由人工化學成份所組成的贗品。

　　其他像是柑橘類純露也經常遭到造假，例如橙、檸檬、紅柑以及葡萄柚等。這些精油都是透過冷壓果皮所取得的，並沒有蒸餾的程序，所以應該沒有所謂的純露存在。最近我很驚訝讀到一篇由一位十分知名、同時也是醫生的芳療師所寫的文章，其中不斷提到柑橘類的純露。

誰知道文章中所指的產品究竟為何，因為它們算不上是真正的純露。
一位我認識的蒸餾商用乾燥的瓦倫西亞橙皮製造出橙皮純露，這可是
個了不起的成就。所以誰會知道未來會發展到什麼樣的地步呢？但至
少就目前來說，你可以確定的是大部分的柑橘類純露都不是真的純露。
萊姆精油有時候是蒸氣蒸餾的，我曾經接觸過萊姆純露一、兩次，但
由於人們並不知道其來源地為何，而且商業性栽種的柑橘果實通常都
噴灑了過量的化學農藥，我個人並不打算使用這類純露來進行療程。
可以使用的柑橘類純露是來自於柑橘葉（petitgrain）。來自桔葉（man-
darin orange）、克里門氏小柑橘葉（Clementine orange）與檸檬葉的純
露特別受歡迎，並且具有極佳的提升食欲特性，對於處理飲食疾病患
症與因藥物引起的食欲不振非常有幫助。

　　再來就是玫瑰，高尚神聖的玫瑰。玫瑰純露的確存在，但許多市
場上的產品都是人工合成及針對食品工業所製造的。另外別忘了「重
複蒸餾」這回事：未經過再蒸餾程序的玫瑰水，其香味與口感都帶著
一種深度，只要你試過一次就不會忘記再認錯。但這種玫瑰水很難取
得，你也必須付出更多的金錢才能購得。假如玫瑰水在蒸餾的過程中
沒有被再次蒸餾，所萃取到的精油在化學分子、香味以及療效都不完
整，並且原本已經很微少的萃取量也會更低。基於這些原因，未經再
蒸餾的玫瑰純露十分罕見，所以我們大都買到再蒸餾過的純露——這
倒不算是件糟糕的事！有些規模較小的蒸餾廠並沒有足夠的玫瑰花來
生產精油，所以只生產純露，這可是很難得的，而且就因為他們並不
生產精油，所以也不會回收精油蒸餾水重複蒸餾。然而玫瑰的需求量
這麼大，現在許多真正的玫瑰水都是用乾燥的玫瑰花瓣或花朵所生產
的，品質還不錯，口感也很好，聞起來也很香甜；但是與從新鮮花朵

所蒸餾出來的玫瑰水一比較，就顯得遜色幾分。玫瑰花瓣非常脆弱；而對於這兩種純露的不同之處，只要將乾燥玫瑰花的香味與新鮮大馬士革玫瑰（*Rosa damascena*）或摩洛哥玫瑰（*R. centifolia*）做個比較，就能給你一個清楚的概念。

所以看起來純露似乎是個挺難搞的玩意兒。要找到它們仍有些困難，特別是真正具有療效等級的產品，不過具有療效等級的精油也是如此。對於純露與精油仍然有許多的地方我們不瞭解，而且直到今日，它們主要還是用在化妝品與美容療程方面較多。但純露能提供助益的層面那麼廣，是很值得推廣的產品，我希望這本書中的資訊能將它們萬用的特色更加以推廣。

品質要因

我一直認為純露是蒸餾精油過程中的另一項產物。所以當我選擇或判斷某種純露的品質時，也是參照精油的選擇要點。

我總認為任何從事天然產品事業的人都必須牢記環保方面的概念。更實際地說，應該與我們的地球和能量要素（土地、空氣、火、水與靈）建立關係。環境學家鈴木大衛（David Suzuki）在他所著《神聖的平衡》一書中花了一整個章節討論每一種能量要素與愛之間的關係。從他的觀點來看，我們就是自己所呼吸的空氣，就是孕育自己時所攝取的食物與藥物的大地，就是自己所生、身體所構成的水份，也是使所有生命發光的火花。我在談論芳香療法與純露時也會同時分享這種哲學觀點。我們的健康與整片大地（Gaia）的健康有著密不可分的關係，況且我們無法將所做的與對健康的追求個別分成近乎獨立的經驗；

這應該是一種總體的經歷，一種心靈體驗，這也是非常重要的責任。

下列幾項是我在選擇芳香療法產品時常用的品質判定標準：

- 特定的單一植物品種
- 有機認證或生物律動栽種（biodynamic agriculture）
- 無化學製劑栽種
- 持續不污染環境的野生採收方式並且通過化學污染物測試
- 特別針對治療使用所蒸餾或萃取的
- 儲藏與運送過程中是否顧及療效的維持

特定的單一植物品種

治療用的植物產品必須來自於單一的特定品種。以歐薄荷為例，我們知道它只是眾多薄荷中的其中一種，其他包括綠薄荷、貓薄荷、胡薄荷、檸檬薄荷、蘋果薄荷等等。歐薄荷的精油或純露必須來自於一種特定品種的蒸餾——即 *Mentha piperita*。雜草算是污染物，其他品種的薄荷也一樣，因為它們含有影響最終產品香味與療效的化學物質及芳香分子。

歐薄荷也可再分成很多種類，每一種都具有不同的化學成份結構。生長地、降雨量、氣溫、緯度、昆蟲與寄生蟲的影響、栽種方式以及使用化學製劑都是影響這些相異之處的因素。生產療效性產品的蒸餾廠必須不只能夠確定所採收的植物中只有歐薄荷的品種，還要確定該品種的種類是正確的。大部分的芳療師比較偏向選擇密契罕品種的歐薄荷（*Mentha piperita var. Mitcham*）進行治療。它的香味很柔和香甜，所含的酮類「薄荷酮（menthone）」與氧化物「薄荷呋喃（menthofuran）」較少，而醇類「薄荷醇（Menthol）」的含量較高。以前只有歐洲才有，現在美國也生產這種薄荷。

有機認證或生物律動栽種

理想地來說，生產純露與精油時應該使用有機認證的植材。第二選擇則是使用無化學藥劑的植材，有時稱為非認證有機植材。目前非認證有機的植材較為普遍，由於農夫們朝著有機認證的標準努力，但因為停止使用化學藥劑的時間不夠長，所以尚未能夠獲得有機認證許可，這段過程依照各國的標準不同，通常需要三到七年之久。

目前全世界已有許多具有公信力的有機認證機構，它們在給予認證許可之前都會經過嚴密的條件審核。任何宣稱自己具有有機認證產品的廠商都會將該認證機構的名稱提供出來，並且通常都能夠拿得出證書以茲證明。在歐洲大部分的有機栽種者的認證都是來自於一個名叫 Ecocert 的獨立機構，但另外在大部分的國家都由土壤協會（soil associations）以及政府機構核發有機產品的認證。

認證的標準有很多項。植物生長所用的土壤必須經過測試並且確定未經使用化學藥劑已有一段特定的時間（每個國家與每個機構的規定都不盡相同）。種籽必須來自有機栽種的植物體，並且必須沒有經過殺黴菌劑、殺蟲劑、生長荷爾蒙或其他化學藥品的處理；至於來自非有機但未曾使用化學藥劑的植物體種籽，有些機構也會給予通融。栽種的植物從種籽發芽的那一刻起就必須完全避免人工合成或化學藥劑的使用，肥料也必須含有天然成份或使用來自有機培養的動物堆肥。許多蒸餾廠使用殘餘的植材做為肥料，形成一個天然的資源循環，讓

來自於大地的產物最終仍舊回歸大地懷抱。大部分的農場都使用殺草劑來除雜草，但有機栽種必須完全使用覆蓋物及手工方式抑制雜草生長或剷除。塑膠與纖維覆蓋布就是因此研發出來的，人們並且透過使用這種覆蓋布發現許多有趣的植物行為。以番茄這種高競爭性的植物為例，當使用紅色覆蓋布在植物下方時，農夫們可以利用番茄的競爭特性令植物長出更多果實。

　　所以由此可見有機耕種不但很費工、流程繁複，就連認證的審核也是極高難度的過程。農夫們付出龐大的資金以獲得一紙認證；這也是像 Ecocert、Demeter 等認證機構得以維持生存的唯一經濟來源。假如無法在認證方面取得利潤，這些認證機構就必須轉向企業或政府取得經濟支援，如此一來就可能會影響認證過程與條件的公正性。所以，取得認證的成本就必須計算在產品的價格當中。

　　也有的機構如 Demeter 會發認證給以生物律動方式栽種的植材。生物律動栽種的過程比一般有機栽種更進一步，耕種的每一個層面，包括從發芽、栽種到除草、堆肥、使用覆蓋布以及採收，都需要順著地球與各行星甚至植物本身的天然週期規律進行。有些使用生物律動方式的農夫會藉由播放音樂和對農作物說話來促進生長。當然，在採收這些農作物之前也會先徵得農作物的同意。在合成肥料、除草劑與殺蟲劑尚未被發明的時候，所有的植材不是野生的就是有機栽種的。這些方式似乎都還可以配合月亮、四季、降雨以及動物人類的遷徙的循環。在古埃及時代，尼羅河的氾濫與否掌控了生命的循環；當你的農地是位在水面下四呎時，當然不可能種任何東西。但是當尼羅河的水退去時，所留下的是覆蓋在田地表面幾吋高的肥沃泥土，不但能幫助滋養農作物，也能替接下來數個月的熱乾季保持農地中的水份。尼

羅河每年的漲退是當地人生活基本結構的一部分，就連法老王的權力也得看每年河水漲幅的臉色。所以生物律動也包括了人類的生息規律。

然而，隨著現代農業技術的出現與化學製劑在植物栽種的各個層面普遍化，有機與生物律動的栽種方式已不復存在。令人高興的是，過去三十年來，歐洲與澳洲都在鼓勵有機與生物律動的栽種方法，北美地區上千位農夫，不論規模大小，也都轉向這些經得起時間考驗的耕種方式。2000 年六月下旬，美國農業部門在頒佈有機栽種的國家標準與定義前，就已經提早結束了民眾評論期。這可是人類的一大步！

雖然使用在人類消耗植材上的化學品都有劑量規定，許多其中的化學物質是幾十年前就已經被許可使用的。美國食品藥品管理局（Food and Drug Administration；FDA）指出，假如部分這些化學物質是在現今才被明列歸檔的話，他們就不會核准使用。但是每年都有新的化學物質被核准使用，而我們通常針對這些毒素對於環境與我們本身的實際殘害總是只有後見之明。慶幸的是，有些殺傷力最強的化學物質已經從市場中被移除，近年來我們都比較小心了。DDT 就是一個例子。雖然我們現在都知道毒素對於人類與環境的影響有多麼大，但美國在1978 年禁止使用的DDT，本來被認為是很安全的。然而，近年來加拿大東部松柏植物的過度繁殖令使用DDT 的建議又起死回生。好險這個建議已經遭到駁回。

無化學製劑栽種

即使我們假設農產品的化學製劑都很安全，它們的用法經常與被明列出來的方式不同。舉例來說，1990 年代初期英國的一項食品調查

發現，包心菜中含有比規定含量高出更多倍的農藥，雖然製造商說他們採收前七到十天即停止噴灑農藥，但這項調查結果表示他們在採收前仍有噴灑農藥。農藥沒有機會被包心菜濾除，只好跟著美味的健康沙拉一起被人們食用了。未削皮的胡蘿蔔也因為這樣具有相當的危險性。將胡蘿蔔去皮能夠移除大部分的殘留農藥，並且使它們適合人們攝取。我們不能責怪什麼，因為農夫們通常並不瞭解食物上殘留的農藥對於健康的整體影響，製造商也可能沒有做足潛在危險性的宣導，而政府除了空談之外什麼都沒做。

　　肯尼·奧蘇貝（Kenny Ausubel）在《改變的種籽：活生生的寶藏》一書中提到：「我們已知的健康危機有百分之八十來自於 15 種農作物與農產品上的 13 種殺蟲劑。其中最常見的有番茄、牛肉、馬鈴薯、柳橙、包心菜、蘋果、水蜜桃、豬肉、麥子、黃豆、豆類、胡蘿蔔、雞肉、玉米和葡萄。就連明文記載對健康有益的花椰菜上頭也有 15 種不同的農藥。蘋果可能含有高達 100 種不同的殺蟲劑，鴨梨含有 70 種殺蟲劑，番茄也有 100 種殺蟲劑。

　　我們從臨床分析知道在現代化學農耕條件下生長的植材會殘留農藥。植材經蒸餾之後，其中的成份被萃取出來，於是化學殘留物就變得更濃縮了。原本在植物上可接受的化學劑量，到了精油或純露中就很容易濃縮成極不安全的含量。

　　加拿大農業部與幾所大學目前正共同研究有機耕種與傳統耕種的效果。一篇名為〈有機與化學栽種之生產系統對藥用植物之活性成份產量與濃度的影響〉的報告中，拉凡爾大學（Laval University）的研究人員「考察了 3 種有機生產系統以及 1 種傳統生產系統對乾燥植材中活性成份的產量與濃度的影響」。他們使用百里香（*Thymus vulgaris*）；野生苦汁薄荷（*Marrubium vulgare*）；與德國洋甘菊（*Matricaria recutita*），「起初所得的結果顯示所有上述品種中，使用一般生產系統的乾燥植材，其活性成份產量較高，而活性成份的濃度則以有機生產系統中的百里香及野生苦汁薄荷較高。這兩種植物的活性成份濃度較高應歸功於有機——生物律動式的栽種系統。」至於萃取物與「活性成份」的標準化，則變成了主流科學對植物性產品的接受標準，但最令人滿足的是，我們發現有機與生物律動系統能比化學栽種系統生產出更多我們所期待的東西。

　　另外還有化學栽種所造成的環境影響。地球已經被污染得非常嚴重了；我們都非常清楚這一點。空氣、水、土壤，從北極到南極，甚至海洋深處都有污染。這些污染物正直接或間接地影響著我們的健康。對環境日漸嚴重的敏感反應、氣喘、過敏症、皮膚濕疹、牛皮癬、慢性疲勞症、腸炎、甚至癌症等都被發現與污染物有關。這些污染正在殺害我們，而假如我們想要保持健康，就不能給自己使用充滿相同化學成份的產品。所以要對自己、對地球好一點：選擇有機的產品。

基因改造過的植物

　　購買有機產品的另一個理由來自於食材的基因改造工程。人們進入千禧年的熱門話題就是科學怪「食」，這也是科技對於現代農耕的供需問題所給予的解答。全民反對基因改造食物的浪潮正在熱烈進行中。喬安娜・布萊特曼（Joanna Blythman）在《曼徹斯特衛報》（Manchester Guardian）1999 年夏天的一篇文章中提到：「最近保守黨加緊努力，要求食品標籤必須明列所有經過基因改造的成份（包括衍

生物與添加物）；動物飼料也規定必須標示，如此一來基因改造成份就無法繼續隱藏在動物的飼料中（像現在一樣）；訂定法定的實地考察規範；考察過程必須公開等……。所有英國境內的超市及知名食品品牌現在都身陷泥沼，並且同時想辦法撇清與基因改造成份的關係。原本一開始事情還算小，現在則到了難以收拾的地步，特別是最近包括雀巢、聯合利華、甘百利（Cadbury）等公司多次以高姿態的方式唱反調。」連鎖速食店麥當勞也因為消費者抗議而從其英國的產品中移除了二十多種基因改造成份。但是這些同樣的基因改造成份卻仍未從北美市場中移除。

基因改造工程中最受人關注的部分在於對地球大自然中生物多樣性的破壞，特別是食用農作物。生物學家對於潛在的問題也提出了警告：「品種多樣化並不是生命唯一重要的條件，但卻是最緊要的支柱。生物多樣化是大自然抵抗物種滅絕的自動防護機制。任何一位銀行家都會因為任何一張股票隨時可能慘跌，而建議出一套多樣化的配套措施。」將這種思考模式套用在目前人們對化學農耕及生物工程農作物的倚重上，你將會發現這是一個很不容易解決的複雜問題。這並不表示農夫及農產品商就沒資格賺取利潤；事實上每個人都有資格。然而，沒有人有資格以整個國家甚至整個地球所付出的代價來賺取利潤。將種籽留到下一年再栽種的農夫可能會被罰款，甚至坐牢。美國《哈潑》雜誌（Harper's）在 1999 年 4 月號中再次刊登農產品商界鉅子孟桑托（Monsanto）在前一年寄給三萬名農夫的信。他在信中警告農夫們「將基因改造過的農作物種籽貯存並重新栽種是『違法行為』」。現在我們來想想耐嘉磷塞基因改造大豆（Roundup Ready soybeans）的販售，這是一種基因改造過的農作物，自 1996 年起到 1999 年，生產面積從

100 萬英畝一下擴展到 3,500 萬英畝，農夫們的困境由此可見一斑。

同一篇文章中也提到孟桑托「自從 1996 年開始，花了 60 億購買數間種籽公司，如加爾吉國際種籽公司（Gargill International Seed；資本額$14 億）與迪卡柏基因工程公司（DeKalb Genetics；資本額$23 億）」。「其競爭對手杜邦（DuPont）公司也接著拋出自己的石化事業部康諾可（Conoco）公司，與先鋒良種國際公司（Pioneer Hi-Bred International）組成價值 17 億，全世界最大的種籽公司」。英國農業部長提姆‧游（Tim Yeo）也在《曼徹斯特衛報》中說：「基因改造過的農作物不但無法改善食品補給的情況，它們加入市場後反而只穩固了少數幾間公司的地位，我相信假如基因改造作物所分離出的基因成份能夠完全被隔離，英國與歐洲各國都能確保各家的商業利益。」

當然，假如你住在印尼的某個偏遠小村落，那裡可能只有傳統栽種的二十幾種稻米，那麼化學栽種與註冊專利的基因工程食品所造成的衝擊將更為嚴重。這些農夫們可能從此永遠對專利種籽的擁有者欠債，每年都被強迫購買自己根本買不起的種籽，被迫購買這種種籽生長所必須使用的化學農藥；並且同時他們也失去了自己在產地與飲食方面的自然生物多樣性。他們的飲水與水源都會被化學藥劑所污染。不論害蟲在一段時間後對農藥或掠食者是否會產生抵抗力，在這麼多年當中，假如可能有人因為接觸到有毒物質導致死亡，還有誰會願意持續觀察這些害蟲？這可是個糟到不能再糟的惡性循環。

當然這也是個極大的諷刺。正如麻州大學的蓋瑞森‧威爾基斯（Garrison Wilkes）所說：「農業技術下的產物正在取代農業技術所發展的源頭。這就好像從房子的地基取出石頭來補屋頂一樣糟糕。」單一耕作的農業對人類所造成的問題從一開始就很棘手。以下列舉單一

耕作與農業中生物多樣性遭瓦解所造成的人為災害、自然災害與經濟
危機：

- 1840 年間：愛爾蘭馬鈴薯疫病；200 萬人死於饑荒
- 1860 年間：葡萄園疫病癱瘓了歐洲的紅酒工業
- 1870～90 年：咖啡長銹菌，犧牲了錫蘭一批高價出口貨
- 1942 年：在孟加拉的稻米遭到毀壞；幾百萬人因此死亡
- 1946 年：美國燕麥農作物嚴重遭受黴菌感染
- 1950 年間：麥根長銹菌，造成美國農作物收成嚴重虧損
- 1970 年：玉蜀黍黴菌威脅美國百分之八十的玉米田

我們是否應該在金錢或環境方面做更多的研究或思考？我們當然
能夠看得見這些影響後果，但是我們也必須有反應的能力，對外來的
需求能負起應負的責任。

持續不污染環境的野生採收並且通過化學污染物測試

假如你找不到有機純露和有機精油，次等的選擇就是持續不污染
環境的野生採收品。所謂「持續不污染環境」的意思是指該品種能經
得起採收，而之後仍能持續生長。這並不表示我們可以想都沒想就胡
亂採收一番；要隨時記得「絕種」兩個字！

一直與我長期合作研究純露的加拿大蒸餾廠只會僱用技術極為純
熟的採收者採集他們的野生植材，通常都是本身就住在農場裡的人。
缺乏技術和廉價勞工採收到的植材不但可能比較老，還可能顧不到單
株植物與整個植物圈的健康。就像某些動物一樣，植物的種羣數也有
一個臨界點，一旦種羣數量低於某個數字，該種植物就算絕種了。加
拿大蒸餾廠也發現，雖然被砍下來當作木材的樹枝可以用來蒸餾，但

是這些樹枝必須用手工砍，而不是用大型機器從樹幹上撕扯下來。伐木工業總是將樹枝丟棄，但除非以人工方式採收，不然所萃取出來的精油並不適合用來進行治療。機器撕扯的方式會將植物本身的療效特性一併損耗，而且還會將機器裡的潤滑劑等污染物帶進精油裡。野生採收所帶來的益處比滿足眼目之欲的漂亮包裝還要多。

　　大自然的平衡已經受到污染物質、雨林與沼澤地生物圈所受到的破壞、大自然生物多樣性所受到的破壞，植物的基因被改造以企圖殺死昆蟲等事件的威脅，還有更多我們想都想不到的危機。假如我們真的希望在野生採收時仍能維持原有的平衡，就真的必須執行這種採收方式。我的老朋友是Algonquin茶品公司的負責人，他們就是靠著堅持野生採收維持生意興隆的人。他們表達了所有人的感受：

　　　　如大自然使者般的野生採收者，我們以身為野生採收者
　　為傲。

　　　　我們常開玩笑說自己是大祭司與女祭司，將蓋婭女神的
　　療癒精神呈現給所有的人。身為地球信念的持守者，我們所
　　傳襲的就是對大地的回報。這些年來的環境發展、資源開
　　發、污染與氣候變化，令人們不斷辯論供應商業用途的野生
　　採收究竟是否合法。我們在此就針對野生採收法（wild-cra-
　　fting）與單單從野地收成（harvesting from the wilderness）兩
　　種方式做個實際且合乎道德的區分。傳統的野生採收可定義
　　為兩種相互交錯的方式。一個是估計出田地豐收季的盈餘產
　　量。另外一項工作則是幫助維持地球本身的自然再生週期。
　　在採收／再生的關係中，我們必須懂得何時該向前進，何時
　　又該停下腳步的學問；古代野生採收法的相互關係就是取之

於大地，用之於大地。

野生採收法最明顯的好處或許就是能提供廣大的城市居民大自然世界的療癒精華。野生採收法所造成另一層意義在於，當我們從野地裡採收植物時，我們給予了這些區域「無形的價值」，進而守護了這些聖潔的土地。此外，更微妙的是，從野生採收法的角度來看，我們與植物大地的療癒神性之間的關係，會因為這種方式而永遠被守護住。與某塊土地及其上的植物合作時，我們會經歷原始的療癒經驗。從這個觀點來看，傳統芳香療法的療癒能力要歸功於人類與大地植物的再生和療癒能量之間的原始關係。在我們的意識裡，上天賦予人類的恩賜和目的或許就是要我們扮演地球的管家，而人類所擁有的恩賜與目的就是幫助地球以及所有她的孩子們療癒與傳承。當我們藉著使用所採收到的植物重新進入這個循環時，我們會感受到沙漠鼠尾草的開放性格、茂密松林或尤加利輕柔地擺動、或是夏天池塘中盛開的睡蓮散發出來的悠悠麝香。我們藉著使用植物的精華喚醒了地球的療癒能量。野生採收法在敏銳度、維護、與知識方面是一門比「農耕」更古老的藝術。這種尊重生命、環境道德上的耕作方式，仍被印地安人沿用至今。

當我們取之於大地時，必須是溫柔且合理的；然後我們必須有所回報，這樣一來大地才能為下一代的生命重新運作。所謂「合理取用」的概念，必須順著我們的常理而非貪念來判斷。舉例來說，假如我們找到一小塊種植人參或白毛茛的土地，並且知道它們的根需要三年到十年才能長到可供採收的大小，假如這塊地還算健康肥沃，按照土地的再生速率，我們可以每年從三株裡採收一株，或是十株裡採收一株。每種植物在每次被採收時都會告知人們拿走哪些株。對有些植物來說，

像是聚合草（comfrey）或薄荷，我們每年大概可以收成四到十二次，每次最多可以採收到將近一半生長量的植材（必須先排除總量的百分之十，因為這些植物一定要留作收集種籽用）。

　　越來越多戲劇化的採收行為發生在發展中或進行樹林砍伐的地區。我們必須留意這些在地人，還要跟地主和工人建立關係。通常極大量的植物會被採收（以應付平時精油的需求產量）。當樹木遭到砍伐時，從每根樹枝到樹根都遭到摧毀、焚燒或是攤在大太陽底下晒乾。這麼一來，其實只要再花一點點成本就能夠收集到好幾噸的樹皮和樹葉。我們並不認為這算貪圖利益，反倒是種很明智的廢物利用。與「土地發展商」之間的關係有兩個部分。假如發展商擺明就是在虐待土地，你就必須對此要求他們，必要時還必須告發他們。又或者你可以用更微妙的方式來影響此「開發案」。比如說，曾經有一位地主告訴我們有一塊我們認為長滿藍升麻（blue cohosh）的地區遭到濫墾。我們前去查看那裡所種的植物與當初預計採收的範圍，然後試著從他那裡得到更多這塊土地的歷史背景。當我們知道在砍伐區內的升麻被除掉之後（那些升麻本來就應該被砍除），我們等到夏季中旬，當植物都已經生出果實、正在凋萎的時候，將所有的植物全數採收。當其他植物在森林的庇蔭下存活下來的時候，我們翻了翻部分區域的土，然後撒下比原先採收量多五倍量的種籽。通常在野生區域採收藍升麻，每五株升麻只採收一株。這位地主靠著販售自己所採收的植材而募得了百分之十的資金。根據植物的產量多寡與採收及處理過程中的難易度而定，地主通常可能獲得的利潤都在收成作物價值的百分之二到百分之五十之間。

　　到了下一年，這位地主又打了通電話給我們，並且問我們是否對

毛蕊花（mullein）有興趣，原本栽種升麻的田地現在改種毛蕊花，以幫助過度暴露在日光下的田地復原。我們到那兒去把所有的葉子採收了一半，但讓所有的植物都繼續開花播種，如此一來它們可以成為牧場生態的一部分，據說牧場比一般的草原看上去更漂亮，也更具經濟效益。

　　野生採收法對全球許多地方來說是唯一的採收方式。那些地方的土地不是太貴、土壤太貧瘠，就是那裡農作物的經濟價值不高，不值得耕種。舉例來說，在馬達加斯加，許多的島嶼都是（或曾經是）雨林，屬於鄉村型的人口分佈，貧富差距非常大。但是馬達加斯加生產許多非常獨特的植物，並且所生產的精油品質極佳，那裡有幾間很不錯的蒸餾廠，所以有不同的採收方式。1998 年間一家公司開始著手進行一項肉桂葉精油的特殊計畫。主要的目標並不在於肉桂葉的精油價值，肉桂葉精油的價值並不及肉桂皮精油的四分之一，目的乃是在於想要減少肉桂樹的砍伐作業。肉桂皮不論何種型態的價值都很高，高到甚至有人將肉桂樹連根拔起，將長相和氣味都與樹皮很像的根部割除後，做成廉價的仿肉桂皮產品。馬達加斯加的雨林就像任何一座其他的雨林一樣脆弱，種在雨林附近的肉桂樹遭受嚴重破壞導致嚴重的土壤侵蝕和其他的環境破壞。唯一的補救方法就是讓一棵活生生的樹所能夠生產的東西擁有更多的正面價值——也就是它的葉子。現在採收者願意在持續不破壞環境的原則下採收肉桂葉與肉桂皮，讓樹木本身能存活下來以供未來更多採收機會。肉桂葉純露的銷售讓這種肉桂樹的價值又更向上爬升了一層。我們應該試著從純露與精油的生產商身上尋找這種專業道德。當然許多國家都有不堪回首的環境變化，而這也讓人們對野生採收的植物環保概念有了新的展望。

誰能說得出那些經過戰爭踐踏或過度開發國家的土壤、水源和植物裡究竟殘留了什麼東西？現代的測試方法能夠確保從那些地區出產的植物產品都一定是乾淨健康的嗎？我們的法律要到何時才能認為需要受到保護的其實是人們與地球，而並非金錢利益，進而真正對化學藥劑與污染物質的使用做出規範？我們何時才能開始思考自己為了健康所選擇的產品裡，那些元素之間複雜的互動關係？蝴蝶的一雙翅膀可以令氣候改變；我們今天所做出的選擇也能夠決定我們的未來。

幾百萬年來，平均每個世紀都有一種生物走向絕種的命運。但自從史前時代之後，大部分的物種滅絕都集中在最近這三百年當中。

而最近這三百年中的物種滅絕都集中在最近的五十年裡。

過去五十年中的物種滅絕都集中在最近的十年。

這樣驚人的速度比什麼都還可怕。我們現在每年都正在將一千個品種的動植物從地球上滅除。

特別針對治療使用而蒸餾或萃取

蒸餾法已經算不上是一門新的藝術了。雖然我們都將蒸餾法技術改良完善的功勞歸給十一世紀的阿比西納（Avicenna），但蒸餾法早在他之前就流傳已久。在巴基斯坦所找到的一只陶製蒸餾器，其年代可追溯至西元前五百年。希臘的煉金術士宙西摩斯（Zosimos）在西元299年就曾經形容過一只 Maria Prophetissima 的三腳蒸餾器，或又稱做「Tribikos」。中國人在西元 500 年時發明了將梅酒蒸餾變成白蘭地，是繼新朝皇帝王莽（在位期間為西元 9～23 年）以冷凍酒製作成酒精飲料，將釀酒與發酵技術傳遍全國後，再次使用煮沸與冷凝技術的記

載。

　　西元前 2600 年時，古埃及人將植材放入大鍋裡，用剪下來的羊毛或厚重的布料覆蓋住。羊毛在這裡扮演著冷凝器的角色，能吸收芳香蒸氣，並在纖維中將蒸氣重新冷凝。然後擠壓這塊羊毛將其中的芳香物質擠進陶瓶裡。木質萃取物——檀香、絲柏、沒藥、雪松與松樹——都是對埃及人生活與死亡的各個層面非常重要的元素，包括那昂貴又耗時的屍體防腐過程。顯然地純露或芳香水（aromatic water）在那個時代也有生產，並且被認為是屍體防腐過程中十分有價值的用品。直到今天還能見到記載著這項程序的壁畫。

　　純露的蒸餾方式分成三種。包括蒸氣蒸餾法（steam-distillation）、水蒸餾法（water-或 hydro-distillation）、以及水汽噴散法（hydro-diffusion）。我會在本節中詳細討論蒸氣蒸餾法，但另外兩種方法也很值得探討，因為它們在製造商之間是個頗具爭議的話題。當然，工業式的蒸餾法與所有類型的療效式蒸餾法有著非常大的不同。通常療效式蒸餾法的產量只有工業式的一半。

　　以蒸氣蒸餾法來說，今日的技術與古代只有些微的差異。蒸餾器仍然保持十分簡單的設計樣式，但它的尺寸卻變得很不一樣。基本上蒸餾器就是一台在底部加裝了火爐，有個可開式密封鍋蓋的大鍋爐。鍋爐的身高應該比寬度還大，以避免蒸氣只從植材的某一邊或正中間穿透過去。很明顯地，蒸氣能否穿透所有植材是非常重要的，如此才能萃取出所有的精油。蒸氣從底部一點一點地進入鍋爐，就像地上的薄霧般輕輕飄浮上去。蒸氣透過一張方格網或是帶有細小排氣孔，孔面朝下的交疊細管進入鍋爐中，以更加減緩蒸氣的速度並確保蒸氣能充滿整個鍋爐的每個角落。工業型的蒸餾器藉由加壓與加量逼使蒸氣

進入鍋爐，但療效型的蒸餾方式則較偏好溫和飄浮的蒸氣。有時候可能要等到兩個小時，蒸氣才能通過所有的植材並到達冷凝器。方格網的作用則是置於蒸氣管上方，讓植材與蒸氣之間有個距離，直到蒸氣充滿整個蒸餾器。

阿比西納在十一世紀所改良的部分就是鍋蓋與冷凝器的形狀。它的設計被人稱為「摩爾頭（Moor's head）」，因為它與摩爾式建築中的拱門與尖塔很相似。原本，甚至到今天許多小型蒸餾器中都還使用圈捲式的冷凝器。也就是說，蒸氣凝結成水的過程中所經過的管子捲曲得像蝸牛殼一樣。許多煉金術士相信圈管彎曲的角度與圈數必須根據大自然中某一種特定的旋轉角度而定：如貝殼的螺旋角度、枝子上葉片的生長角度、與楓樹的毬果飄落地面時的旋轉角度等。許多人相信透過這種環面的神聖幾何，能夠創造出一種更天然的流動，更加強了萃取物質的能量。但現代蒸餾廠知道許多植物都需要有特定的冷凝條件，而有些蒸餾廠就使用各種不同形狀大小的冷凝器，這樣就可以按照所蒸餾的植材來決定最適合的冷卻及分離方式。這項知識也屬於蒸餾術中藝術與科學的部分。

冷凝器藉著由下往上流動的水流進行冷卻，將蒸氣冷卻並且轉變回原本的水與油。所收集到的水就是純露。大部分的精油都比水輕，所以在收集瓶裡會漂浮在純露之上。基於這個原因，蒸餾廠都會用佛羅倫汀瓶（Florentine flask）收集蒸餾器中的產品。這種特殊設計的容器有兩個引流口。一個將純露從容器底部排放，讓純露得以被導流出去（這樣也可以避免瓶內液體漫溢出來），精油則留在瓶內。另一個引流口則是靠近瓶子的頂端，只有在蒸餾過程完全結束後才會用到，蒸餾過程結束後，精油已經從這個開口流光了，剩下大部分的純露在

佛羅倫汀瓶裡。由於蒸餾出來的純露量比精油多很多倍，最好能夠在蒸餾過程中就將兩者分開。你沒有辦法做出一個足以裝下所有純露的佛羅倫汀瓶。這也讓蒸餾廠只能收集療效特性最佳的純露，通常是蒸餾量前百分之三十的部分，然而每種植物的情況都有所不同。接近蒸餾過程結束時所生產的純露療效價值並不高，因為大部分這時候所蒸餾出來的成份，親油性都比較高，所以很難溶於水中。假如蒸餾廠將後段生產的純露加一點到比較前段的優質純露中，整個成品就好比被水稀釋了一樣，香味濃度與療效都會降低。其他與收集純露有關的要點將詳述於第三章。

在「水蒸餾」中，植材與水都加在一起，放在蒸餾器裡煮沸。熱水能像蒸氣一樣將精油釋出，然後前往冷凝器冷卻為純露和精油。這種方法是最古老的一種，而且有優點也有缺點。第一，要將整個蒸餾器中這麼大量的水與植材加熱至沸騰需要很大的熱能。想想要把一整鍋的馬鈴薯加熱，比燒滾一壺水需要多出多少的時間。目前使用這種蒸餾法的地區大多是以火為主要加熱源，或是電力或瓦斯很便宜的地方。在印度，人們也用這種方式生產某些香精（attars）與「露」（ruh；印度語稱水蒸餾的精油為 ruh），特別是稀有的花朵如晚香玉、茉莉、玫瑰及蓮花。生產香精時，收集瓶中先裝有檀香精油，並與花朵的精油融合在一起；而「露」的生產過程中則沒有用到檀香精油。

使用這種方式的人說水蒸餾法的產品比較精緻完整，因為熱水的溫度比蒸氣低，也比較不會損壞到植材。另外，在精油的成份中，醇類轉化成酯類的情況也比較少，而某些其他較為脆弱及香味濃郁的分子也被保存的比較好。我用過許多以水蒸餾法生產的純露，對於種籽類的純露及某些根類及樹皮類的純露來說，這種方法似乎的確能夠產

出香味較為濃郁的純露產品，但是產量也相對較少。對於這些蒸餾較為困難的植材來說，蒸餾器可以先裝滿水和植物，然後在蒸餾開始前讓它「燉」個二十四小時以上。這樣似乎能萃取出更多的水溶性成分。對於其他種類的植材，療效式蒸氣蒸餾法與水蒸餾法的產品之間並沒有太大的差別。針對水蒸餾純露與蒸氣蒸餾純露之間，究竟哪一種的保存期限較長或較短，目前仍然沒有統一的說法。

水汽噴散法（hydro-diffusion）是種奇怪又有趣的方式。這種方式的水汽噴嘴位於蒸餾器的頂部，在植材上方，伸向冷凝器的出口則是開在下面。假如你認為蒸氣應該是往上飄的才對，就會明白為什麼我會說它奇怪了！水汽噴散法的蒸餾器在大小和形狀上都與蒸氣蒸餾或水蒸餾法的不同，水汽噴散法的蒸餾器比較寬高。這種方法在水份供應不足的國家很受歡迎，由於部分蒸氣在穿透植物的過程中已經冷卻了一些，所以在冷凝器中變回原本的水與油時就不需要花這麼多力氣冷卻。別忘了要維持冷凝器的冰涼需要非常大量的水，而許多蒸餾廠都回收這些水來幫他們的游泳池、溫室或室內加溫。水汽噴散法與蒸氣蒸餾法一樣，所用的蒸氣都來自於外源，所消耗的能量也比水蒸餾法低。非洲的許多國家都在使用水汽噴散法，他們水資源不足的問題就跟他們的藥用植物種類一樣多，所以我很高興有這種蒸餾方式的存在。這種蒸餾法所生產的純露和精油在各方面都與蒸氣或水蒸餾法所生產的精油一樣。

蒸餾法真是一門藝術，它獨特專業到甚至你用手指和腳趾就能數得出全世界有多少間真正好的精油蒸餾廠。他們每年的精油生產量佔全球的百分之二。其他不論是有機或工業生產的精油，相比之下就相形遜色。就因為如此，也因為這其中的樂趣，今日許多芳療師會想要

自己嘗試進行蒸餾。在本質上，我們各個都是煉金術士。而自己進行蒸餾讓我們對植物及它們所生產的純露與精油有了更深層的瞭解。

　　我在訓練學生的過程中會帶他們到精油蒸餾廠去參觀；這是唯一能真正瞭解實際精油生產過程中究竟要付出多少的工作量、責任與愛心的方法。今年他們花了半天多的時間在森林裡，被黑蟲與蚊子包圍，只收集了四百磅的加拿大蓬樹枝，把它們分成一捆一捆，並且跨越溪水與壕溝把它們扛出樹林。這四百磅的樹枝只填滿了半個蒸餾器，將近六個小時的蒸餾過程之後，我們只得到了 270 毫升精緻的淡綠色精油。一位學生後來說：「我以為我很清楚這一切所需要的工，但是這次的經驗完全改變了我的想法。我永遠會記得這次的經驗！」我們現在也可以買到許多桌上型的蒸餾器，科學儀器公司與芳香療法公司都有提供家庭實驗用的蒸餾組合。就連蓋吉亞咖啡公司也製造出一台蒸餾器；看起來很像是一台花稍的卡布奇諾咖啡機。

　　蒸餾大量植材的時候，蒸氣通常來自於外接的熱源，但是古代的設計與家庭蒸餾器通常將水與植材放在同一個容器中煮沸。水在攝氏一百度時會沸騰並且轉變成氣體，或稱為蒸氣。假如水處於氣壓較高的地方，它的沸點就會改變，就像緯度的高低會影響其沸點一樣。要使產品具有療效，其蒸餾過程必須將水的沸點保持在攝氏一百度，好讓蒸氣製造器與蒸餾器都只在大氣壓力下運作。在工業蒸餾過程中，蒸氣通常被過度加熱，這表示水的沸點因為增加的氣壓而升高了。這麼做有兩個主要的目的：第一，越熱的蒸氣能越快速地將植材中的高揮發性成份萃取出來，第二則是過熱的蒸氣移動的速度較快，並且在高壓下能更快速地注入蒸餾器中，這與芳香療法產品所偏好溫和漸進的方式大大不同。因此，工業型蒸餾的過程比較短，比較合乎成本，

也只關心如何用最低的成本獲得最大的精油產量。

　　另外，雖然在療效型蒸餾中也有存在，但在工業型蒸餾中較為常見的一種方式叫做「重複蒸餾」（cohobation）。重複蒸餾就是指將從蒸餾器所收集的純露或蒸餾水重新回收使用。收集瓶又稱為佛羅倫汀瓶，瓶上的一個流出口將水帶回蒸餾器裡，重新加熱並且重新穿透那些植材。將純露重複蒸餾的目的在於讓散佈在純露中任何微量的精油滴能有機會合併成為夠大的精油滴，與純露分開，藉以提高整個蒸餾過程的精油萃取量。水要是能省下來，生產成本就能降低更多。在療效型蒸餾中，重複蒸餾法用於玫瑰的蒸餾過程，因為玫瑰所含將近四百多種的化學成份中大多都是水溶性分子，玫瑰的精油產量因此微乎極微，每一滴都極為珍貴。純露未經重複蒸餾的玫瑰精油缺少了許多植物本身重要的療效及芳香成份，因為它們都跑到水裡面去了，所以這種精油的價值並不高，市場中也不曾出現過這樣的玫瑰精油。

　　家用蒸餾器經常配有重複蒸餾設備，因為所用的植材量能生產出來的精油量太少，假如加上重複蒸餾的方式或許能讓整個蒸餾過程更有意義些。重複蒸餾的缺點是所生產的純露從療效的角度來看幾乎是毫無價值，因為那裡頭幾乎沒有任何精油分子溶解在其中，並且純露經過重複加熱之後通常會造成其中水溶性成份的破壞。不過它們的味道仍然很香，也不妨可以玩玩看。

　　當人們只想從精油中萃取出某種特別天然成份時，工業型蒸餾是非常合適的。從某些松樹精油中所萃取出來的單萜烯分子「松烯（pinene）」就是用來製造人工蘋果香精，來自快樂鼠尾草的快樂鼠尾草醇（sclareol）用於香菸製造，玉米薄荷中的樟腦（camphor）則用於感冒療方與敷劑。然而，蒸氣的極高溫與壓力對於某些植物裡的化學成份

具有破壞性，可能會令某些植物「燒焦」，讓整個精油的氣味與口感都帶有焦味。另外，精油屬於揮發性物質，所以過多的熱能經常會破壞某些我們在芳療中非常重視的脆弱前調。

我們現在先來看看薰衣草精油的生產過程。大部分在法國與其他國家商業化栽種的薰衣草，實際上是雜交的品種，稱為醒目薰衣草（lavendin）。醒目薰衣草有很多種：*Lavandula hybrida* ╳ *abrialis*、╳ *reydovan*、╳ *grosso* 等等。這些都是你在那些令人嘆為觀止的普羅旺斯薰衣草田照片中所看到的植物。醒目薰衣草生產的精油量比純正薰衣草（*Lavandula officinalis*、*L. vera*、or *L. angustifolia*）高，通常有三到四倍之多。但是假如我們的蒸餾器中裝滿的都是純正薰衣；我們該怎麼做才能生產出最具有療效價值的精油呢？

假如我們的蒸餾器能裝 170 到 200 公斤的植材，而讓它蒸餾一個小時，我們大概能收集到一公斤的薰衣草精油。這會是純正薰衣草的精油，假如這些薰衣草是來自有機植材的話，我們可以很誠實地貼上「有機認證薰衣草精油」的標籤上市。這也是許多人目前購買到的產品。但是，這種精油的分析報告會顯示它所含有的療效性化學成份並不如我們在芳療中預期的完整。最常缺少的成份是香豆素（coumar-ins）。

香豆素是薰衣草精油中主要的鎮靜成份，並且只在蒸餾過程的前八十至九十分鐘萃取出來。假如我們在第一個小時之後讓蒸餾過程持續兩、三個小時，我們總共可以收集到將近 1.1 至 1.2 公斤的精油。第一個小時內可以萃取出 1 公斤的精油，而接下來的兩個小時內只能生產 100 至 200 公克的精油，只比第一個小時多了百分之十到二十的量；這似乎不太值得⋯⋯或是恰好相反？假如我們在第三個小時結束後將

所得的精油加以分析，我們會發現其中香豆素的成份是介於 0.25～0.3 之間。量很少，但是足夠給予薰衣草明顯的鎮靜功效。從療效的角度來看，我們必須期待自己所使用的精油是完整的，所以薰衣草的精油當中應該含有這樣少量的香豆素，但從經濟的角度來看，由於在後兩個小時內的總萃取量並沒有改變很多，所以蒸餾過程的成本也相對提高了三倍。

蒸餾的經濟

蒸餾廠可以透過銷售純露的方式幫助降低某些療效型蒸餾的過高成本。假如蒸餾的水並沒有被再次蒸餾，蒸餾過程中可以生產很多純露——實際上會有好幾百公升。雖然每一滴透過蒸餾法生產的精油不一定都帶有療效價值，通常一個大型蒸餾器所生產的精油中有百分之二十到三十是可使用的。雖然每公升只能賣一點點錢，但每回蒸餾所產的 20 公升乘上許多回之後，也能累積出相當可觀的金額。我所合作的蒸餾廠曾告訴我，他們的年收入透過販售純露有明顯的提高，而他們也視純露為蒸餾過程的另一項主要產物，而非副產物。

療效型蒸餾方式所生產的精油很昂貴；過程十分耗費人力；這需要一個藝術家的雙眼、雙手和心靈，再加上一個科學家的頭腦才行；而且所獲得的利潤也不高。然而，這不僅提供了我們植物的療效特性，還能幫助我們與植物的真正「生命力」和奧秘知識產生溝通與互動，也讓我們與他人甚至整個宇宙都透過全新的療癒方式相互連結。當你用這樣的態度看待植物產品時，自然而然就會願意花較多的金錢購買這類的精油。

儲藏與運送過程中考慮到療效方面的維持

一旦精油與純露生成後，必須謹慎處理，並且在使用之前都必須保持在它們的最佳狀態。這聽起來很容易，但其實這段期間最容易被人動手腳。精油時常被混摻（adulterated）、分餾（fractionated）、或被添加天然或人工化學成份以「改善」香味或是增加體積以賺取更多利益。這足以讓我們說，即使從蒸餾商直接買來也未必完全沒有風險；並且從誠實的精油蒸餾商到大盤商，中間還不知道轉過了多少手。每個人都應該訓練自己的鼻子、學習植物方面的知識、仔細閱讀標籤、瞭解他們的供應商。並且對它們所用的精油能真正瞭解，知道自己所用的是純正、完整、沒有經過加工的療效性精油。

純露在生成後往往比精油還需要更謹慎的照顧。由於它們所含有殺菌消毒及非水溶性成份並沒有精油中的含量多，在結構上自然缺少了天然防腐的效果。許多將純露保留下來的蒸餾廠並不是將純露倒掉或倒在田裡，而是倒進容器中上架販賣。這些純露沒有經過過濾，容器也沒有經過消毒。即使在裝瓶之前有消毒過容器，純露從蒸餾器中流出的速度很慢，通常需要好幾個小時才能裝滿一整桶。這段期間，任何植材碎片或灰塵與昆蟲都有可能掉進桶子裡面。一間每年都賣出兩噸以上玫瑰純露的公司最近告訴我，他們甚至在裝瓶的過程中都曾在純露裡發現砂礫。

那麼，純露有沒有混摻的問題呢？我們都聽過精油有混摻的問題，但誰會去混摻純露呢？很不幸地，這種事常常發生。最明顯的混摻工具就是水，因為我們所談論的都跟水有關，但是用純水或蒸餾水稀釋

純露不但把它的效果也稀釋掉了，更會嚴重縮短純露的壽命。酒精也是另一種常見的純露混損劑；酒精和水一樣，假如比例夠低，通常很難以嗅聞的方式分辨得出來，而且加入酒精也同時可以增加體積。但是酒精的成本的確較高，主要是用作防腐劑，能藉由殺死純露中的微生物與病毒，大大地延長其壽命。現在在歐盟各國，純露是以化妝／美容品的名義販售，按照法律規定必須含有酒精成份，至少占總體積的 12%。事實上這麼做反而讓純露在美容方面變得一點效果都沒有，因為真正的純露是不含酒精的保養產品，但那些立法官員似乎完全不受影響。畢竟，酒精的確在預防污染及延長壽命方面很有效果，甚至能讓純露在零售店的室溫下安全保存，不用擔心腐壞的問題——但我們之後會有更多的討論。

香味因素

　　純露屬於芳香物質，當我們使用它的時候必須想到這一點。芳香療法常用的一條法則就是，假如有人不喜歡某種香味的時候就不要使用該種精油。這道理在於某種不討喜的香味對顧客健康的影響遠超過該種精油對顧客的實際療效。如果療癒在本質上與心理狀態之間的關聯和生理狀況一樣密切的話，那麼針對這個問題我們就應該採取不同的處理方式了。

　　假如有人非常不喜歡藍膠尤加利（Eucalyptus）的味道，可是卻患有嚴重的感冒，胸部有很多痰、嚴重阻塞，有輕微的頭痛、發燒，身體也出現痠痛感，這裡有兩種選擇：使用其他針對這些症狀具有類似療效特性的精油；或花點時間向顧客解釋為什麼尤加利精油對他有幫

助，確認你的選擇，教導顧客如何使用這些精油（沐浴法、吸入法、外用或內用），並且幫助顧客瞭解為什麼值得將他或她對某種精油的抗拒暫時放在一邊，好讓他「趕快好起來」。你會發現大部分的人不僅會有所反應，而且在許多層面都能明白其中的用意，包括在意識方面或潛意識方面，而你也在他們內心的深處種下了一顆具有自我療癒價值的種籽。在使用純露時，你也可以利用同樣的技巧。

各種純露有不同的味道。有的氣味很強烈，有的則很溫和。有的聞起來一點都不像它們的精油，而其他的反而跟精油味道非常接近。然而，純露的香味跟它們的精油或植物本體並不盡然相同。光聞某些純露的氣味時，香味上的差異可能會令你一時無法辨認出來。這點可能會令很多人失望，但這可是有原因的。

純露所含有的精油量非常少，存在於純露中的精油通常並不完整。氣相層析質譜儀（GCMS）分析表顯示，從植物直接萃取的精油中，某些極難溶於水的分子並不存在於從純露中所收集到的精油分子裡。某些微量成份以可能會不見，而某些化學成份可能會以稍微不同的型態呈現。所以這種從水溶液中收集來的精油跟完整的精油不同。而完全溶於水的成份也不會出現在精油裡，反而大多溶解於純露當中。這讓精油的芳香與特性轉嫁給了純露，令純露的香味更加不同。

純露與精油混合流出蒸餾器時的香味有時候實在不怎麼好聞。薰衣草的香甜需要幾天甚至數週後，油與水分開了才會浮現，而玫瑰的氣味需要更長的時間才能發展完成。新鮮精油與純露相似的地方在於它們都散發著一種特別的潮濕味，有點模糊又不是很明確的香氣，常常令人混淆。的確，精油在蒸餾過後到實際使用之前需要擱置一段時間，好讓分子能相互融合。純露也需要時間醞釀成熟。蒸餾過程結束

後的幾天，純露會開始慢慢穩定下來，其香味在四到五週之後也趨於穩定，蒸餾後第二到第五個月當中是純露香味最濃馥的時候，香味持續到變質時則會開始有所變化。

有些純露的口感的確不怎麼樣！假如你堅持非自己喜歡的香味的純露不用的話，有些純露永遠進不了你的家門。假如你可以試著接納某些不太好聞的純露其實能給予你很多好處的觀念，那麼情況就會有所改善了。你的生活與健康將會因此變得更豐盛。讓我們來看看這些奇特的特性。

不太美好的成功之香

西洋蓍草是一種挺複雜的精油。按照植物生長地與植物生態（兩套基本染色體或三套基本染色體），西洋蓍草精油的顏色變化可以從亮麗的寶石藍色到青草般的黃綠色。藍色西洋蓍草精油的香味很強，有著極濃的藥草香，甜甜的，但有一點類似陳年義大利葡萄紅醋的酸味；你可能可以從香味識別出這是來自花朵的精油，但它的香味卻不像花香，還會令你聯想到夏天的荒野和大草原。至於西洋蓍草的純露嘛……它其實有點臭臭的，真的。一位顧客形容它聞起來很像小狗的口臭味。香味中絕對沒有一絲花香，但假如你可以忍受它的氣味，西洋蓍草純露會是重拾與保持健康方面用途最廣的工具之一。它可以使用在身體絕大多數的層面，包括消化、內分泌以及循環系統，潔淨的效果極佳，對皮膚與頭髮護理也有奇妙的作用。

另外也不妨參考格陵蘭苔，有時候也稱做「拉布拉多茶」（Labrador tea；*Ledum groenlandicum*）。一千公斤野生採收的格陵蘭苔只能生

產一公斤的精油。它生長在遠離人煙或甚至冰天雪地的北方泥煤沼澤裡。它的功效與這一點關聯非常密切。格陵蘭苔精油的香味非凡：荒蕪的花園、春雨般的香甜、還有平安的味道——靈魂好像被深邃又永恆的平安觸摸著了。假如蓋婭女神會選一種香水，我想她會選這個味道。格陵蘭苔純露香味比較平淡，有點麝香的味道；你會認為它的確是 *Ledum* 屬的植物，但是假如你喜愛它的精油，它的純露可能會令你失望。然而，療效賦予它更多的價值，並且它對肝臟的特殊效果是其他純露所比不上的。

　　所以當你不喜歡某種純露的香味時該怎麼辦呢？不妨跟自己小小對話一下，合理地自我解析其原因，然後就按照你平時如何對精油的方式：調合成複方。能供你玩，同時又香甜可口的純露有許多種，就連西洋蓍草的味道有時候只要稍微調合一下就能被掩蓋過去。只要記得配方的作用目的為何，就知道該期待些什麼樣的效果。

　　當然，並非所有的純露都難聞。大部分的純露味道都不錯；只是香味各有不同。就像第一次聞到某種精油一樣，在你辨識出某種純露之前，你的所有感官必須整合香氣（與口味）中所帶來的全部資訊。純露雖然是芳香物質，但它們並不是精油；它們是世界上最廣義的芳香療法。當你使用純露時，是透過它的香味、口感和化學結構以達到療效目標的。橙花純露可以當作香水來使用，但它也能夠處理壓力、焦慮、與喝了太多咖啡的問題。絕對不會有人拿西洋蓍草當作古龍水，但它卻能用一眨眼的工夫就解除濕疹與牛皮癬的搔癢。當我們使用這些療癒之水時，必須超越那些我們已經知道的東西，而且必須願意學習、調整，並傾聽它們所說的。

油與水

「我們有了精油，為什麼還要用純露？」

要回答這個問題，讓我們再一次來談談藥效。精油是非常濃縮的物質。有些植物，如德國洋甘菊，每公斤只能生產幾滴精油。其他的精油含有非常強效的化學成份，只需要一點點的量就能展現出他們的抗感染效果。假如我們正試著對抗葡萄球菌的感染，我們可能會將野馬鬱蘭（oregano）、百里香酚百里香（thyme CT thymol）與玫瑰草（palmarosa）精油調合在一起。每次內服可能只用一或兩滴，每天服用三到四次。這樣的精油量真的非常少，但是這對於感染會有非常大的效果。但是，這些小小的劑量累積起來也實在像是吃了大量的植物一般。根據症狀的不同，我們或許就是需要如此強勁的量，或許也用不著，而我們的身體往往無法負荷非常強烈的藥量。

假如某人非常飢餓，突然間吃下一頓大餐，他的身體會拒絕吸收絕大部分的養份。因為他不但無法消化那麼大量的食物，也無法消化那麼多種類的食物。這對於免疫系統功能嚴重降低的人來說或許也是如此。他們的身體無法處理一大堆的藥，特別是那些加強免疫功能的藥品。研究發現當免疫系統功能虛弱時，假如給予過度刺激，身體對藥物所產生的反應大到無法負荷時，就乾脆停止運作。大家都知道精油是免疫系統的調理劑，而且由於它非常濃縮，我們可以假設在某些個案中，有些精油對某些身體系統來說或許太強了。我們的身體可能會試著對精油裡的化學成份產生反應進而增進免疫系統功能；但假如這麼做無效的話，也會引起潛在的負面影響。這可算不上是療癒。

　　同樣地，這個觀點套在嬰兒身上來說也有道理，嬰兒的免疫系統仍在發育階段，嬰兒的感官也非常敏銳，尤其是嗅覺。你會給小寶貝1公升的洋甘菊幫助他入睡嗎？當然不會。現在想想濃縮的德國洋甘菊精油是什麼樣子；每一滴精油裡面有多少植物？甚至是薰衣草，雖然比較沒有那麼濃縮，也不適合未經稀釋就使用在嬰兒身上。薰衣草精油會溶解桌上的漆；那麼為什麼還要不經稀釋就給小朋友使用呢？假如你可以聞得到精油的味道，那麼對你的寶寶來說就太強了。精油化學也指出嬰兒、小孩、以及個人對較低劑量與一般劑量的反應差不多，有時反而比較好。所以對每個個案來說，越低劑量反而效果越好。

　　現在輪到純露上場了。純露本來就比精油明顯溫和許多；水溶性的特質使得純露在使用、吸收和消化上更方便；也能被稀釋到和順勢療方一樣的濃度，是某些特別症狀的最佳選擇。它們什麼都溫和——不論香味、化學特性、以及強效性——但它們仍然非常有效。

　　當然，你不需要成為嬰兒或免疫系統功能衰弱的人才能得到純露的幫助。它們就像平常使用的維他命、礦物質和香草一樣，都是強效、健康的輔助品。雖然它們無法替代精油，純露與精油之間的協同作用卻非常良好，適合用在芳香療法的各個方面。這本書也會讓你明白純露療法本身也是一門可行的治療方式。

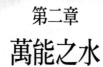

第二章
萬能之水

> 水無法停滯不動。他總是靜不下來，充滿好奇地輕聲細語著。
>
> ——湯姆·羅賓斯《吉特巴香水》

　　要談純露，不能不提到水的各方面特性。水是維持健康與身心協調時最重要的元素之一，除非我們能瞭解水的重要性以及水與純露之間的關係，不然對純露只能說是「一知半解」。

　　古埃及與羅馬帝國都藉由水的應用（即水利工程）而聲名遠播，並且有歷史學家指出，羅馬帝國衰敗的原因是由於當時國內使用了鉛製的水管，而使得人民漸漸受到毒害。在今天，人們將水視為一種生活必需品，且善加利用水的能量並販售質純乾淨的水。幾年前由於位在法國的沛綠雅（Perrier）水泉遭到污染，使得數百萬瓶的礦泉水遭到回收的下場，還造成當時法國國內一時的經濟恐慌。全世界對於河川、湖泊與其他水道的築壩與改道工程正逐漸改變著地球的長相與氣候。當加拿大的詹姆士海灣第一期工程完成啟用時，造成了地球板塊的移動，且令超過一百萬公頃的脆弱環境遭到洪水永久的淹沒。我們對地球上的水所造成的損害，以及如何供應足夠量的高品質飲用水，是身處二十一世紀的我們需要面對的兩個重要議題（見下頁表格）。

大部分的水都集中在海洋、冰山與冰河中。其中 97% 以上的水屬於鹹水，所以無法直接為我們使用；而 90% 的淡水由於長年埋藏或凍結在地下深處，所以人們也無法取得。「只有 0.0001% 的淡水是目前人們能擷取得到的。」人們用不同的途徑和方式已經污染了大部分的水源，特別是在位於兩極，長年堆積的冰山內都不斷地發現高濃度的污染物質。目前在地球上能取得的淡水當中，將近四分之一的淡水存在於加拿大境內的湖泊與河川裡。在加拿大，平均起來每個人可分得 98,667 立方公尺的水量，相較於美國每人平均 9,277 立方公尺與蘇俄的每人平均 30,298 立方公尺的水量，實在差之千里。令人惋惜的是，這些淡水大部分都集中在五大湖及其流域，但這些地區早已被世界上毒性最強的化學物質污染了，其中還包括了大量的 PCB（多氯聯苯）。

地理位置	容量（立方公里）	所佔比例
海洋	1,322,000,000	97.2
冰山與冰河	29,200,000	2.15
地下水（地下水面以下）	8,400,000	0.62
淡水湖	125,000	0.009
鹹水湖與內陸海	104,00	0.008
土壤中的水份（地下水面以上）	67,000	0.005
大氣層	13,000	0.001
河川	1,250	0.0001
陸地上所有的液態水	8,630,000	0.635
世界上所有的水（四捨五入）	1,360,000,000	100.0

如此不易取得淡水的問題，導致美國佛羅里達州的坦帕市正積極推動將海水中的鹽分去除，以做為當地用水需求持續增加的另一種解決方案。參與這項計畫中的領導成員之一，同時也是坦帕海灣水利公司的總經理——傑瑞・麥斯威爾曾在紐約時報上被節錄到一段談話：「就是因為佛羅里達州內的建設工程，才會造成我們這羣人今天來到這裡收拾殘局的下場。」第一大問題是人口分佈所造成的問題。在過去的五十年中，當地的人口已經成長了五倍之多。第二大問題則是環境所造成的：「耗盡的地下蓄水層、乾涸的沼澤與倒下的樹木，所有這些為了供應急遽暴增的社區人口而抽取水源所造成的損害，在進行的時候通常都很少仔細考慮過後果。」從這樣的情形就可以看出管理用水供應的複雜程度了。

水就是生命。視體脂肪量的多寡，成人體內含有約 60%至 70%的水份；我們體內各部位的水份含量大致如下：

唾液	95.5%	脾臟	75.5%
淋巴	94%	肌肉組織	75%
血液	90.7%	肝臟	71.5%
細胞液	90%	紅血球	68.7%
膽汁	86%	軟骨	55%
腦部	80.5%	骨骼	13%
肺部	80%	牙齒	10%

我們每天若光是坐著不動，也會失去 2.5 公升的水份。活動與氣候能使得體內的水份流失得更多。以一位賽車選手為例，單單一場比賽

下來，選手就會流失掉好幾公斤的汗水。「基本上，我們每一個人其實就好比一團擁有足量可增加濃度的微分子水，使得我們有一定的硬度，並且能避免我們的身體流散四處。」

水即良藥

不論水對我們的健康有多重要，許多人就是不愛喝水。這些人在成長過程中並沒有培養愛喝水的習慣，所以對他們來說，真的很難想像一天中要怎樣喝下 1 至 2 公升的水。事實上，1 公升大約只略少於 32 盎司，而我們每天真正需要喝下差不多 2.5 公升的水量，相當於 80 盎司。而在這必需的 2.5 公升當中，將近 1 公升的水份來自我們所攝取的食物。但這仍然表示，假如要避免脫水及維持體內機能的平衡，我們還必須喝下至少 1.5 公升的水。現今的替代飲料如汽水、茶，不論是花草茶、綠茶、紅茶、咖啡以及數不清種類的果汁和其他飲料，只會使你的身體渴望更多真正的「水」。

水的確就如同良藥一般。數千年來，「水」就已被用來治療許多疾病，從發燒到過敏，皮膚炎到偏頭痛，神經緊張到消化不良，感冒到疼痛腫脹等等，水都成為這些疾病的處方之一。許多世紀以來，水都是唯一的治癒良藥，且依照病情的不同，使用熱水、溫水和冷水做為處方。水經過加熱後變成水蒸氣，經冷凍後變成冰塊；而這些形態及溫度上的改變，使得水在維持健康的範圍中擁有更新更廣的層面。天然礦泉及溫泉曾是人類舉行宗教儀式的中心所在，而歷史中許多偉大的文化都發跡在河流及湖泊的附近，像是從底格里斯河與幼發拉底河到尼羅河、長江以及亞馬遜河等地。人們將水與藥草、按摩及熱能

相結合，以沐浴、濕敷、浸泡與噴霧等不同的方式使用；事實上，世界上最古老的「專業」很有可能就是上述這幾種使用方式所延伸出來的水療法。

水質的重要

對於重視喝水的人來說，近來都會以水的出處為選擇依據。我們喝的水是來自水龍頭的水、過濾後的礦泉水或是蒸餾水呢？近年來瓶裝水十分盛行；基於健康的理由，我們被迫對於現今的地方水質處理過程更加關切與擔憂。但我們待會兒就會明瞭，其實每一瓶瓶裝水都不是一模一樣的。2000 年的春天，加拿大安大略省的瓦克頓城爆發了飲用水中出現大腸桿菌的事件。事件中至少造成 7 人死亡，其他幾起死亡的原因也與大腸桿菌有關。另外還有數百人就醫，並且在之後的調查中發現，有些政府單位早在事件發生的數個月甚至數年前就曾接過警告通知。美國環境保護機構（EPA；Environmental Protection Agency）的報告顯示許多自來水並沒有達到最低的水質標準，並且指出飲用水中可能存有來自人體所排放尿液中的許多化學藥劑成份，以及來自農田的農藥毒素。西雅圖甚至還有一份著名的地方報紙報導，由於該城市的居民熱愛喝咖啡，西雅圖地區的的儲水中已經測量到咖啡因的存在！

隱鞭孢子蟲（Cryptosporidium）是居住在動物體內的一種水生寄生物，能經由動物排泄進入水源中。目前在河川、湖泊、水庫與其他地表水中都發現到了它的存在。在 1993 年時，水源中的隱鞭孢子蟲曾造成 40 萬名密爾瓦基的居民生病，並且產生類似感冒的症狀，而有些年

幼及年長的患者甚至死亡。那年年尾，在華盛頓，一次過濾程序的失誤造成了水中的濁度（水中的浮游微粒）增加。難怪大家都改用瓶裝水。

　　瓶裝水可能來自地下蓄水層、水泉、水井及其他經過環境與純度測試的深水水源。這些水都是經過數百年甚至數千年地球天然過濾和淨化程序的好水，有著極高的保健價值。瓶裝水也可能來自於地表水或地下水、湖泊與河川，或是經過認可的地方水源。從這些地方來的水都會依照政府規定經過淨化的手續。亞特蘭大城的疾病防治中心（CDC；The Centers for Disease Control）建議使用逆滲透、單一微分子過濾法、臭氧法及蒸餾法做為淨化地方及地表水較佳的方式。至於保存期限，有些國家都是訂定自裝瓶日算起兩年的時間，不論是玻璃或塑膠瓶裝。塑膠瓶已被懷疑可能釋放出毒素（鄰苯二甲酸鹽；phthalate）到瓶中的產品內，但大部分的數據並沒有顯示塑膠瓶中的水有問題，因為水本身不會與之起作用。

　　去哪裡找乾淨的水是個大問題。接下來的問題則是：現今水的過濾方式究竟有多好多安全？所做的測試結果究竟有多可靠？三鹵甲烷（THMs；trihalomethanes）其中最有名的，即是三氯甲烷（chloroform），被認為有可能致癌，並且在水的處理過程中加入氯時就會構成這種物質，甚至還會與水中的有機懸浮物起作用。水源來自地表水的地區如湖泊、河川以及淺層地下水，所含的有機物最多，卻也最容易產生三鹵甲烷。水的處理與運輸之間的時間拉得越長，三鹵甲烷的濃度就越高，凡是「自由的氯殘留物」存在，濃度就會持續上升──這就是在水中加入過量的氯所造成的結果。高酸鹼值與高溫也都會令三鹵甲烷的濃度增加，也就表示夏天時水中的含量會比較高，熱水中

也更有可能含有這些毒素。加州的研究學者已將容易流產的原因部分歸咎於飲用水中三鹵甲烷的高含量，而且加拿大在流產與死產方面的許多研究也都有類似的結果，這些報告都發表在專業的《流行病學》期刊（Epidemiology）中。

供需的問題

針對水的供給與可用性，麻州全球水利政策研究會（Global Water Policy Project）的執行長珊卓拉·波斯特（Sandra Postel）寫道：「目前許多主要的河流在一年中大部分的時間都是乾涸的，包括中國的黃河、巴基斯坦的印度河、南亞洲的恆河、以及美國西南方的科羅拉多河。以全世界來說，每 5 英畝（2 公頃）的河流面積，就有 1 英畝是被淤積的鹽份漸漸削減了土壤的肥沃度。居住在具有水質問題國家的人數，預測到了 2025 年時將由原本的 4 億 7 千萬人爬升到 30 億人。」波斯特指出，土地因為水分缺乏而遭受污染是一個極大的問題，而這個問題也因為滲透過土壤的水分本身就帶有污染物，對土壤本身根本就造成負面影響，而非一般人想像中的清潔效果，而顯得更複雜化。

《美國科學家》期刊曾經刊登一篇長達 12 頁的文章，標題為〈工業性動物產品製造對河流與三角洲的影響〉，其焦點鎖定在北卡羅來納州，也是全美國養豬產業的第二大州，是屬於環境條件十分複雜的區域，擁有許多沿海洪泛區與分水嶺。這些地區正好也是許多動物集中處理廠的所在位置，而它們對當地環境造成了極具破壞力的影響與需求。1997 年北卡聯合大會根據當地環境的污染程度與這些工廠所排放的污水，決議暫停成立新的動物集中處理廠兩年（最近又延長至三

藍寶寶

這些動物處理廠所排放的有毒廢水不但損毀了當地將近 100 英哩的水道，還殺死了好幾萬條魚和其他水中生物，沉澱下來的有毒物淤塞在河床中，每當沉積物被攪亂時就造成重複污染，並且滲入人們所飲用的地下水與井水造成污染。一項 1995 年時在該處所做的研究發現：「豬隻排泄物處理池下坡段的井水中，阿摩尼亞-N 的濃度高達每公升 300 毫克，硝酸鹽-N 的濃度則高達每公升 40 毫克。處理池上坡段的井水中，阿摩尼亞-N 的濃度是每公升 0.2 毫克，而硝酸鹽-N 的濃度則是每公升 3.3 毫克。環保署對於井水飲用的安全標準是硝酸鹽必須在每公升 10 毫克以下，這個數字是為了預防一種稱為『藍寶寶症候羣』或『氧基血紅素血症』的嬰兒血液疾病。硝酸鹽在體內會還原成為可將血紅素變成氧基血紅素的亞硝酸鹽，令紅血球無法運送氧分子。」

全世界有關水質問題的統計數字非常多，而這也是聯合國、世界健康組織、大部分國家政府以及全世界人權組織裡最主要探討的議題之一。這也是每一個人類所必須關心的事情，同時應該也是蓋婭女神自己最關切的問題。我們都需要水；在一切還不算太遲之前，我們必須開始珍惜並尊重它。但我並不是抱著完全悲觀的態度。水能做奇妙的事，而這世上奇妙之水也的確存在。更有趣的是，針對某些特別水療法對健康的影響所做的研究發現，spa中心的水與一般自來水對健康所造成的影響效果並沒有任何差別。所以，每一種水都是寶貝！

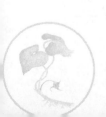

一喝再喝

假如你的健康有問題而且每天喝的水少於 2 公升，那麼你可能正處於脫水的狀況中。不論你正在或尚未開始療養，請增加你的喝水量，直到你達到每天 2 公升的標準。這可能需要花上幾個星期到幾個月的時間，視你目前的喝水量而定。就如同在飲食或生活方式上做改變一樣，增加飲水量的動作應該慢慢來。我們的腎臟需要花時間去適應並重新學習如何處理這些增加的水份。通常當你至少連續一個月中每天都喝上四到五大杯的水之後，就會開始發現身體健康狀況在好轉。

假如你想開始多喝水，但不喜歡水的「枯燥無味」，可以嘗試加點純露看看；純露是很好的加味料，也帶有一定的療效；和許多食用香料不同的是，它們不含鹽份、糖份和其他添加物。一開始先試著在每一杯你所喝的水中噴灑一點點純露。嘗試不同種類的純露，這樣一來單種純露對於健康方面的特性不會因為密集飲用而令你吃不消。你很快就會感到身體有非常好的轉變。在飲水中噴灑一點香蜂草與快樂鼠尾草的純露，並說服自己喝的是冰紅茶。橙花與玫瑰個別單方使用效果也很好。月桂葉、鼠尾草與迷迭香純露是非甜味的選擇，並且是非常清爽可口的飲料，但假如你有高血壓的話，最好避開鼠尾草純露。

我相信，喝「加味水」很快地就會成為一種樂趣，而你也可能會發現，偶爾一杯不加味的白開水也變得更美味了。不知不覺中，你會開始幾公升幾公升地喝水，不論有沒有加純露，而你的身體也會因此而好好地回饋你。熟悉此道的愛水族能感覺到水進入胃裡，再進入血液循環中，甚至能形容出當水份經過動脈、滲入細胞與組織的情形，

就好像你能形容河水流動的順序一樣。

你可能會發現我們要喝下大量的水，最好是室溫或者微涼的溫度，而非完全冰涼。研究顯示，喝冰水時胃部的溫度急遽改變，會造成胃部痙攣。雖然有時候冷水可以用來迅速降低身體溫度，但只要是足量的平溫水也可以達到降低體溫的效果，並且不會造成腹絞痛。溫水或熱水可以用來增進腸子蠕動，而當飲用大量溫熱水時（不論加鹽與否），可以做為催吐劑。

一天當中，喝水的黃金時段是早晨與晚上。每天醒來第一件事就是在吃早餐或晨間飲料的三十分鐘前，喝下兩大杯的水。這樣能促進身體排泄，好比體內淋浴一般，喚醒身體裡的器官，叫它們準備好迎接新的一天。晚上就寢前三十分鐘也喝下一大杯的水，幫助你在睡前放鬆自己。其他份量的水則都應該在餐前，而非進食時同時飲用，以達到幫助消化、穩定食慾以及幫助身體代謝的效果。假如在進食前喝水，這也可以幫助稀釋胃裡的胃酸，也會降低當食物進入小腸時的酸性。進食時喝水會讓食物本身吸收水份並膨脹，令許多人在飯後都感到過度飽脹。人們也應該在身體排汗或運動之前喝水，對於那些在缺乏新鮮空氣的環境下工作的人來說，特別是在密閉式辦公大樓裡的上班族們，水是對他們最有益處的飲料。

給予身體足夠的水量以預防脫水現象是非常要緊的，而最立即可見的效果包括了精神能量增加、消化情況改善、腦部活動增強、新陳代謝平衡，有的時候還可以達到減重、改善血液循環、皮膚狀況改善的效果，有些人還會產生性慾增加的現象。身體長期慢性地缺乏水份會造成疲勞、消化不良及便秘、肝功能與腎臟機能衰退、頭痛、肌肉痙攣與疼痛、尿素囤積與痛風等問題；甚至連關節炎都與體內缺水有

關。

　　假如說你的血液裡有百分之九十是水，而每一個紅血球裡也含有了百分之六十八的水，試想當你的血液中缺乏水份並且因為容量減少而變得較為濃稠時，心臟所必須承受的壓力有多少。假如與免疫系統關係那麼密切的淋巴都含有百分之九十四的水份，那麼當冬天的冷風與暖氣將你的水份吸走時，你的免疫力（包括淋巴）對於流行性感冒的抵抗力能有多強？假如肝臟含有的水份是將近百分之七十二，難怪當你喝酒之後不用乾淨的水重新平衡時，會產生宿醉的反應。口乾口渴並不是身體所發出的第一警訊，而只有當我們重新補充水份時，才會開始明白究竟失去了什麼。

水療法

　　喝水是維持健康的第一要素，但水的療效用法還有很多種。泡澡是最好的方式之一，而且，至少在北美，也是最常被遺忘的。我經常問我的顧客有沒有泡澡的習慣，而他們的回答都是：「我每天早上都有洗澡。」洗澡跟泡澡不一樣。洗澡是在沖洗，雖然它們也可以算是保持健康的一種方法，但假如你在洗完澡時噴灑冷水或有強力噴水孔會更健康。但是，洗澡仍然不等於泡澡。泡澡是將身體的每個部分，從頭到腳都同時浸在水面下。

　　在印度，療效性泡澡可以追溯到三千五百年前，而人們也從那時起使用恆河的水過生活！羅馬人以泡澡做為針對慢性肝臟及腎臟疾病的處方；中國人則是用來治療急性腹絞痛、肌肉痙攣以及梅毒潰瘍。許多不同文化的人都使用泡澡處理痛風、腎結石、風濕症、身體水腫

以及憂鬱症等問題。英國城市巴斯（Bath）也是因西元前860年所發現的埃文河畔所建造的沐浴設施而命名的。

1920年間，美國生理學家H. C. Bazett發現，「健康成人透過泡澡所得到正面的健康效果之一就是尿量增加。後來更多的研究證明不論是冷、微熱或溫暖的水，所產生的效果都一樣，但當全身浸泡在水中時，效果就不一樣了。單單將四肢浸泡在水中或是家裡浴缸裡淺淺的半缸水裡，並無法增加排尿量。然而當坐在水淹到脖子的池子裡時，身體所排放出來的水份、鹽份和尿素都明顯增加了，這些都是尿液中的主要成份。」

這些結果在許多研究中都不斷重複出現。全身浸泡能刺激身體在一次的療程中排出近2公升的汗水與尿液。對於水腫、血管炎以及腎臟問題來說，這種方法能帶來明顯的改善。在美國、英國及俄國的臨床試驗中，肝腎功能衰竭、妊娠晚期中毒症、肝硬化以及高血壓等現象對於這種深水浸泡都有很好的反應。全身浸泡在微溫或冷水中依然是用來處理傷寒與水痘問題，而這項理論是在西元1800年間，由一位蘇格蘭醫生，詹姆士・科利爾博士（Dr. James Currier）所建立的。同樣的療程再加上喝三到四大杯室溫下的水，可以用來處理發燒現象。

游泳通常是遭受意外或運動傷害時的第一選擇。游泳是一種溫和、低衝擊、低重力的活動，能對肌肉組織提供有益的阻力，並且能鍛鍊心血管。甚至在賽馬的訓練與傷後復建的計畫中也包含游泳池內的運動。當我們把自己沉潛在海水、礦泉或是任何充滿天然鹽份的水裡時，再加上純露和精油這類產品，所創造出來的正面協同效果更加顯著。死海因能促進健康而聞名，各式各樣的 Spa 也是。人們對水的療癒特性所產生的新概念正在穩定成長中，而純露就是人們在尋找水療的療

效價值時的主要元素。

　　你將會在第五章中找到更多純露的使用方法，但請記得：任何用來內服的純露必須絕對是新鮮並且沒有受到污染的。它不應該含有防腐劑、酒精或添加物。就像我們平時對水的要求一樣，它必須是純質、乾淨、充滿能量的。

歷史的一角

　　人類與氣味之間最初的愛情故事其實與他們的生存有關。透過嗅聞，人們能得知危險的訊號、能分辨食物飲水的好壞、能辨別健康的伴侶對象、能察覺天氣的變化……這些都是曾經幫助人類生存與演化的芳香分子。芳香木材在燃燒時所飄散的煙霧帶著神奇的力量。之後，我們也藉著火，在水或油裡泡製茶、浸液、煎汁、滲離液（macerations）。

　　之前我們提到，蒸餾法似乎給人很奇怪的感覺，在十一世紀經過改良之前並沒有多少人知道這種技術。考古學研究顯示蒸餾的水產品——即純露——其實就來自於這些古早的蒸餾器。這也表示香草「花園」的發展在很早以前就開始了。畢竟芳香療法屬於一種香草療法或「植物」療法，而透過植物，我們得以與地球的能量結合。蒸餾法只是我們追求進入那奇妙領域所跨出的另一步，而其中所謂的「精髓」（quinta essentia）就是大自然的力量。專家估計人類早在一萬到一萬兩千年前就開始收集植物的種籽進行栽種。四千多年前，埃及人種植香草、樹木與神聖花朵以做為宗教信仰、保健與美容方面使用，而羅馬洋甘菊（Roman chamomile）也是製作埃及法老王拉美西斯二世（西

元前 1224 年）的木乃伊時所用的主要成份之一。西元前三百年，希臘植物學之父泰奧弗拉斯特斯寫完《植物百科全書》之前，羅馬人已經佔領了土耳其到法國之間的版圖，來自國內各個角落的植材都在羅馬帝國境內流通，花園裡也栽種了各種功用的植物。基督徒在修道院裡按照埃及、敘利亞、波斯和羅馬的設計概念建造花園；「當聖本篤（Saint Benedict）在西元 540 年於義大利的卡西諾山（Monte Cassino）創立了本篤修道院（Benedictine）時，修道院的管理制度中，園藝活動的重要性僅次於禱告。」

其實，今天會有人回到古老的想法，認為自從人類演化以來植物與心靈或宗教儀式之間就有著擺脫不了的關係，是件滿合理的事情。對於植物界神奇特性的問題，科學並不能擁有全部的答案，而假如我們真的要稱自己為芳療師、香藥草師、自然療法師或任何類似的頭銜的話，我們必須確實地認同並擁抱我們與大自然在心靈與能量方面共同做的工。人們曾經視地球為蓋雅女神，因著她所賜予眾人的禮物而備受尊崇。現在，人們對蓋雅女神的認同感再次起死回生，而且這次是科學家所起的頭。在伊斯蘭教的傳統中，玫瑰來自於穆罕默德眉上的一滴汗珠。Baccalaureate 一字來自於希臘人以月桂葉（bacca laureus）做成花環給畢業生加冕的習俗。甚至在七千年前，我們也曾用植物作為葬禮儀式的一部分。1970 年在伊拉克曾找到一名尼安德塔人的墳墓，其中他的身體四周都洒滿了花朵，包括至今都依然因其療效特性而著名的西洋蓍草。

製造與使用

對那些難得種植足夠玫瑰花或替自己的有錢顧客生產足夠純露的早期蒸餾廠來說，庫存並不重要。讓我們假設這些純露在還沒來得及變質以前就被迅速用光了，或是像食物一般地被保存在地窖、較涼爽的環境中或陶瓶裡，透過陶土的蒸發作用幫助保持內容物清涼。比精油便宜很多的純露成為人們一般所使用的產品之一。烹調是它們的其中一種用處。許多甜點都加入了蜂蜜、香料和玫瑰與橙花的純露。但是我必須再一次強調，我們必須假設在這些情況下所用的純露從生產之後就迅速地被使用，並沒有發生腐敗的情形，或者更切實際的說法是，即使它們裡面有孳生細菌或變味的情況發生，人們還是照用不誤。現今的研究顯示，將大量磨碎的丁香花蕾放進受到污染的肉品時，能使得肉品變得完全符合人類安全攝取的條件，並且不會損壞它的美味。但除了幾種純露，如玫瑰、橙花、鼠尾草和野馬鬱蘭之外，人們對於純露的興趣與評價會隨著其精油被賦予的價值而改變。

人們在十九世紀末期發現病菌的存在。科學進入了我們的生活，而精油證明了自己是值得研究的，不只因為其中的成份能夠殺死病菌，也因為這些成份豐富了化學界的新知。生物化學的第一項研究就是以精油做為主題。那時候，它們經過重重的精煉，而將精油中的部分分子分離出來比從整株植物下手更簡單。在現代芳香療法復興的階段中，精油自然而然地成為暢銷產品的第一名。精油在過去為人所嚮往的理由到如今始終如一，而精油則成了與芳香療法同等意義的名詞，反之亦然。但是就如同任何文藝復興運動一般，隨著時光流逝，人們的興

趣日漸增廣並且尋求瞭解更多元的知識。到如今，我們看見人們對植物純露再次燃起興趣，有一天它們或許能獨立成為精油以外的另一種芳香療法。

植物療法

整體的方式

　　以順勢療法的語言來說，一個人的「體質」（法國人稱之為 terrain）與純露特別有關。這也是整體保健的基本原則。所有的疾病都算是一種不平衡，雖然在療程中我們會顧到疾病的症狀，但個人的的性格也同樣重要。前提是當你重新平衡了「體質」，疾病就會消失。

　　在法國，以現代藥品的觀念來說，精油大多被當作「植物藥品」使用。芳香圖（aromatogram）就是個恰當的例子。芳香圖以抗生素對某種特定微生物之影響的科學測試做為仿效進行同樣的實驗，以精油替代抗生素。每一種物質的芳香圖顯示出病菌被殺死的範圍，而這可以用來設計許多病理療程，包括那些對抗生素已經產生抗藥性的病菌。然而，體外的狀況與體內的狀況畢竟不同。在芳香圖上顯示良好反應的精油，一旦施與人體內後，效果往往比想像中來得差，反之亦然。為什麼呢？

　　有時候精油可能對某些人來說效用太強了。有時候它們會沒來由地顯不出任何效果。所以必須把重點放在體質特性方面。古希臘醫生格林（Galen）及他的公式配方法已經不流行了，取而代之的是德國醫生哈奈曼（Hahnemann）的順勢療法。芳療師接著會試著重新達到個人

的平衡，選擇像薰衣草、玫瑰、檀香及岩蘭草等類的精油，並且著重在情緒、心靈與心理方面的健康狀況。有時候重新平衡體質就足夠了；免疫系統將會加入戰局，而病狀則會消失。有時候重新平衡體質能創造出一個療癒的環境，而個人的身體將會讓精油在體內作工。只要想想純露在這個層面的療癒有多麼大的效果，不由得感到純露真的是芳香療法的新趨勢。這是一種有益健康的芳香產品。正如同阿基米德在發現王冠的純金含量時歡呼說：找到答案了！

當我剛開始明白橙花純露能阻止咖啡因所引起的緊張不安時，一位同事告訴我，我所提供的證據太過於軼事化，很難令人信服。光是淺嚐幾口加了這種純露的水怎麼就能有這麼大的效果？單靠純露本身的香氣是無法做到的，也不是補充水份的效果，因為真的只要幾小口就有效。但是我從科學的角度證明自己的發現；我才發現這其實是一種身體對於杯中少量純露與體內大量義式咖啡的一種體質反應。所以下次當你攝取過多咖啡因，或承受極大壓力時，把手伸向橙花純露，然後自己試試看會有什麼效果。芳香療法擁有四千多年的資料可供參考。這項歷史成就是否真的需要倚賴科學數據才能變得更真實？我並不這麼認為。

順勢療法與純露

順勢療方在整體療癒中比較偏向能量學的一邊。其中的療程承襲了很多印度阿輸吠陀療法和傳統中醫的概念，認為病人是一個完整的個體，而生病被視作身體在對抗疾病時所產生的體質不平衡。所以這就是為何我認為純露就像是精油版的順勢療法一樣。未經稀釋的純露非常溫和安全，濃度極低時仍非常有效，雖然具有少數幾項使用禁忌

或安全考量，純露仍然算是帶有精微能量與特殊保健性質的芳香療法。

雖然起初順勢療法被認為是一種生命本質的療癒機制，這種觀念已經出現很多年了，而現在順勢療法的學校也和芳香療法教育機構一樣多。有趣的是哈奈曼醫生在「證明」他的一些療方時，曾轉向求助於精油。對他來說，要攝取足夠量的植材以引發疾病的症狀，唯一可行的方法就是口服精油。我們暫時先不討論純露與順勢療法之間的對比。現代的順勢療法包含了體質性、預防性或以療程為主的療方。舉例來說，支氣管炎屬於呼吸系統不平衡的現象，但這也是一種感染，有許多療方能「處理」支氣管炎，並且同時平衡體質。所以純露療法也是如此。對付支氣管炎時，土木香（*Inula graveolens*）、藍膠尤加利（*Eucalyptus globulus*）、或多苞葉尤加利（*Eucalyptus polybractea*）、馬鞭酮迷迭香（*Rosemarinus officnalis* CT3）、野馬鬱蘭（*Origanum vulgare*）、茶樹（*Melaleuca altermifolia*）或冬季香薄荷（*Satureja montana*）的純露都很適合。謹慎地選擇，並且顧及個人本質，這些純露都能處理支氣管炎，同時也能刺激身體的自然免疫力與整體機能。酒精在此也能用來當作防腐劑與抗菌品。

純露療方

順勢療方是透過將標準酊劑加上60%的酒精或高純度的伏特加酒，不斷地重複稀釋與強烈搖晃後所製成的。稀釋與搖晃越多次的療方，療效就越強。人們選擇以酒精做為媒介是因為它含有水份，是保持並擴大療方本身治療能量的最佳選擇。酒精同時也可以做為防腐劑與抗菌劑。

純露也能當作順勢療法中的酊劑使用。只要幾滴就可以稀釋於足

量的蒸餾水，並且成功地將純露的能量散佈在水中。假如我們準確地按照哈奈曼的指示，每 10 滴水中加入 1 滴純露，把水瓶放在桌上猛力搖晃 100 下，這時我們就有了 1c 的療方。假如我們分成六次做，我們就會有 6c 的療方；假如我們將 6c 的療方再稀釋二十四次，我們就會擁有 30c 的強力療方，後面以此類推。這可能很費時費力，但純露的作用效果似乎和酊劑一樣好。而且要記得，越稀釋療方效用就越強。

　　我在這個領域的經驗跟我在順勢療法方面的經驗一樣多，大多來自於格陵蘭苔純露令人難以下嚥的困擾。它的功效實在不錯；事實上它的功效有點太好了。格陵蘭苔的排毒效果非常迅速，有的顧客甚至發現一般標準 30 毫升稀釋於 1 公升水的濃度還是太強了。甚至當劑量減半時（每公升水裡加 15 毫升純露），也就是我目前建議格陵蘭苔的標準劑量，有的顧客的身體似乎仍會產生強烈的反應。反胃、嘔吐、膽汁逆流和腹瀉都是他們產生過的反應；然而通常這些現象都是在使用格陵蘭苔進行體內排毒時的部分症狀。顧客們對於這種純露的香味與口感的聯想力超強，甚至只要將這種純露在面前輕輕一揮，就可能讓他們急著跑廁所。

　　所以我將格陵蘭苔的植物純露稀釋到我認為已經聞不出味道為止，也就相當於每公升的水中加入 1 滴純露的量。然而仍然有一位顧客產生了上述反應。現在問題分成兩個部分。一位女性曾經對原本的格陵蘭苔純露反應非常激烈，甚至只要想到格陵蘭苔就會反胃。我們要如何克服這種恐懼的反應並讓她能夠使用療方呢？每公升的水中加入 1 滴純露時，味道較聞不出來——但假如你刻意找尋它的氣味的話還是會聞得到。然後我在每 30 毫升的水中加入 1 滴純露，然後再以同等劑量稀釋三十次，然後再重新進行上述程序兩次之後，我告訴那位女士說

第二章　萬能之水

這可不是一般的純露。以前她生病時從來沒有嘗試過這種方法，但使用之後感覺情況有一些些進步，並且明顯地感到身體有達到排毒的效果。並且說她還是比較喜歡味道明顯一點的純露！不幸的是，基於道德立場我無法繼續隱瞞事實，在得知所喝的是格陵蘭苔純露之後，無論身體有沒有產生激烈反應，她說什麼都不想繼續進行療程。幸好還有其他的純露可供選擇，一個綜合了西洋蓍草、甜蕨和少量的馬鞭酮迷迭香純露解決了她的問題，不但清潔了她的肝臟、解決了長期便秘的問題，還幫助降低了她對於某些藥物及其他療方的依賴性。

我持續不斷地進行各種稀釋濃度的測試，但這需要更多的實驗，或許還需要一位合格的順勢療法醫生，才能完全確定純露是否能成為酊劑以外另一種可用的替代品。我能確定的是，純露的確有其功效，甚至像順勢療方般，在濃度極低的狀況下也是如此。當一滴一滴地使用時效果也非常強（更多資料請參閱第五章指壓和針灸一節）。

這種療程最大的缺點可能在於純露天生容易腐壞的本質。酊劑因著其中所含的酒精成份，在長時間之內能免於遭受細菌的侵害。順勢療方是用酒精稀釋的，同樣地也能透過這種方式達到防腐的效果。但是芳香純露就不是這麼一回事了。理想中的純露不含任何防腐劑，並且必須包裝在已經過消毒的容器裡，謹慎保存以防腐敗。任何以這種方式製造的芳香順勢療方，不是需要添加酒精，就是保存期限很短，只能立即消耗掉；假如顧客願意自己稀釋所要用的配方，這些問題就會比較好解決。

純露與香草

抱持著這種想法，過去三季當中，我和我的同事們所準備的酊劑

都是用植物的純露將 95%的乙醇稀釋到 60%的濃度。然後將它倒進裝有該種植物的容器裡，讓它浸泡約兩週左右。然後用紗布將酊劑擰出過濾，並且用更多的純露將它稀釋到合適的酒精濃度。我稱這些產品為「芳香酊劑」，並註冊商標。她們的香味和口感十分出眾——與傳統酊劑聞起來只有酒精的味道不同。它們同時含有植物中可溶於酒精（複糖類與生物鹼分子）與水溶性（酸類分子、芳香分子與碳鏈分子）的成份。

現在我已經製造出香蜂草、格陵蘭苔、紫錐花、聖約翰草、德國洋甘菊和西洋蓍草的芳香酊劑。有的在加入純露之後會被強力搖晃，有的則不會；我個人發現使用芳香酊劑最好的方法是在每次使用之前都用力搖晃一下。酊劑的療效似乎因為純露的加入而有增加，不論香味與口感都比大部分的酊劑棒多了。要知道在實際生理方面的效果究竟有何不同，畢竟還算太早，但是「感覺上」它們的活性更強，並且對大人、小孩與寵物都有十分驚人的成果。我相信在未來，加入純露會是一種新的酊劑製造方法。我已經將芳香酊劑取代自己所有的花精了。

我們也正在進行將作用相輔的純露加入某些酊劑中。將德國洋甘菊純露加入香蜂草酊劑能成為更加鎮靜的神經放鬆劑。香蜂草酊劑加橙花純露可用來針對極度焦慮、緊張以及面對考試坐立不安的心情；聖約翰草酊劑加菩提純露更是美得令人印象深刻。酊劑與純露的搭配是無遠弗屆的，我們不用擔心純露的壽命問題，因為酊劑本身就含有高量的酒精。

　　我們也可以將純露比作香草茶使用。事實上，幾千年來香草都以茶湯的方式做為保健聖品。熱水中加入少量的香草浸泡，人們飲用所泡出來的茶以對付某種特定的生理或心理症狀。洋甘菊茶能使身體放鬆、鎮靜思緒、並且促進睡眠。菩提茶能處理壓力與焦慮問題，並且也能幫助睡眠；薄荷茶幫助消化並且提振精神。薑根茶能給予身體溫暖並舒緩咳嗽或暈車的現象。香草茶的種類有好幾百種，每一種都具有「已被接受」或「已被證實」的療效特性。事實上，德國政府的草藥監管機構 E 委員（Commission E）已經認可許多植物茶湯在醫療方面的使用，包括了薄荷茶、茴香茶、菩提茶、德國洋甘菊茶以及香蜂草茶等。

　　一般茶包的重量大約是 2 公克。按照香草種類的不同，通常一包茶包內大約等於裝了 4 到 8 公克新鮮的植材。我們加入的水可能在 100 到 150 毫升之間，然後按照所需要的濃度浸泡十到十五分鐘。最後香草與水的比例可能會在 0.08：1 左右。而隨著植物種類的不同，純露中香草與水的比例至少都有 1：1，通常都是 3：1 或 4：1 左右。假如香草茶具有療效，我們為何不跟著推測比例更高的純露也會有效？即使經過稀釋（1 公升的水中含有 30 毫升的純露），純露的效果跟香草茶相似，甚至比香草茶還強。事實上，由於純露是以蒸氣製造的，或許我們也可以把它想作是「義式蒸餾香草咖啡」（herbal espresso），一種內容豐富的香草茶。

　　另外，我們也要考慮到新鮮植材與乾燥植材方面的問題。我們都知道香草中某些高揮發性、極脆弱的成份會在乾燥過程中流失。而事

實上，乾燥技術是香草栽種者面臨的最大問題。最近我看過一種很創新的有機香草乾燥器。新鮮的植材灑在一張懸掛在密閉式空間中、距離地面三呎的網子上，風扇與暖氣不斷將溫暖的空氣吹過植材。每一種植物在乾燥時的溫度必須加以控制，維持最佳乾燥速度，將揮發性成份的流失量降到最低。所以 1 公頃的德國洋甘菊花可以在一天之內乾燥完畢。然而，我們知道市場上大部分的香草植物並沒有小心謹慎地經過乾燥處理，而且許多植材也並非有機栽種。最近美國與加拿大針對從中國大陸進口香草的研究顯示，這些「藥用香草」含有大量殺蟲劑、除草劑等化學污染物質，並且所含的活性療效成份比例也比預期中少很多。假如我們用這種香草泡製香草茶，會有怎樣的療效價值，所含有的活性成份又有多少呢？

當植物進行蒸餾以萃取精油及純露時，通常人們會將新鮮或只有一點點凋萎的植材放進蒸餾器，除非有必要，不然很少使用完全乾燥的植材。假如我們向有機認證的製造商購買，我們所得到的產品不但不含污染物，同時在經過處理之後仍然保有精緻及揮發性的成份，所傳遞的是更具療效價值的產品。總而言之，不論濃度為何，純露的療效一定比香草茶的療效大很多。當然，純露的品質也分很多種，而就算某家的純露是有機認證的，也不代表品質優良。去年春天我收到一批有機認證的玫瑰純露，其香味與口感都缺乏濃馥的香氣。入胃之後似乎沒什麼效果，我無法感受到以前喝玫瑰純露的那種「美好滋味」。我打電話給供應商，問他蒸餾的過程是完全為了收集純露，還是同時收集精油而進行。供應商告訴我，他們同其他公司一樣，每年都用乾燥過的玫瑰花蒸餾成純露，以達到供需平衡。蒸餾的過程中並沒有精油的出現，植物與水的比例是 1：1。那種純露用來做果仁千層酥可能

滿好用的，但是對更年期就沒什麼效果了。

　　另一方面，來自馬達加斯加雨林，野生採收的肉桂葉純露可是感官的一大享受。經過當地居民以非常簡單的蒸餾條件所製成，那純露有一種濃馥的芳香，並且療效極佳。肉桂純露也非常地美味可口，能量特別充沛，並且幫助了精神壓力嚴重過大的女性經歷冗長難搞的官司戰，不靠醫生開給她的百憂解（抗憂鬱用藥），還能專注一致並且保持著臉上的笑容。

傳統中醫

　　傳統中醫（TCM）已經發展流傳數千年之久，好幾本有四千多年歷史的中文書籍記載了香藥草的使用方法，且仍然沿用至今。然而要注意的是，書上許多香藥草都特別來自於中國地區，在西方國家不是沒有種植，就是現今只針對它們在農業方面的潛力進行研究。有些藥用植物，如人參，已經在美國成為一大經濟事業；其他像是當歸和麻黃，目前也都是某些特定氣候區域所測試栽種的有機農產品，但許多來自中國的植物並不適合北美地區的地理環境。假如你希望將純露用來取代某些中國藥材，那麼你必須買一本很好的植物學書，確定純露的植物學名完全符合那些藥用植物。有的藥材或許可以純露替代，我們也正在「芳香灸療程（aromapuncture treatment）」方面測試當中，並同時參考西方對於純露的屬性觀點。

　　大部分中藥「療方」是由多種配方混合而成的。事實上，很少人會以單方藥材做治療藥劑。我們都知道純露可以相互調合。此外，任何接受過傳統中醫治療的人都知道，一種中藥療方通常都是一包藥草附帶詳細的使用說明。有一次我的藥方是在第一天用滾水沸煮一小時，

接下來的三天，每天都將同一鍋的藥重新煮沸二十分鐘。那帖藥湯的氣味真是可怕，我的鄰居們都開始懷疑「芳香療法」究竟有沒有效果。假如只要將「已經沸騰過」的純露調合在一起，當作療方飲用，可不簡單多了？

幾個國家的傳統中醫師正在研究純露與精油。這讓我相信幾年之內，人們將會看見一些令人振奮的發展。第五章的「祕技傳承」一節中會有更多純露在針灸、指壓的用法。

生產與運輸

下列為生產與運輸純露時必須遵守的要素：
- 蒸餾器旁接收純露的容器需經過消毒
- 每一批次的產品都必須標示蒸餾日期或保存期限
- 在貨物源頭就控制儲藏溫度
- 快速的運輸方式
- 在貨物下游也控制儲藏溫度
- 特定物質必須經過過濾
- 儲存用的容器必須不易引起化學反應

維持純露壽命的第一要素就是瞭解純露本身的特性、如何製造以及在何處製造的。大部分生產醫療級精油的蒸餾器都不在乾淨的實驗室或現代化的工廠裡。這些蒸餾廠位於棚屋、穀倉、開放式廣場、森林、沙漠等地。通常決定性的關鍵在於水源的位置，因為蒸餾需要大量的水以產生蒸氣和冷卻蒸氣。雖然植材的量也很大，但是運送到蒸餾廠的過程仍然比水來得容易。

正如我們所知，水（至少乾淨的水）是一種難得又有價值的生活必需品。並非每個人家的後院裡都有古井水泉。雖然生產有機認證產品蒸餾商的水源必須像他們的植物與精油一樣經常接受檢測，有的蒸餾過程所使用到的水仍可能並沒有達到實際的標準。而如今雖然這仍然是個受到大家主要關切的問題，蒸餾過程能淨化水質，甚至原本不適合飲用的水在經過蒸餾後都變得安全可用；然而，我們對蒸餾用的水仍希望是來自越乾淨的水源越好。所以假設我們以真正潔淨的水做為開始，而蒸餾器內的物質也是以最純淨的狀態流出，沒有受到污染、沒有細菌，只有從鍋爐裡收集而來的物質。但是為什麼還是會有問題呢？

消毒容器以接收純露

純露的平均流量大約是每小時 3 到 5 公升，雖然不同的植物會有很明顯的差異。所以要裝滿一個 20 公升的容器需要花四到七個小時不等。假如蒸餾器位於開放性的空間，任何昆蟲、灰塵、植物碎屑，當然還包括了細菌，都有可能掉進收集罐裡。即使一開始蒸餾器就經過消毒——而所收集到的純露也是完全乾淨無污染的，當蓋子蓋上的那一刻，蒸餾器裡就不再是無菌的空間。即使設備環境再現代化、再乾淨衛生，只要裡頭的植材一被拿來拿去，也難逃面臨灰塵與空氣中飄浮物的問題。但情況究竟會有多糟呢？這都要看你所蒸餾的植材為何，在哪裡蒸餾而定。有些純露似乎比其他的純露更容易受細菌污染。但有一件事是確定的：一旦純露裝瓶後，所有的處理方式都會成為決定其保存壽命的一大要素。

根據我的經驗，在沙漠或叢林中所生產的純露很難取得。藍艾菊

（*Tanacetum annuum*）是我夢寐以求的純露，但是摩洛哥精油製造商工會的執行長告訴我，這個夢想可能很難實現。這種精油幾乎都是由載到植物生長地的行動式蒸餾器所生產的。所生產的純露並不值得收集，而且藍艾菊的精油來自水源缺乏的地區，萃取量又低，純露回收再蒸餾的情形十分普遍。而我卻認為萃取量低的罕見或昂貴植物純露對蒸餾商及一般消費者來說，其價值更高一籌。岩玫瑰就是其中一例。岩玫瑰的精油來自野生植物葉子上所形成的香脂，萃取量少而且很費工夫。不論賣價有多高，對製造商來說都不是能賺大錢的東西。我們再來看純露這方面。在療效層面上，它的純露實在是棒極了，而且其 pH 值是所有純露中最低的。假如能賣 40～50 公升岩玫瑰純露，把這部分的收入加上精油的收入，岩玫瑰的萃取程序就變得更有意義了。

大多數（還好不是全部）會保存並販售純露的蒸餾商都在固定的地方進行蒸餾，或者假如用到行動蒸餾器也並不難。於是實際在水中懸浮物的量多少都減少了些。玫瑰可能是例外，正如同前面所提過的；就連再小瓶的容器裡也能發現砂礫，我也不只一次過濾出昆蟲與不少漂浮在純露中的植物碎片。我正在與蒸餾商共同商議製造純露時的幾種控制方法，包括將收集瓶置於密封箱內，並且在收集罐口加裝一層細紗網，今年我們將實驗一種能將純露真空包裝的特殊食物容器。我相信這些方法已經達到製造品質較佳、天然保存期限較長的產品，而為此所付出的辛勞也是值得的。

每批次標記蒸餾日期或保存期限

一旦蒸餾完成且裝進大型容器中之後，每一批次的純露都應該貼上蒸餾日期與所有製造過程的追蹤資訊。好的蒸餾商光是看批次碼就

107

能告訴你該批的植物是從哪兒的農場來的。這不但能初步協助辨識同品質的產品與貨源，也能將不同療效的產品加以區分。歐洲或亞洲的菖蒲根（*Acorus calamus*）含有高量的毒性酮類——β－細辛醚，加拿大的品種則完全不含β－細辛醚，所以很適合用於治療。就如同對精油的態度一樣，我們也必須盡可能對自己所用的純露瞭若指掌。

在源頭保存時控制溫度

倘若純露蒸餾商希望他們的產品具有療效價值，就必須願意小心翼翼地進行作業流程。涼爽、恆溫以及極少透光或完全不透光的經消毒暗色或不透明容器是最好的選擇。保存於涼爽條件下並不都是那麼容易，但是大部分的蒸餾商都會替精油準備較涼快陰暗的設備。保存純露的理想溫度在攝氏 10～13 度之間（約華氏 50～55 度），而且溫度在理想範圍內的穩定與否對於防止儲存容器中發生沉澱現象是非常重要的。假如你的冷藏庫裡只放得下精油，你真的會留下純露嗎？純露是否必須在經濟與療效方面有足夠的價值，才能配得這些額外的照顧？對許多人來說，答案已經是「yes」，相信不久之後，對其他的人來說也是如此。

快速運送方法

純露的運送問題也是保存品質的下一個議題。看你住在哪裡，買的是哪一種，純露可能來自很近或很遠的地方。以澳洲或紐西蘭為例，她們除了彼此相鄰之外，對任何其他地區來說都很遙遠。基於這個原因，要從那裡取得純露是極為困難的。空運的費用很貴，而且純露很重；就像水一樣，1 公升等於 1 公斤。而海運的速度又非常慢，除非你

願意支付有空調設備的貨櫃，不然這種方法根本不可行，幾週或幾個月海上漂流下來，純露酸敗的現象一定會發生。我曾經透過許多機會請求過一位澳洲的蒸餾商寄給我一些特殊的純露，並且告訴他我很明白所有會發生變質的可能，還安排了空運貨櫃，可是卻無功而返。他就像許多其他的蒸餾商一樣，曾經有過寄純露給別人的慘痛經驗，而不願再以身試法。也正因為如此，市場上大部分的尤加利純露都來自於精油品質優良的葡萄牙。

事實上，純露的運費佔了成本的 20%～60%。由於任何運輸方式都將令我們有幾天無法對於溫度與儲存條件有所掌控，所以空運是比較可行的辦法。純露很容易壞，假如幾個禮拜下來都放在炎熱的倉庫或船艙裡，變質的可能性就會大大提高。即使是空運也表示至少有幾天將無法控制純露的溫度。我曾經在一月中的時候寄過一批純露到亞伯達省的班芙（Banff，Alberta）。我用隔夜快遞的方式寄送，貨到客人手中時是完全結凍的，但慢慢經過融化之後也沒有問題。只有長時間暴露在不適當的環境條件下，問題才會真的產生。

對於運輸，我們的確值得多加留意，並且付出所當付出的代價。純露在送達之前，沒有任何人能保證它們曾經經歷過怎樣的處理程序，雖然你盡可能地購買可信賴的產品。但當你收到純露之後，就可以選擇怎麼處理它們，儲存的方式的確是非常重要。

在末端保存時控制溫度

一旦買回純露之後應盡快地將它們冷藏。我發現，一個恆溫的環境（溫差不超過攝氏 2～3 度）與基本溫度同樣重要。理想地說，純露應該儲存在攝氏 10～15 度的地方。這個溫度稍微比大部分的冰箱高

些，但是放冰箱冷藏並不影響純露的品質，而且對於小量純露來說是最容易的控溫方式。至於大量的純露，比較適合放在低溫室，假如你打算一年處理幾百公升純露的話，這會是個值得投資的方法。低溫室能保障你的投資並保證能抓住你的客戶。

過濾特定物質

大桶的純露最好在一收到貨之後就進行過濾。首先，這麼做能濾出任何沉澱物，減少可能帶入細菌的物質。如此一來，你也比較容易發現任何污染、發霉的跡象。

許多過濾純露的方法會在之後的章節中討論，但是至少可以用一片咖啡濾紙來進行。濾紙可以簡單地在微波爐裡稍微熱一下消毒。剛開始進行的時候，每次先微波一、兩秒鐘，直到你熟悉微波爐的火力為止。我並不喜歡使用微波爐，但是為了消毒衛生也只好勉為其難。

惰性儲存容器

假如你收到的純露是以金屬容器包裝，最好立刻將它們分裝。水會讓金屬生鏽。雖然有些鋁製瓶具有防止抗酚類分子起化學反應的內層，但是它們的成本較高，也比較適合小量的零售包裝。不要使用沒有內層的鋁製瓶，純露會像精油一樣，與金屬起化學作用。最好的塑膠製瓶是Nalgene製成的。這種材料不會起化學作用，有很多種大小尺寸可供挑選，可是價格十分昂貴。我用這種瓶子裝純露從來沒有發生過任何問題。你也可以加裝水龍頭在瓶上，令分裝工作更容易；如此一來，就不需要時常打開瓶蓋倒純露了。質地較硬的塑膠比較軟的好，

也比較不容易與內容物起作用。很多瓶罐供應商都以有一系列適合運送和儲存純露的抗酚類反應塑膠容器。玻璃瓶對運送純露來說比較理想，深藍色瓶子的效果似乎比較好。但是有時候我們也必須考慮到成本；運輸成本中，重量是主要考量，而玻璃既易碎、沉重又昂貴。使用者必須自己決定該用什麼容器盛裝。

販賣小量的純露時，我建議用玻璃瓶包裝。任何超過 500 毫升的量應該裝在高品質的塑膠容器中；我通常會建議客人，如果可以的話，最好再分裝到玻璃瓶裡。一般來說，假如純露儲存在非 Nalgene 的塑膠瓶中，最好是能讓自己不斷有新貨進來替換。另一種方法則是等到有人下訂單的時候才裝瓶，這樣也可以免去很多困擾擔憂。切記，我們現在並不是在談精油。純露並不像精油含有會溶解塑膠、保麗龍、漆面或油漆的化學物質。沒有一種純露有那麼高的濃度，而純露中所含的精油量很低，根本不需要擔心。所以大致上來說，用塑膠容器儲存純露的危險性只比塑膠瓶中的礦泉水高一點點而已。

裝瓶、銷售與家中保存

裝瓶、銷售與家中保存的要點包括：

- 包裝前避免觸碰與嗅聞純露產品
- 只用消毒過的包材
- 適當的標示
- 不添加防腐劑
- 包裝後的儲存
- 保存期限與行銷方式

包裝前盡量少接觸與嗅聞產品

　　這一點的確很難做得到。假設一大桶你最喜歡的純露，或者更糟，一桶你從沒聞過的純露送到了你家門口。你最想做的第一件事應該就是打開蓋子聞一聞。我以前常常這麼做，而且看見很多其他購買純露的人也這麼做。香氣是會令人上癮的。但是，直接聞容器裡的味道可能會令整批純露受到污染。最好是倒一點點在乾淨的瓶子裡以供測試氣味、口感、顏色與清澈度，並且同時立刻將原本的容器封起來。用酒杯試試看，聞聞看酒杯裡的香氣。用小茶匙直接嚐試它的口感。將酒杯對著燈光檢查顏色，看看是否清澈透明，或呈現一點點的乳白色。再檢查是否有任何懸浮物或不尋常的物質。你會看見許多不同品質的等級，然後很快地你將學會辨識任何蛛絲馬跡，並且明白它們所表示的現象為何。檢測完一種純露之後，加一點點純露到一杯水中再嚐嚐看。你會很驚訝地體驗到未稀釋純露的濃郁與稀釋過後的柔和感。

　　假如你打算將純露賣出去，提供試用品是很值得一試的方法。一般人對純露的熟悉度不同於對精油的熟悉度，所以通常要親自聞過或試用過後才會購買。試用品最好使用旋轉式的瓶蓋以便嗅聞，而且假如試用量很大的話，應該每隔數個星期，甚至更經常地更換新鮮的純露。

　　雖然純露在冷藏的環境下能保存得較久，我通常都把試用品置於室溫中，好讓完整的芳香質感得以呈現。純露在低溫的環境下氣味比較淡，較不容易令人欣賞它們的不同之處。

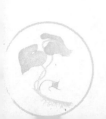

只能用經過消毒的包裝容器

不論是自用或銷售，一定只能用乾淨、徹底消毒過的容器來分裝純露。從工廠倉庫買回來的瓶子並不乾淨；多少都有些灰塵。無論你用什麼方法清理瓶子，記得要戴手套。有些消毒液很傷手，如乙醇，而當你赤手碰觸乾淨的部分時，那裡便不再「潔淨」了。如果你是分裝給自己家用，打算在兩、三個禮拜內用完的話，只要用熱肥皂水，再用溫和的醋水混合液沖洗，或是放進洗碗機裡清洗就足夠了。欲達到更好的清潔效果，容器洗淨之後，放入 500 度的烤箱中烘烤二十分鐘。銷售用的純露容器則需要用到 95%的酒精（乙醇）、過氧化氫，或比沖洗烘烤更有效的消毒程序。假如你用的是塑膠蓋，不需要將它們送進烤箱，但是要確定在蓋上去之前都是完全乾燥的。純露摻水後，其壽命會縮短，而自來水中可能含有許多化學物質和細菌。

小量的純露最適合用噴霧瓶。噴頭很容易安裝，可以用酒精或過氧化氫加以消毒。將噴頭放進沸水中煮也是可行的辦法，不過要先看是哪一種品牌再做決定。然而用沸水滾煮並不會殺死細菌，如果要做為銷售用途，乙醇是最佳的消毒選擇。千萬不要用到脫水酒精（anhydrous alcohol），因為它經過人工化學程序將酒精中的水份去除。假如買不到酒精，也可以用食用級的過氧化氫替代。瓶子與噴頭都可以用過氧化氫消毒，用法和酒精一樣，但是要記得用「食用級」的過氧化氫，而非平時藥用的過氧化氫（即雙氧水）。要小心使用，過氧化氫非常強效。

乙醇比過氧化氫好用的長處在於它能快速揮發。所以用乙醇沖洗過後，一、兩分鐘之內就能揮發地一乾二淨。我發現過氧化氫的乾燥

速度沒那麼快，令人在非實驗室的環境裡較難確定是否會發生重複污染。使用過氧化氫最好的方法是先用過氧化氫沖洗，然後放進熱烤箱裡烘乾。食品分裝通常都用這種方式消毒，只是都是自動化地進行。

我們在 Acqua Vita 所使用的方法也很簡單有效。我們只對立刻要用的瓶子進行消毒。所有的噴頭都拆成零件部分，放在盛滿酒精的密封容器內（密封是為了防止酒精揮發）。然後瓶子裝滿酒精，並用酒精沖洗。大桶純露離開冷藏室的時間很短暫、只足夠裝瓶並且不會讓整體溫度改變。有些分裝程序會在冷藏室進行。消毒後的瓶子裝滿了純露；從酒精裡取出噴頭零件，組裝好，再加上蓋子。我們就這樣設置了一個小型生產線，雖然頗費人工，但是益處卻大過於所付出的勞力。

適當的標示

標籤必須立刻貼上，或甚至在純露裝瓶前就貼好，因為我們不可能在 100 個藍色瓶子中，再一一打開蓋子分辨這是哪種純露。噴頭的好處是，一旦裝上去了之後就不必再打開蓋子了。從分裝的那天起到純露用完的那一刻，你可以盡情享用純露而不用擔心重複開關瓶蓋所造成的污染風險。即使瓶子上有註明「容器已消毒，請勿開啟瓶蓋」，我還是看到有人照樣走過去，扭開蓋子，湊近鼻子聞一聞。我知道它們實在是忍不住，但這實在……。

假如你購買純露是為了再銷售，應該在標籤上註明蒸餾日期和有效期限。另外也應該加上該種植物的生長國家、一般俗名與拉丁學名。純露的標示方法不應該比精油簡單。

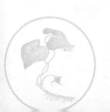

不添加防腐劑

　　我對純露的定義是，它們必須不含添加物或防腐劑。這是品質最純的定義；但畢竟這也是個人的選擇。pH值可協助你查出純露是否有添加防腐劑。乙醇也可以當作防腐劑來用，因為它存在於一般市售的金縷梅液中，這也算是純露的一種。只蒸餾做為芳香水（aromatic water）用的金縷梅（*Hamamelis virginiana*），這種才是真的金縷梅純露。然而你在健康食品店或西藥房買到的金縷梅純露中都含有不少於1%～30%的酒精。金縷梅純露的穩定性還算普通，由於銷售量非常大，有時候必須這麼做才能讓品質穩定。金縷梅純露通常被當作「運動按摩劑」，加點乙醇並不會造成什麼問題。但是當你閱讀金縷梅的純露檔案時，會發現它有許多好用的功能，而它的許多療效特性，例如對靜脈曲張的幫助，也會因為添加酒精而降低。

　　另一種正在被研究的防腐劑是葡萄柚籽萃取液（grapefruit seed extract）。這種天然物質具有抗氧化的特性與某種程度的殺菌效果。但是它會令許多純露起泡、pH值改變，而且它的味道很苦，所以去過苦味的葡萄柚萃取液比較符合我們的需求。假如你只將純露拿來外用，苦味則不是那麼大的問題，不過我倒是沒見過不會想喝玫瑰水、橙花、洋甘菊或月桂純露的人。葡萄柚籽萃取液也有「有機與否」的考量。從開花到結果的過程中，柑橘類水果常被噴灑大量農藥。我們很難相信當中的籽沒有殘餘的農藥。雖然我個人並不太贊成使用這種萃取液，但任何堅持想要使用它的人應該尋找去苦味有機的葡萄柚籽萃取液。

　　繼酒精之後，化學物質是最常用的防腐劑。假如要我選擇，我會用酒精取代化學防腐劑。但是在化妝品工業中，許多產品都含有純露，

使用化學防腐既是一般的正常程序。以不含防腐劑的純露製成的產品，其壽命會大幅縮短，而這也是大型商業公司無法接受的情況。

包裝後的貯藏

經過消毒包裝後的純露應該按照大量純露的方式貯存：即放入涼爽且恆溫的環境裡，遠離光線與熱源。假如你喝了半瓶水，然後把它留在車上兩個禮拜，你還會再喝它嗎？這應該是常識吧。謹慎地對待純露，那麼它們將會保持新鮮至少八個月到兩年以上（從蒸餾的那天起算）。

保存期限與行銷

大部分的商品都有一個保存期限，當然也包括了天然產品，特別是不含防腐劑的產品，其保存期限通常很短。既然不含防腐劑的百威啤酒都只有 110 天的上架期限，那麼我們又為什麼總想不透純露也是如此呢？這或許是因為我們都被大部分精油能擁有長期或甚至歷久不衰的持久性給寵壞了。許多精油像酒一樣愈陳愈香，這是否就是造成我們期待純露也有此特性的原因？

然而許多芳香療法的考試中都包含了有關柑橘類與松柏類精油的問題，因為它們的保存期限相對地都比較短。這是個留意精油變化很好的訓練，並且學習該如何處置它們。這些富含單萜烯分子的物質，無時無刻都在進行氧化現象，而如果氧化的現象確實發生了，這些精油通常會因為容易造成皮膚過敏而被丟棄或用來清理居家環境。

保存期限反映出產品的壽命。許多芳療中常用的基底油具有很短的保存期限：玫瑰果油、鱷梨油、榛果油、夏威夷果油、琉璃苣籽油、

月見草油——種類數不清。甚至一些壽命較長的基底油像芝麻油、橄欖油和純正甜杏仁油等，也終究會變質酸敗。所以雖然純露的保存期限短，但是我們在芳療中已經使用的許多產品保存期限都很短。或許我們應該正視自己的恐懼感，我們會發現這恐懼其實是來自於知識與資訊的缺乏，而不應該是我們對這些產品最終的評價。

市場中的純露

本書充滿了有關純露受污染與變質的參考資料，但最重要的是，假如你是向信譽良好的供應商購買純露，就要按照指示好好保存它們、每天使用它們（這是觀察並感受它們的效果最好的辦法），而且不要將它們留在會受到光線與高溫損害的地方，通常就能避免腐壞變質的問題。但不幸的是，這對那些想要大量行銷純露的人而言並不能帶來什麼好處。

是量的問題嗎？

有趣的是小規模經銷純露的方法比大規模來得簡單多了。除非你考慮到運輸的各個層面，願意把所有囤貨放在裝有冷藏設備的卡車裡，在零售店裡放個冰箱，在衛生清潔的條件下進行分裝並且進行足夠的過濾程序，否則這正是一個讓許多麻煩找上你的大好機會。而現在，假如純露被當作食品或甚至啤酒的話，人們就會以上述的幾項手續處理，可是它們通常都被當成化妝品看待。一般大眾很少對化妝品這麼小心翼翼。不過，大部分的美容師會告訴你不該用手挖取面霜，因為會把細菌帶入瓶子裡。但是你真的有用小抹刀或小勺子去挖取罐子裡

的面霜或面膜嗎？大多數的人都沒有。所以，假如真的要讓純露在大眾市場中上架，有些觀念一定要改變。

我們再來看看一般雜貨店裡的情形。過去三年裡，新一系列的健康飲料已經在果汁與健康食品風潮中獨領風騷。這些飲料含有真正水果和一些營養補給成份如：螺旋藻（spirulina）、小麥草、人參、聖約翰草、銀杏等。它們不含防腐劑，而且保存期限很短，在冷藏櫃裡經常被放在汽水和冰紅茶的旁邊。這些產品正在改變人們選擇飲料的觀念。對許多人來說，特別是當年注重健康的嬉皮族，成了活躍的社會中堅份子，他們的購物車裡裝的都是這些新式的飲料。這羣消費者會注意到保存期限，他們會趁新鮮時盡快喝掉，這也表示他們還會再次消費購買這些產品。這些飲料價格比較貴，但也是天然的健康食品。消費者的購物習慣改變很大，而且這一切都在相當短促的時間內發生。

食物可不是開玩笑的

格雷・法洛（Grey Farrell）在《美國今日報》上發表一篇名為〈分裝植物精華〉的文章，表示在 1988 年間，「這些產品的銷售額提高了 40 億美金。」一間三年新、名為「南灣」（South Beach）的公司「用香藥草浸泡在所有的 SoBe 飲料中，在 1999 年創下了 1 億 8 千萬美金的銷售額」。Snapple 飲料也開發了一種名為「元素」（Elements）的健康系列飲料，「加入了新世紀潮流的成份，如『人參』。」瑪莉安・薩爾斯曼（Marian Salzman）是 Young and Rubicam 廣告公司的流行觀察部總監，她說：「現在是草本的時代。我認為從早餐的玉米片到茶包、從添加養份的純飲水到不發胖的優酪，我們都能在其中尋找草本的健康好幫手。」SoBe飲料的創始人約翰・貝洛（John Bello）則說：

「人們的健康意識正在整合當中。這是文化上的改變，並且已經醞釀成了一個巨大蓬勃的工業。」

　　人們對純露的錯誤觀念是期待它們能以精油或市售身體保養品的方式來銷售。為何不學習健康果汁公司的點子：做個小型的冰箱，裝飾得漂漂亮亮地；在標籤和廣告文宣上都標示保存期限和使用方法表；並且針對純露的新鮮度、易腐性和純度加以推廣。我認識一位芳療師藉著在候診室放置一個有透明玻璃門的冰箱，純露的銷售量提高了兩倍呢！

　　純露的行銷還有很多要注意的地方。第一，我們現在談的是「水」產品。目前大約 30%左右的人會隨身攜帶一瓶水。這無非是一種新興的意識。現在流行喝水。水能促進身體全面性的健康，而人們也看得見其成效。純露就是水！甚至比水更好，純露稀釋在水中的口感更好，而且它們都具有獨特的療癒特性。水的味道和功效就像是健康的飲料。而純露並不比那些 4 盎司的「綠色果汁」貴。菩提花或野薑純露不都和芒果、荔枝一樣充滿異國風味嗎？

專業意識的抬頭

　　根據調查顯示，1999 下半年，將近 50%的芳香療法商店、經銷商和芳療師都有販賣或使用某些純露。每本芳香療法新書多少都會提到純露，而每年都會有新品種的純露問世。人們對純露的興趣與日俱增，而使用純露的方式也不再局限於化妝品或美容保養品的添加物。我們看見芳療世界中，一種全新的典範正在興起。

　　人們對純露越來越高的興趣是造成現在純露種類眾多的原因之一。同時人們對這種新式芳香療法療效廣泛的可能性也有了更高的興致。

芳療師不只是個美容師或身體工作者；他們都是整體健康的執業人員。許多地區的芳療教育標準都已經進步很多，並且成立了很多專業、同儕監督的協會。有許多研討會、座談會和教育活動可以參加，芳療師也被強制規定必須加保專業保險。我們視自己為保健業的專業人員，同時也希望一般大眾能視芳療師為專業人員。

專業意識的抬頭也表示芳療師不斷地尋找更高品質標準的產品來使用。保健專業人士會使用專業的產品，也就是特別為治療用而生產的精油。一般大眾現在也跟上了腳步，對於高品質產品也正開始產生濃厚的興趣。每當我們往前跨一步，就會發現腳下所踏的正是一層層資訊與教育所奠下的根基。品質方面的觀念改變來自於芳療師執業方向的改變與持續升高的芳療風潮。同樣地，也因為這兩種現象產生的結果使人們對資訊方面的需求大增，這表示大多數的新書和芳香療法公司現在都以「品質」做為最大的賣點：資訊的品質、貨源的品質、產品的品質、療程的品質等。只有「最好」才夠好。正如我們在第一章談到的，這一切的腳步並不算太快。我們不能用被污染的產品來對待自己的健康。

經濟的考量

但是市面上具有療效品質的產品仍然有限。每一年，這個數目都會增加一點，但是畢竟需求遠大於供給量，就像任何天然產品一樣，每年的產量都不一定保證能應付得了市場要求。義大利永久花在 1999 年間一下子暴漲了三倍。這個棘手的情況正好碰上消費者與芳療師對義大利永久花精油和純露開始產生極高興趣的時候。這也使得現在永久花精油的價格跟茉莉原精一樣貴。

或許這也和經濟因素有關，至少有某部分的關聯，純露在這段時期中卻變得比較有名。就像我們之前探討過的，販售純露能夠給蒸餾商帶來額外的收入。假如賣純露的所得加上買精油的所得，即使是一年產量較低的蒸餾商，都能從純露的所得來彌補它們在精油上的某部分損失。蒸餾業不好做，一個充滿愛心的工作需要各方面的技術雇工，而且並非每個人都能成為一位傑出的蒸餾商。我很喜歡將這個與釀酒業比較：每個人都會釀酒，但並不是每個人都能當 Chateau Lafitte。

製造純露

在蒸餾精油方面的文字與口述資料已經建立十分完整的同時，對於過程中的另一種產物－純露的資料卻依然少得可憐。我自己與蒸餾商之間的談話顯示出製造純露有很多不同的方法，這都與蒸餾器的大小及所用植材的量和種類有關。而且每年也都有所不同，就像精油萃取都隨著降雨量、季節長短、日照時數、平均年溫度、地理位置等重要因素而定。在潮濕的一年中，如 1998 年，植物本身的含水量較高，這就大大地影響了當年生產的精油與純露。事實上，1998 年生產的純露特別容易孳生雜質，pH 值也有明顯的改變，保存期限也是前所未見地短。

收集純露其實是有一些基本規則的。一般而言，在收集純露之前，都會先讓蒸餾器加熱一段時間。這有點難以解釋。首先，在純露開始流出來之前，熱騰騰的蒸氣會先出現一段時間。在一個能盛裝 500 公斤植材的蒸餾器裡，蒸氣穿過植材到達冷凝器，需要花上三十分鐘到兩個小時之久。在冷凝器另一端的收集瓶稱為佛羅倫汀瓶。前面有提

過，一旦佛羅倫汀瓶裝滿了，它能使純露流出，同時，珍貴的精油則留在瓶內。這真是個巧妙的設計。

當純露再開始從冷凝器流出時，剛開始的幾分鐘內很少會有精油的影子出現。一個裝了高萃取量植材的小型蒸餾器可以在純露流出後的一、兩分鐘內產生精油；大型蒸餾器或低萃取量的植材則可能要過好一段時間才能流出精油。有的蒸餾商相信只有在精油出現的那一刻起才能開始收集純露。其他的人則是認為應該在蒸餾過程一開始就收集。

然後就是如何停止收集純露的問題。很多人都認為不見得需要將純露從頭到尾都收集起來。蒸餾過程後段所萃取出來的精油成份大都是非水溶性、又大又重的分子；由於這些分子當中並不含討喜的水溶性成份，這一刻所收集的純露會變得越來越像水，而且會將已經收集到的純露沖淡。可是該在什麼時候喊停呢？這時候蒸餾商的煉金術與知識就成了重要關鍵。但是，當蒸餾過程進行、pH 值有所改變時，這其中有一個萃取物內部化學變化的科學根據。這當中的黃金例律是：不要收集前面 2/3 之後流出來的純露，通常至少頭 20% 的純露才會被保存下來；其他的部分就讓它慢慢流掉或是回到田裡去。

家庭式蒸餾

家庭式的蒸餾器材越來越常見。這都是因為人們純粹有興趣、想體驗蒸餾過程、以及人們正從使用便宜的市售精油改成使用昂貴有機精油的關係。想要製造出自己想用的精油是很自然而然的想法，蒸餾法的確還真是有其地位。然而就如同之前所提到的，並非每個人都能蒸餾出品質超優的精油，而且有些植材所含的精油量都太少，即使大

型的家庭式蒸餾器也都無法萃取出合用的精油，如洋甘菊、玫瑰與歐白芷。但是家用蒸餾器卻能製造出純露，而且操作方法很簡單。

一般來說，當蒸餾過程中有產生精油時，其純露的品質會比較好。假如你無法萃取出精油，就表示出現了下列兩者之一的狀況。第一，精油從植物中萃取的量不夠多，或是在過程中散失了。要解決這個問題，必須將蒸餾器、蒸氣來源或蒸餾時的控制條件都加以改良。第二就是所有的精油都溶解在純露裡了。看你想取得多少量的精油，這一點對你來說或許「並不重要」。雖然純露中的精油量一向都不太多，但1公升的純露中，通常都含有0.05～0.2毫升的精油。幾公升純露的精油量加起來倒也是個可觀的數字，而基於這個原因，大部分的家庭式蒸餾都會將純露回收重複蒸餾。如果你希望你的純露保有最佳療效價值，就不應該將之回收再蒸餾，但是如此一來你也會損失些許精油量。幾年前我試用一個專為純露設計的家庭式蒸餾器；每當我蒸餾野馬鬱蘭時，一滴精油都看不到，而鼠尾草和其他植物卻都出現了很棒的精油與純露。我所得到的野馬鬱蘭純露是我所有試過的同種純露中效果最強的，相信這與其中漂浮著大量的精油分子有關。

我們同時也要記得，並非所有的人都住在適合某些精油植物生長的氣候環境中。以玫瑰天竺葵為例，它的發源生長地在非洲，而雖然它在北方的夏天時節也能長得很好，卻無法產生那麼美妙的香味。再者，我們之間並非每個人家裡的院子都長有肉桂樹。喜歡在家蒸餾的人必須做好將來要接受許多出乎意料之外的驚喜並經歷許多試驗的準備。

乾淨又充滿趣味的玩意兒

我應該在此再加上最後一點。純露的用途不只是在健康方面，它也有增添生活趣味的好玩用途。你可以把玩它、品嚐它、用它來泡澡、洗東西、把它倒入噴水池中、加入香檳裡、給寵物用、還可以澆花等。對於純露，你可盡情地嬉戲，也能負擔得起這一切花費。純露並不昂貴。即使是有機、最佳品質的純露，價格也很合理，而且對身體沒有傷害。我認識的一位媽媽把她的兩個兒子放在浴缸中，每人手上一瓶已稀釋的薰衣草純露，然後就讓他們兩個自己在裡面玩。他們在薰衣草純露中激戰，都快成為射擊班的神射手了！不過，一場好仗之後，他們睡得甜得不得了。她非常確定，只要其中一個不拿噴霧瓶 K 另外一個，純露永遠都不會傷害到他們。

假如你要自己製造純露。不管是否要求療效，你都會擁有一個芳香的「好東西」來豐富你的生活，不論春夏秋冬。煮菜時使用它們，加進甜品或主菜裡。把它們倒進洗髮精、乳霜、乳液或任何嬰兒用保養品，只為了加入純露的芳香。也可以用純露來燙衣服；法國人都是這麼做的。每個夜晚就寢前把純露噴灑在床單上；倒些純露在洗衣機或洗碗機裡。在談過所有污染、儲藏和過濾的問題之後，其實純露的用途是無遠弗屆的，到頭來，純露真是個有趣、簡便又安全的玩意兒。

所以盡情發揮你的創意，讓這蒸餾而成的活潑之水伴你同行吧！

第三章
純露簡介

「這種對於數千年來累積的知識輕率地就予以否定的態度，就像傳統醫療觀念否定外來文化，是必須付出代價的。」

——羅伯與米雪兒·路特-柏恩斯丹《蜂蜜、泥土與蛆蟲的醫藥奇蹟》

剛開始整理這一章的內容時，我將內容分為兩個部分。第一個部分包含那些曾讓我花時間與耐心研究，並且從我的顧客及其他芳療師的身上得到回應和累積大量數據的純露。第二個部分則包含了目前我們仍不太熟悉（至少對我來說）、以及還在累積數據與缺乏充分臨床資料的純露。我那兩位用功的審訂者看完後與我溝通，之後我就決定將這兩個部分合併，把所有的純露資料都整合在一起。這表示你將會發現有些常見與沒聽過的純露、大量數據與簡短敘述都會出現在一塊兒。

有趣的是當你開始探索一樣主題時（在這裡是純露），這個主題反而會與你越來越接近。探索水的世界也是如此。在寫作這本書的同時，已經有不下十五種的全新純露放在我的桌上了。植物們希望自己的聲音被聽見，它們有話要對我們說，於是它們的聲音合在一起，有的大聲有的小聲，而我對它們的變化多端感到驚訝不已。這裡的資料

125

是過去將近四年半以來多方面蒐集到的。有些含有科學實驗的數據結果，而有的結果則是經由面對真實顧客的芳療經驗與來自其他這方面的專家們所傳述的資料。

體驗測試

那麼我是如何得到這些結論的呢？這當然是經過了一段漫長的過程。剛開始，我假設這些植物精油的特性與它們純露的特性相同，將兩者的效果作一比較，並且刪除那些純露所無法達到的效果，再把「新發現」的純露特性加上去。但是我清楚知道自己可能會造成一些的誤差，所以我又改用另外一種方法。針對每一種純露，我將其植物在各種不同型態下所產生的療效都一一記下。這些療效記載包括了植物本身（不論是新鮮或乾燥的）、酊劑、煎劑、浸劑、茶、浸泡油、精油、順勢療方、本土與傳統用法，甚至某些特定的阿輸吠陀及中醫當中的特性。這個表可就大了！但隨著仔細比對表上的資料，我倒發現有些特性明顯地重複，有些特性不分植物型態都有存在，值得被記載下來。

過去幾年當中，光是我自己、我的客人、同事們、家人與我們的寵物們就喝下了好幾加侖的純露。我從這種刪去法中獲得了新的發現。當純露本身酸鹼值的重要性越來越明顯的時候，它們也都被納入了我的列表當中，我知道這些都是非常重要的因素。舉例來說，貝瑟博士（Dr. H. C. Baser）在第三屆芳香療法精油療效使用研討大會的專題中曾提到，野馬鬱蘭純露的化學分析結果並沒有顯示該純露的消毒或甚至一般人所熟悉的清潔消毒特性，但在我的經驗中，它的確擁有這兩種特性。但是當我們查看該純露的酸鹼值，再想到純露物質本身要擁

有抑菌特性，其酸鹼值必須維持在 pH4.2 的條件時，我們發現即使化學分析也無法證明其殺菌消毒的特性，但酸鹼值可以，這也大概就是給予純露其活性療效的原因。除了這些之外，還有太多東西需要學習。

　　當然也會有非常多令人驚訝的發現，而在某些例子中，這些純露就像代表植物本身在某種特定形式時的療效一般，不論是變成了順勢療方、新鮮藥草或是精油。但是當有太多尚未解答的疑問存在時，我只能稱這些為「實驗性的使用過程」。那麼書上的這些資料是否就是最終的數據呢？我希望不是。與一般芳療書籍中的資訊不同的是，這是一個全新的領域。我們已經花了好長的時間在測試有關於精油的資料與數據，而科學本身也將自己的某些層面加入我們的知識領域中。不幸的是，這對於純露來說可不是那麼一回事。我確信在接下來的幾年當中會有新的研究結果出現，而我也期待這些新資訊的爆發。我要繼續學習有關於這些令人不可思議的芳香之水。就如我剛才所說的一樣，這裡的資訊不是死的，而是未來研究的一個基準點，一個起始點，而這就是我們目前最需要的。

不同的化學類型

　　由於我們所探討的是純露的療效特性，對於純露的源頭我們必須盡量詳細瞭解。芳療圈內對於「化學類型」仍然存有許多疑惑與誤解。我曾經在某知名組織的期刊上看過一篇文章，將化學類型與化學分子官能基（即精油和純露中的化學分子種類）完全混為一談，這實在很可惜，因為這麼做只會增加讀者的困惑，而無法幫助他們學習與成長。

　　所謂的化學類型（Chemotype；簡稱 CT）是指某種特定屬別與品

種的植物，由於生長地的所在處、氣候、海拔高度、昆蟲與環境的交互影響等因素而使得某種化學分子含量高於一般的正常標準。一種化學型態並不是某個不同品種或屬別的植物，也不是指某種化學物質，而只是植物體內天然形成的化學分子（anomaly）。舉百里香為例，特別是 *Thymus* 屬中 *vulgaris* 種的百里香。百里香至少可以找出 6 種不同的化學類型。其中至少有 4 種化學類型的百里香可以從優良的精油廠商購得。一般商業化的精油供應商只會簡單地分成紅百里香與白百里香，並指出紅百里香具有潛在的皮膚刺激性，而白百里香則不具皮膚刺激性。這樣的資訊對某些治療師來說或許多少有些幫助，但事實並非完全如此。紅百里香可能是香旱芹酚（carvacol）或百里香酚化學類型的百里香，而白百里香則可能是沉香醇或牻牛兒醇化學類型的百里香。

側柏醇化學類型的百里香所含的這種醇類（醇類是一種化學分子）分子就像酚類（另外一種化學分子）一樣具有相當程度的「殺傷力」。所以有的人就會把這種化學類型的百里香當作紅百里香，但有的人則會把它當作白百里香，因為側柏醇不會造成皮膚刺激，而它的強效足以治療不堪的嚴重發炎現象。另一種則是對傘花烴（paracymene）化學類型的百里香，這種單萜烯的化學型態（單萜烯是一種化學分子）可能會讓人將之視為白百里香，因為除非是經過氧化，不然單萜烯分子是不太會造成皮膚刺激的。然而對傘花烴百里香可能對較敏感的人造成皮膚刺激，所以也很容易會被貼上紅百里香的標籤。於是說來說去，要用簡易方法分辨百里香只會徒增困惑，教人不敢使用這種精油。這可不是芳香療法的本意。

在瞭解其中的複雜性之後，使用百里香精油就變得輕鬆多了。只

要確定使用的是哪種類型，使用者就能選擇到效果最好的治療方法，同時也省去了不必要的揣測。所以，皮膚上遭受黴菌感染可以成功地用屬於醇類化學類型的精油來處理，如沉香醇百里香，而長期慢性的黴菌感染可能需要較強效的酚類化學類型來治療。由於這是一種皮膚的感染症，需要以外用的方式來處理，你可以使用百里香酚百里香，但只能以低濃度使用，因為這種精油具有皮膚刺激性。或者你也可以改用獨特的側柏醇百里香，因為這種化學類型的百里香不會刺激皮膚而效果又與酚類相似。治療這個問題的最佳配方可以同時包含沉香醇和側柏醇兩種化學類型的百里香，以達到最佳效果。

我將純露以化學類型分類來探討，讓本書的讀者們能夠從眾多的治療方法中找到最好的可行方法。同時，好的蒸餾廠和精油廠商都會提供特定化學類型的純露。這也表示他們所生產的芳香產品是特別只為芳香療法的目的而製造的。

實驗計畫

純露用作內服療方的標準稀釋濃度是每一公升（即 32 盎司）的水加入 30 毫升（約 2 湯匙）的純露。假如你只是想給白開水加點調味，只要加一點點純露調和到自己喜歡的口味即可。當然，只用一丁點的純露並不表示對使用者一點效用都沒有。純露對我們的生理和能量方面都帶有能力。之前我已經從順勢療法的角度去比較及討論過，所以當你平時給白開水加味的時候請切記這個原則。避免選擇性質不適合你的身心狀況的純露。通常你的身體會傾向對自己所需要的物質產生渴望，但是在飲用純露之前先瞭解其特性還是非常重要的步驟。

在整體保健中的療程通常是三週循環制的。在這三個星期中，你每天使用該療方、精油、藥草或其他製劑，然後休息一個星期。這是自然療法中很重要的規則。我們的身體需要花時間去認知、處理，然後與體內外不同的變化結合。藉著中間休息一週，允許身體隨著療程所造成的改變做調整。允許自己的健康狀況到達一個新的平衡點，一個新的穩定狀態。經過沒有任何療程的七天緩衝期之後你將能夠重新評估自己的健康狀況，對於是否有其他需要會有更佳的決定。假如完全沒有緩衝期，我們的身體無法跟上改變的腳步，那麼你可能會花上比平時更多的時間才能完成整個療程。所以一定要把握這個原則：少即是多。

三週的內服計畫

在這三週的內服計畫中，白天時都要喝以 30 毫升（即 2 湯匙）稀釋在 1 公升蒸餾水或礦泉水的純露。要這樣持續進行二十一天，然後暫停七天。（使用格陵蘭苔時，只需要用 15 毫升——即 1 湯匙——的純露，而非原本的 30 毫升。）

這個計畫在針對特定健康和體質方面的問題最有用。譬如說，因淋巴阻塞所引起的淋巴結腫大可以用月桂樹純露，採三週內服計畫的方式治療。假如淋巴結內的腫脹現象在頭幾天就消失，療程還是值得繼續進行，因為這樣能幫助降低疾病復發的可能。然而假如過了暫停的那個禮拜之後，發現淋巴結沒有腫脹現象，你就不需要再重複療程了。

容易在壓力狀態下發生氣喘的體質也可以使用三週內服計畫的療程治療。這樣的話我們並非以治療氣喘為目的，而是要以個人的壓力

反應為治療目標。香蜂草、聖約翰草與橙花的純露會是幾個不錯的選擇；你可以把它們混合在一起或單獨使用。只要身體本身的壓力減少了，氣喘的發生也會跟著減少。這種方法也能幫助打破面對壓力時反應的積習。假如在你服用純露的那三週內，某種特定的情況不再攪擾你，那麼它在未來也不太會對你造成什麼困擾。在這樣的情況下，暫停的那一個禮拜中，氣喘的症狀復發與否將是判斷你是否需要再重複三週療程的指標。

純露檔案的介紹方式

每一種純露的簡介都分成三個部分：「香味與口感」、「穩定性與保存期限」以及「特性與應用方法」。我將純露按照它們拉丁學名的字母順序排列，另外在下面的表格中列出各種純露的一般俗名和pH酸鹼值，並且按照俗名的字母順序排列，以方便讀者們查詢。

在拉丁學名後面列出的幾個縮寫字如：*flos*、*ec*、*z*、和 *fe* 各意指花（flower）、樹皮（bark）、果皮（zest）、與葉子（leaf）。

使用禁忌

在本書中提到「避免」一詞時，請務必避免在所列出的特殊情況下使用。純露其實很少有使用上的禁忌，所以假如有所禁忌的時候，是一定有其原因的。

下頁表格部分的資料只針對純露，請勿直接套用在精油上。精油的效力比純露更強，也不溶於水，而且使用的方法也與純露不同。

中文名稱	英文名稱	拉丁學名	pH值
歐白芷根	Angelica root	*Angelica archangelica*	3.8
艾草	Artemesia	*Artemesia vulgaris*	3.8～4.0
香脂冷杉	Balsam fir	*Abies balsamea*	3.8～4.0
羅勒	Basil	*Ocimum basilicum*	4.5～4.7
月桂葉	Bay laurel	*Laurus nobilis*	4.9～5.2
黑醋粟	Black currant	*Ribes nigrum*	3.6
黑雲杉	Black spruce	*Picea mariana*	4.2～4.4
菖蒲根	Calamus root	*Acorus calamus*	4.6
荳蔻莢	Cardamom pod	*Elettaria cardamomum*	4.5
大西洋雪松	Cedarwood	*Cedrus atlantica*	4..1～4.2
肉桂皮	Cinnamon bark	*Cinnamomum zeylanicum*（ec）	3.3
肉桂葉	Cinnamon leaf	*Cinnamomum zeylanicum*（fe）	3.9
快樂鼠尾草	Clary sage	*Salvia sclarea*	5.5～5.7
金桔葉	Clementine petitgrain	*Citrus clementine*（fe）	4.3～4.4
芫荽	Coriander／Cilantro	*Coriandrum sativum*	3.5～3.7
矢車菊	Cornflower	*Centaurea cyanus*	4.7～5.0
絲柏	Cypress	*Cupressus sempervirens*	3.8～4.0
接骨木花	Elder flower	*Sambucus nigra*	4.0～4.2
土木香	Elecampane	*Inula graveolens*	4.7～4.9
藍膠尤加利	Eucalyptus	*Eucalyptus globulus*	4.1～4.3
茴香籽	Fennel seed	*Foeniculum vulgare*	4.0～4.1
加拿大蓬	Fleabane	*Erigeron canadensis*	3.9
乳香	Frankincense	*Boswellia carterii*	4.7～4.9
天竺葵／玫瑰天竺葵	Geranium／Rose geranium	*Pelargonium x asperum／P. roseat*	4.9～5.2
德國洋甘菊	German chamomile	*Matricarea recutita*	4.0～4.1
一枝黃花	Goldenrod	*Solidago canadensis*	4.1～4.3
綠香桃木	Green myrtle	*Myrtus communis*	5.7～6.0
格陵蘭苔	Greenland moss	*Ledum groenlandicum*	3.8～4.0
義大利永久花	Immortelle	*Helichrysum italicum*	3.5～3.8
茉莉	Jasmine	*Jasminum sambac*	5.6
杜松果	Juniper berry	*Juniperus communis*	3.3～3.6
美洲落葉松	Larch／Tamarack	*Larix laricina*	3.5
薰衣草	Lavender	*Lavandula angustifolia*	5.6～5.9
檸檬馬鞭草	Lemon verbena	*Lippia citriodora*	5.2～5.5

中文名稱	英文名稱	拉丁學名	pH 值
菩提花	Linden／lime flower	*Tilia europaea*	6.3～6.5
香蜂草	Melissa／lemon blam	*Melissa officinalis*	4.8～5.0
橙花	Neroli	*Citrus aurantium var. amara* (flos)	3.8～4.5
檸檬薄荷	Orange mint	*Mentha citrata*	5.9～6.0
野馬鬱蘭	Oregano	*Origanum vulgare*	4.2～4.4
歐薄荷	Peppermint	*Mentha piperita*	6.1～6.3
管香蜂草	Purple bee balm	*Monarda fistulosa*	4.1～4.3
紫錐花	Purple coneflower	*Echinacea purpurea*	3.9
岩玫瑰	Rock rose	*Cistus ladaniferus*	2.9～3.1
羅馬洋甘菊	Roman chamomile	*Chamaemelum nobile*	3.0～3.3
大馬士革玫瑰	Rose	*Rosa damascena*	4.1～4.4
樟腦迷迭香	Rosemary camphor	*Rosemarinus officinalis* CT1	4.6～4.7
桉油腦迷迭香	Rosemary 1,8～cineole	*Rosemarinus officinalis* CT2	4.2～4.5
馬鞭酮迷迭香	Rosemary verbenone	*Rosemarinus officinalis* CT3	4.5～4.7
鼠尾草	Sage	*Salvia officinalis*	3.9～4.2
聖約翰草	Saint John's wort	*Hypericum perforatum*	4.5～4.6
檀香	Sandalwood	*Santalum album*	5.9～6.0
佛手柑香蜂草	Scarlet bee balm	*Monarda didyma*	4.2～4.4
蘇格蘭松	Scotch pine	*Pinus sylvestris*	4.0～4.2
海藻	Seaweed	*Fucus vesiculosus and others*	N/A
甜蕨	Sweet fern	*Comptonia peregrina*	3.8
香楊梅	Sweet gale	*Myrica gale*	3.7～3.8
龍艾	Tarragon	*Artemesia dracunculus*	4.2
牻牛兒醇百里香	Thyme geraniol	*Thymus vulgaris* CT1	5.0～5.2
沉香醇百里香	Thyme linalol	*Thymus vulgaris* CT2	5.5～5.7
側柏醇百里香	Thyme thuyanol	*Thymus vulgaris* CT5	4.6～4.8
百里香酚百里香	Thyme thymol	*Thymus vulgaris* CT6	4.5～4.6
茶樹	Tea tree	*Melaleuca alternifolia*	3.9～4.1
白色鼠尾草	White sage	*Salvia apiana*	3.6
野生胡蘿蔔籽	Wild carrot seed	*Daucus carota*	3.8～4.0
野薑	Wild ginger	*Asarum canadense*	5.4
冬季香薄荷	Winter savory	*Satureja montana*	4.1～4.2
金縷梅	Witch hazel	*Hamamelis virginiana*	4.0～4.2
西洋蓍草	Yarrow	*Achillea millefolium*	3.6～3.9

純露檔案

> ## *Abies balsamea* ／香脂冷杉 Balsam Fir
> ## pH 3.8～4.0

香氣與口感

帶著森林的芳香。氣味中有些微的霉潮味，潮溼與乾燥的氣味同時存在。嚐起來沒有什麼味道，但口感在甜的溫熱飲中比冰鎮的好。

穩定性與保存期限

十分穩定；可以保存十四至十六個月，但風味從第十二個月之後會開始衰退。

特性與使用方式

香脂冷杉是最有名的「聖誕樹種」，在寒冷冬季裡傲然獨立。主要適合於身體外部的使用，雖然內服也是可以的，但是我不建議使用三週循環計畫服用此純露。

香脂冷杉是人體系統的優質調理劑，具有消毒殺菌的效果，並且似乎能夠提振免疫系統的功能。對於飽受季節性情感性疾患（seasonal affective disorder；SAD）的患者有很大的益處；光是聞聞它的氣味就能令我拋開冬季的憂悶情緒！泡澡或淋浴時把它加在水裡（要記得把

浴缸的塞子先塞上）；一週當中使用兩、三次，每次用四分之一或二分之一杯的量。通常一週後就會發現明顯的變化。它既不會讓身體系統升溫也不會降溫，反而依然能夠刺激系統的運作，一年當中的任何時候都非常適合使用在沐浴或足浴的水裡。

香脂冷杉對於呼吸系統、腎臟以及生殖系統而言都具有溶散黏液及祛痰的功能。可以搭配一般吸入法、三溫暖、蒸氣浴、空氣保濕機以及濕敷法使用。它也是冬季時極佳的漱口水或是飲品。溫和的利尿效果，能幫助移除關節中過多的液體，並且是處理風溼痛、關節炎、肌肉痠痛以及關節疼痛效果極佳的濕敷劑。能溫和地刺激身體循環並同時鎮定精神，在能量方面有著開闊心胸的作用。

針對胸腔感覺有液體充塞的問題，可以用香脂冷杉的純露濕敷，也可以與精油混合在一起使用。濕敷後再用含有香脂冷杉精油的按摩油按揉胸部，於胸部圍上一條溫暖乾燥的毛巾後再就寢。以上的步驟一天之內可以重複進行數次。

至於關節或肌肉疼痛的問題，要根據個人當時的狀況以此種純露給予熱敷或冷敷。

Achillea millefolium ／西洋蓍草 Yarrow
pH 3.6～3.9

香氣與口感

氣味強烈但並不特別討喜；有人形容這種純露的氣味有如「小狗味」。不論香氣或口感都絕對與花香無關。嚐起來的味道比聞起來的

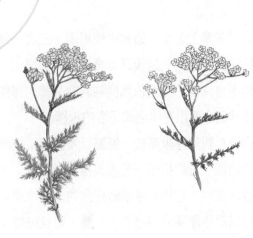

好，但也沒有好多少，稀釋成高濃度時的純露比低濃度時好喝。

穩定性與保存期限

穩定性介於中等至良好之間，最多能保存兩年，但有可能在第十
四個月後開始產生灰色的細顆粒物質。假如你不確定，可以檢查一下
它的 pH 值。

特性與使用方式

1 公頓的西洋蓍草花朵只能生產不到 500 毫升（半公升）的精油，
所以這可能是屬於活性較強的純露之一，是良好的消化輔助劑並且解
毒效果良好，而且非常溫和。連續飲用三週可以促進消化、排便順暢，
並且安撫腹部痙攣與腹鳴。建議可以納入體內清潔或減重計畫的一部
分。西洋蓍草純露能促進脂肪類食物的消化，由於它能很快地排除消
化不良及因飲食過量所產生的胃灼熱，所以被認為具有協助肝臟及促
進膽汁分泌的功能。不論是外敷或內服，西洋蓍草對於消化系統、生
殖系統以及肌肉系統都有抗痙攣的效果。同時它的清涼效果也能幫助

降低發燒體溫、舒緩疼痛等與流感及一般感冒相關的症狀。西洋蓍草抗消炎的效果讓它與絲柏一同用來濕敷時，可對付靜脈曲張。用於坐浴時，能幫助痔瘡以及經血過多、經痛、或是產後復元等狀況。

　　西洋蓍草是身體和心理方面極佳的平衡劑，能在不過度利尿的情況下幫助身體排除過多的水份。用來濕敷的時候可以單用或與一枝黃花純露一同使用，以對付風濕痛及關節液或身體任何水份過量囤積的部分。輕微的殺菌消毒效果幫助問題皮膚、粉刺與皮膚感染等症狀，它消炎的效果也能幫助修護來自日光與風的傷害。能有效地清潔傷口，幫助止血。而且其收斂的效果可當作鬍後水使用。但由於它的香味特殊，可能需要將之與其他香味更宜人的純露搭配使用。西洋蓍草純露用來處理子宮內膜異位的問題時，與岩玫瑰純露一同用來灌洗或泡澡的效果很好。子宮內膜異位是很嚴重的問題，但純露與精油可以明顯地降低此病症的嚴重性與疼痛感。這樣可以讓病患通常只能以鴉片為藥材的需求降低。

　　西洋蓍草純露用在動物身上也非常有效，因為基本上動物們喜歡它的香味。針對皮膚病與消化問題特別有效。但對於有些動物們來說，它的香味可能還是不太受歡迎。假如是這樣，不妨將西洋蓍草純露與其他植物的純露或精油調和在一起，讓它的香味較能被動物們接受。西洋蓍草純露能鎮靜精神並幫助我們找到內心的平靜。就如它的精油一樣，西洋蓍草純露的能量極高，適合用於精神方面或遠距離的療癒工作。將它與杜松果純露調和，能幫助潔淨靈氣、水晶和工作場所的氣場。

香氣與口感

非常罕見的味道。這應該是你所聞過最奇怪的味道之一，大部分的人不是愛上它就是討厭它的香味。那是一種獨特的男性香味，所以大多較受男性客戶們的歡迎；這可能也是為什麼菖蒲根會用來調製香水——因為要吸引男性的青睞！

穩定性與保存期限

穩定性屬中等。可以放上十八個月，甚至長達兩年。

特性與使用方式

加拿大菖蒲不含對肝臟不利的酮類——β－細辛醚，所以能很安全地用在芳香療法中的外用及內服上。歐洲及亞洲菖蒲則含有高量的β－細辛醚，所以不應該用於芳香療法中。

菖蒲對肝臟具有特效，與格陵蘭苔一起使用在濕敷或糊劑時可以幫助肝臟感染與疾病，以及肝炎的問題。由多明尼克・包杜所作的芳香療法實驗中顯示，將這兩種精油進行外用及內服，對於肝臟腫瘤及肝癌有非常好的效果，其純露也更值得繼續被研究。一項為期七天的芳香酊劑研究發現，乳薊草（milk thistle）純露及菖蒲純露對於肝臟及膽囊的解毒效果非常好，而且比較為人熟悉的檸檬加橄欖油的膽囊清

淨劑更好用。

　　菖蒲在香水調製方面最有名，通常是用來當作定香劑和基調香味。菖蒲純露單用或與檀香、雪松或月桂純露一同使用時可當作溫和的收斂鬍後水。我的父親使用菖蒲純露後的反應比任何其他種類的純露都好；他特別從我的手中將菖蒲純露一把搶過去並說：「這就是我要的鬍後水！」

> ## Angelica archangelica ／歐白芷根 Angelica root
> ## pH 3.8

香氣與口感

　　不尋常的氣味。對歐白芷根純露香味的第一印象有如記憶中髒襪子的氣味，但很快地就被該植物本身與精油的澀甜、綠色草本的芳香所取代。它的味道有一點點水果香，很有草根味但泥土味並不重，伴隨著一點綠色的花香調，是非常令人喜愛的口感。經過稀釋後，它的味道變得十分溫和並且保有淡淡的花果香。除了歐白芷的根部之外，還有從歐白芷籽所萃取出來的純露。

穩定性與保存期限

　　穩定性並不確定，但一定可以保存至少十二個月以上。

特性與使用方式

　　這是一種富有實驗性的純露。對神經具有獨特的鎮靜、沉澱及安

撫特性，並且對焦慮或極大壓力十分有用。溫和的助消化劑，效果雖然沒有其精油來得顯著，但這可能是因為純露本身比精油缺少了較提振的主要成份。能溫暖消化系統，可以用來促進食欲並調理消化機能。

在能量方面，歐白芷一向被認為是天堂與地球之間的橋樑，能將第七輪與第一輪連結起來，並且仍保有其落實穩固的效果。使用單擺測試時，歐白芷根的精油及純露都顯示出難得一見的能量磁場，所以當進行能量治療時，使用者的意圖則變成了一項重要因素。

Artemesia dracunculus／龍艾 Tarragon
pH 4.2（可變化）

香氣與口感

獨特的甘草／八角香帶著繁複、新鮮龍艾的「泛音調」；假如你喜歡龍艾的話，這樣的香味對你來說會非常美妙。它的味道很強，未經稀釋的龍艾純露幾乎能壓過其他的香味，但在一般的稀釋濃度下味道較為柔和。美味但少見，不容易找得到。

穩定性與保存期限

穩定性不詳；至少可放置十二個月。

特性與使用方式

特別幫助消化、解脹氣、腹絞痛、胃部抽搐及打嗝。對神經系統似乎有放鬆的效果，能舒緩和壓力有關的生理症狀。

龍艾精油顯著的抗抽搐特性能幫助處理氣喘問題，而龍艾純露似乎也能抗抽搐，至少對於消化系統的效果特別好，同時也很值得針對氣喘、百日咳、橫隔膜抽搐等呼吸系統疾病的效果加以研究。

龍艾純露用於烹調時，味道十分可口。而假如你喜歡龍艾，它的純露所製成的飲料很好喝。旅行的時候帶著它可以幫助身體系統調整因時區不同及疲勞所造成的不適。

Artemesia vulgaris ／艾草 Artemesia
pH 3.8～4.0

香氣與味道

在法國所栽種的艾屬植物品種與在北美洲所栽種及蒸餾的品種有很大的不同。法國的品種在香味上柔和很多，有著明顯的藥草香，但青草味不會太重。其純露嚐起來的味道有著藥草香，帶點苦澀的味道，未經稀釋前的口感很乾澀。稀釋過的艾草純露味道明顯地變得較溫和。

穩定性與保存期限

穩定性屬於中等；能保存至十八個月左右。

特性與使用方式

這是納莉・葛莉絲金女士在結合其他的治療方法，針對消化系統及循環系統做治療時所使用的純露之一。

艾草純露能提振循環系統，似乎能影響微血管並促進肢體末梢的

141

循環。艾草純露能當作體內淨化的其中一項工具，幫助淨血、肝臟解毒以及整體消化功能，特別是在春天或季節交替時進行。它還能大大地幫助抵抗任何寄生蟲的疾病，特別當它與羅馬洋甘菊純露和野馬鬱蘭、肉桂皮、丁香及龍艾的精油搭配，加上一點膨潤土（Bentonite Clay），一同製成膠囊。它的苦澀及收斂特性對腎臟系統十分有益。不妨將蒲公英的芳香酊劑與艾草純露一起使用看看。

我發現艾草純露對呼吸道疾病很有用，特別是呼吸道的過敏性疾病。它呈現出抗組織胺、止咳、消炎及輕微的排痰效果，但是我仍然要建議使用在多重敏感症及氣喘患者的身上之前，最好先進行皮膚或體內測試。針對體內的狀況，艾草純露能修補生殖系統，並能幫助停止口服避孕藥後的婦女重新平衡月經週期。而針對體外的使用，可以將艾草純露用來濕敷或泡澡，幫助肌肉因過度使用後而產生的痠痛與僵硬，與黑雲杉及（或）蘇格蘭松純露一併使用時效果特別好。

艾草純露非常能夠提升能量，廣為使用在祭典、振動療癒（vibrational healing）以及與靈界溝通方面。

備註：艾屬植物有許多不同的品種，其中有些品種最好能避免接觸。請確定你所購買的純露其拉丁學名是正確的。並請參考另外一種艾屬植物「龍艾（*A. dracunculus*）」。

Asarum canadense ／野薑 Wild ginger ／ Canadian ginger pH 5.4

香氣與口感

　　野薑純露的氣味非常溫和，幾乎沒什麼味道；沒有熱辣辣的味道，反而是甜甜的、很淡雅的薑味。嚐起來的口感更溫和，溫和到假如我想嚐它的味道，我必須用兩倍的劑量才嚐得到。但是它的口感真是棒極了，既柔和又精緻，比較像花香而非草根香，與薑的精油比較起來反而有較清涼的感覺。

穩定性與保存期限

　　儘管 pH 值偏高，野薑純露似乎可以保存很久，起碼可以放到十八個月以上。我有一批野薑純露放了兩年半，到現在品質還是十分穩定。

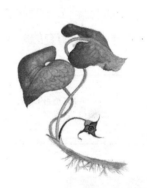

特性與使用方式

　　美國原住民引用野薑茶來治療心律不整及心痛。野薑的心臟調理特性在一些藥草書籍裡有記載，而我發現野薑的純露對於容易焦慮、A型性格以及因病造成壓力的人們有著鎮靜與平衡的效果。野薑根磨成粉末煮茶的方法，在許多印地安人的部落裡被當作是一種抗菌的良方，根據這一點我也試著用野薑純露處理呼吸道感染。針對支氣管炎與嚴

143

重感冒，我讓患者每個小時飲用一湯匙未經稀釋的野薑純露，結果非常成功。有一位女性患者說她如此飲用野薑純露三天之後，在沒有其他藥品的輔助下，她的呼吸不順及痰阻塞的情況完全清除了。

野薑在傳統中被用來幫助消化及開胃、減少腹脹氣及排氣，特別是因壓力造成的症狀。它對神經方面的效果良好，所以也被用來處理神經痛、坐骨神經痛、頭痛及偏頭痛。住在加州的Pomo印地安女性們用它來規律經期週期，同時也能調理內分泌及神經系統。

中醫使用野薑來開穴位並促進氣的流動，並且可以用於振動療癒以平衡能量，都有很好的效果。我曾經在一天之內喝了將近三百毫升的野薑純露，之後感覺非常好。

野薑純露的能量非常高，這個小小的植物與其地下匍伏的根莖在許多地方已經遭濫墾到了瀕臨絕種的地步。所以我們必須只從不會破壞生態平衡及濫墾的廠商手中購買野薑純露。

Boswellia carterii ／乳香 Frankincense
pH 4.7～4.9

香氣與口感

乳香純露的香味十分與眾不同。比乳香精油來得甜，但是一聞就能分辨出這是乳香的純露。有些許的樹脂香，又有點像松柏科植物的香味，與蒸餾萃取的精油香味比較起來稍微溫暖一些，比較接近二氧化碳萃取的乳香原精香味。未經稀釋的乳香純露嚐起來味道挺苦的，但是還不至於令人排斥。稀釋之後的乳香純露失掉了原有的苦味，變

得溫和美妙，並且十分順口。

穩定性與保存期限

　　穩定性不詳。預計大約可保存十八個月。

特性與使用方式

　　有關乳香純露的特性仍以經驗累積的方式歸納而來。首先值得一提的就是它擴展能量範圍的效果。服用一、兩滴未經稀釋的乳香純露，就能清楚地感受到自己的「能量體」正從太陽神經叢以向外的方向迅速地擴展著。在進行冥想、任何祭典與能量或水晶的療癒工作之前不妨試試看。乳香精油以其加強及擴展呼吸深度與開啟呼吸通道的效果馳名，而乳香純露似乎也繼承了這些特性，並且能乾燥肺裡面過多的黏膜組織，幫助排痰。在「芳香灸（aromapuncture）」療程中，一滴放在肺穴上的乳香純露能立刻引起深呼吸的反應。這一點十分驚人，並且值得進一步研究。

　　內服乳香純露時，它會有利尿和乾燥的效果，帶有化膿或分泌物的症狀下使用效果特別明顯。對於口腔或牙齦感染的處理，用乳香純露做為漱口水可能十分有益，或許可以再加上永久花純露。對付生殖系統及泌尿系統的感染症狀，可以加上檀香或岩玫瑰純露。

　　乳香純露對皮膚的效果非常好。輕輕地噴灑乳香純露在臉上，讓它自然風乾後，會明顯發現皮膚的質感立刻變得更細緻。非常適合在夏天炎熱並且溼度高的環境下使用。乳香純露可以用來調製瞬間緊膚面膜，或者與岩玫瑰及其他純露一起調配成每天使用的抗皺產品。

香氣與口感

　　淡淡的香味；乾燥、木系香，很像帶著甜甜香味的木屑。會令人聯想到三溫暖房或是木頭衣櫃，雖然這些設施通常都是以北美側柏（*Thuja* 屬）所製成的，而非地中海雪松（*Cedar* 屬）。跟一般普遍所熟悉的雪松精油香味很不一樣。

穩定性與保存期限

　　穩定性非常高。純露的氣味在蒸餾完成後第十八個月才開始消退，但是其療效特性似乎可以根據不同的材料來源，而能維持穩定狀態達兩年以上。

特性與使用方式

　　大西洋雪松純露主要是用在皮膚表面上。我並不建議內服這種純露，因為它十分利尿，除非遇到特殊的病理狀況才考慮內服。

　　雪松純露是頭髮保養的第一選擇。它能成功地幫助處理頭髮日漸稀疏的問題，或是某些掉髮、頭皮癢、頭皮屑的問題，以及增加乾燥受損或經染色後的頭髮光澤及柔潤度。法國人用它來柔軟頭髮，使秀髮柔順，並且也用來處理頭皮屑問題。一般的洗髮精可以用純露稀釋到百分之五十的濃度使用，而潤髮乳則可以加入百分之三十的純露加

以稀釋使用。雪松純露與桉油腦迷迭香純露可成為任何種類髮質的好配方，並且針對紅髮及深色頭髮時，可以與鼠尾草純露搭配；針對金髮則可與洋甘菊純露搭配，但須留意鼠尾草純露的氣味可能很容易蓋過雪松純露的香味。

雪松純露對動物毛髮也有益。它優雅的香味恰好能用在貓咪身上，幫助去除身體的皮屑及跳蚤。對狗來說，也可以在洗澡完的時候用雪松純露沖洗，讓它停留在毛髮上可以預防跳蚤，還可以給予毛髮光澤及優雅的香味。夏秋季時可以在噴霧瓶中加入兩、三滴的雪松精油，每天噴灑在狗狗身上防止跳蚤。狗兒對於某些特定的香味會有所偏好，而雪松則是其中之一。

雪松對某些皮膚問題也有效果，特別是有組織液滲出及龜裂的皮膚，某些種類的牛皮癬、脫皮和愛流汗的腳、皮膚炎、過敏紅疹、水痘、單純皰疹、以及發炎的粉刺。通常未經稀釋的純露所製成的敷布，或是加了礦泉水後稀釋到濃度百分之五十至七十的純露，都是處理皮膚問題的最佳選擇。雪松純露與西洋蓍草純露搭配時也可以處理因皮膚問題所帶來的極度搔癢。

雪松純露適合在泡澡時使用，特別是在夏天溼度高時泡個溫涼的澡。我把它倒進小孩子用的泳池裡，我和我的兩隻狗兒都覺得清爽得不得了！另外，不妨在三溫暖裡使用看看；可以直接將純露噴灑在熱石上，這會幫助紓解呼吸道及肺臟中的黏膜及痰，或者在經過一整天的站立之後用雪松純露來泡腳。

Centaurea cyanus ／矢車菊 Cornflower ／ Bachelor's Button
pH 4.7～5.0

香氣與口感

　　矢車菊的氣味非常優雅。涼的矢車菊純露香味幾乎是聞不太出來的；溫熱的矢車菊純露則隱約帶著花一般的香味。未經稀釋的純露嚐起來也是十分優雅的，帶著一點點青草香，並不特別偏向花或藥草般的味道，後勁帶著些許的苦澀，但並不會令人難以接受。經過稀釋之後，它的味道幾乎消失了，用聞的香味反而比較明顯。

穩定性與保存期限

　　穩定性介於不穩定與中等穩定之間；可保存到十二個月左右。

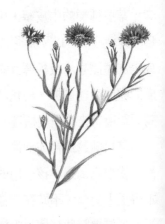

特性與使用方式

　　處理皮膚問題時，矢車菊純露幾乎可以與檀香純露相互取代。是所有四種可用來清洗眼睛的純露之一（其他三種純露分別為羅馬與德國洋甘菊、以及綠香桃木）。矢車菊純露可使用的範圍可能是眾多純露中最廣的，甚至可以用作眼藥水的替代品，配戴隱形眼鏡的使用者說這種純露很好用，雖然正戴著隱形眼鏡的的時候不應該使用。另外，受到空氣污染或長時間坐在電腦前所造成的眼

睛疲勞、腫脹或搔癢，都可以使用矢車菊純露於皮膚表面濕敷。

　　由於矢車菊在化妝品中的使用以及在皮膚上的清涼感十分著名，常被用來調理搔癢的皮膚以及緊實脆弱及成熟膚質。它也對乾燥及失去活力的肌膚有益，並且可以加在面膜、乳液、面霜、化妝水以及卸妝液中，或是在使用面霜之前直接擦拭。與玫瑰天竺葵純露調和在一起，可用來對抗乾燥氣候或是飛機上乾燥的環境，或是給予肌膚水漾般的光澤。每天用來當作眼部的濕敷露，特別是與岩玫瑰一起使用，能明顯地減少細紋以及緊實肌膚組織。與金縷梅純露及薰衣草純露調和時可用來清洗傷口並做為淤血處的濕敷露。用來稀釋洗髮精與潤絲精，甚至直接按摩頭皮時，矢車菊純露是很好的選擇；它能給予秀髮光澤與亮度，對於金色髮質來說，也沒有洋甘菊那麼乾澀。

　　矢車菊純露可說是一般系統的調理劑，曾經用作抵抗瘟疫的茶飲。我並不知道為什麼，可能當時罹患瘟疫的病人什麼都試過了吧。溫和的利尿及助消化效果，以及本身澀澀的調性讓它成為保護肝臟及輕微收斂的良品。單獨使用或與杜松、絲柏或茶樹純露調和使用時，可成為處理泌尿道感染十分有效的沖洗劑，也不會刺激較敏感的組織。內服或外用時都可以降低高燒，特別是針對嬰兒，因為它精緻的香味十分容易為小寶寶接受。研究結果顯示矢車菊純露可能含有植物性荷爾蒙，所以不論內服或外用，都非常適合處理熱潮紅的現象。

　　懷孕期間的頭三個月請避免使用矢車菊純露，以免受到潛在的植物性荷爾蒙影響。

Chamaemelum nobile ／羅馬洋甘菊 Roman Chamomile
pH 3.0～3.3

香氣與口感

非常香甜，像蜂蜜般的味道。比起它的精油，蘋果般的香味似乎更為濃馥，但是更為柔和精緻。有的時候會帶著比較多的青草、乾草香氣，但是就我看來這應該是蒸餾過程中操作方式上的變化所造成的結果，表示這批羅馬洋甘菊純露的品質較差。

穩定性與保存期限

穩定性極佳，可以存放兩年以上，雖然在市場上非常受歡迎，但是一般來講廠商那邊很少有那麼「老」的存貨。我有一批已經擺了四年多的洋甘菊純露，品質依然十分良好。

特性與使用方式

羅馬洋甘菊純露和薰衣草與香蜂草純露一樣，是功能最多的純露之一。

羅馬洋甘菊純露是寶寶護理的第一選擇。從出生的那一刻起就可以安心地使用，加入洗澡水或是當作睡覺時的舒眠噴霧。媽媽可以將之稀釋後用來清洗胸部，進而預防乳頭龜裂或疼痛，羅馬洋甘菊的鎮靜特性能讓餵乳時間更放鬆舒服。寶寶們很快地就會將羅馬洋甘菊的香味與「媽媽」和「美味」聯想在一起。當小孩子需要給別人帶的時

候，照顧者要是也用羅馬洋甘菊，會比較輕鬆接手，因為小朋友會感覺媽媽就在身邊。尿布疹的紅疹及疼痛可以用稀釋後的洋甘菊純露舒緩，或是直接使用羅馬洋甘菊純露和薰衣草純露 50：50 的比例濕敷在嬌嫩的肌膚上。新媽媽還可以用它來濕敷或搭配坐浴法來幫助產後舒緩。自製的寶寶柔濕巾一定都會含有洋甘菊純露。

當小孩開始長牙的時候，可以在水瓶裡加入兩、三滴洋甘菊純露幫助鎮靜腹瀉與腸胃不適。經常在牙齦抹上稀釋過的洋甘菊純露以減少發炎、腫脹、疼痛的現象，並且幫助舒緩伴隨而起的暴躁脾氣。小朋友非常喜歡甜甜的洋甘菊香，只要試過它所帶來的舒適感，小朋友一定還會想要再用。輕輕噴洒洋甘菊純露在床單上或房間裡能幫助孩子入睡。

由於洋甘菊對神經系統的壓力、憂鬱、放鬆、失眠和暴躁易怒等情緒很有幫助。需要提神的時候，將它與香蜂草或是其中一種樹系純露調和，還可以幫助鎮靜開車時的憤怒與爭端。它能溫和地給予一種欣快感，慢慢地注入安適感。不妨用於睡前茶或是沐浴中來減壓、幫助身體放鬆以及安眠。

洋甘菊純露對皮膚護理非常神效，能鎮靜紅疹、敏感、紅斑性痤瘡、粉刺、痱子以及皮膚發紅等症狀。和薰衣草純露一樣可以用來處理燙傷及晒傷。這是最好的全方位卸妝液、潔膚液和化妝水。洋甘菊由於其偏酸性的pH值，收斂的效果挺強；對於非常乾燥、風灸的肌膚或用有類似症狀的肌膚切忌單獨或長期使用。與橙花純露一併使用時對粉刺性及油性皮膚很有效；與金縷梅純露使用時可幫助成熟肌膚，與薰衣草或天竺葵純露使用時則適合非常乾燥的肌膚。

羅馬洋甘菊是我所推薦的四種可用來當作洗眼劑的純露之一，其

他三種純露分別為德國洋甘菊、矢車菊及綠香桃木。使用羅馬或德國洋甘菊純露經常濕敷眼睛並用來清洗眼部，可以對抗結膜炎。針對日常生活中的空氣污染、長時間注視電腦螢幕以及一般眼球發紅等現象，都可以常使用洋甘菊純露來清洗眼睛。

這種純露的低pH值使得洋甘菊很適合當作灌洗劑或坐浴劑，並且能鎮靜搔癢及非傳染性的發炎現象。與野馬鬱蘭或香薄荷（savory）純露一併使用來處理陰道炎及鵝口瘡。處理男性的胯下癢及一般日常生理衛生也十分好用。

而寵物就像小嬰兒一樣，也能從洋甘菊身上獲得極大的幫助，像是降低旅行前、飛行後、暴風雨期間、或甚至看獸醫時的心理壓力。動物長牙的時候，特別是幼犬時期，對於寵物們來說並不比飼主們輕鬆；可以按照顧長牙期幼兒的方式處理長牙期的寵物們。

基本上來說，每個人都應該擁有一瓶羅馬洋甘菊純露。

Cinnamomum zeylanicum（ec）／肉桂皮 Cinnamon bark
Cinnamonum zeylanicum（fe）／肉桂葉 Cinnamon leaf
肉桂皮：pH 3.8　　　　肉桂葉：pH3.9

香氣與口感

肉桂葉的純露味道像糖果：香甜、美味，就像好吃的肉桂甜點一般。肉桂皮的純露則具有較濃的肉桂味，類似其精油般的刺鼻香味——好比大人敢吃的糖果。肉桂皮純露嚐起來的味道也比較重，但並沒有那麼熱辣辣的感覺，口味十分奇妙。兩種純露的氣味都很強，未經稀

釋的肉桂葉／皮純露卻都很可口，並且稀釋成低濃度的肉桂純露仍會保有它們的特殊肉桂香。

穩定性與保存期限

　　肉桂葉純露的穩定性十分好；我有一批肉桂葉純露已經兩年了，卻仍沒有腐壞的跡象。肉桂皮純露的也很穩定，可以保存十八個月到二十四個月。

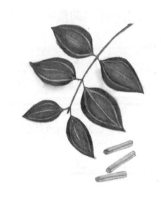

特性與使用方式

　　我花了三年的時間才找到肉桂純露，再隔六個月之後才分別找到肉桂葉和肉桂皮的純露。只要想喝肉桂純露隨時都可以享用，不妨加進咖啡裡調味，或與肉桂、芫荽籽和荳蔻莢等純露加熱水調和成芳香茶飲。

　　肉桂葉的純露與我們的自律神經系統有著極佳的親和力，在受到極度壓力的狀態下能平衡起起伏伏的不協調，並且給予內在深處的紓解。有一位患者在過去的一年中一邊持續地使用這種純露，同時還在應付一場特別惱人的官司，她說這種純露給了她任何人事物都無法給予的清晰思緒。

　　肉桂皮的純露對於精神和身體方面都有提振的效果，當你疲累，需要精神集中專注的時候，這種純露比咖啡有效，與咖啡調和的味道也很棒。助消化的效果非常好，能快速幫助舒緩腹部鼓脹及腹絞痛。肉桂皮的精油一直以其對抗消化道感染的殺菌效果，同時又不會傷害

153

有益菌叢效果著名；而肉桂葉的純露也有類似的特性。假如不想要活性太強的處方，肉桂皮的純露與精油一同使用能得到相當好的結果。將肉桂純露與西洋蓍草純露調和使用——沒錯，肉桂會蓋過西洋蓍草的香味——能幫助重新平衡整個消化系統的狀態，不論是食欲或排便的問題。

請勿將肉桂純露噴灑於臉上。

Cistus ladaniferus ／岩玫瑰 Rock rose
pH 2.9～3.1

香氣與口感

有人形容它的香味像是「印度王公坐過的勞斯萊斯」或是「髒兮兮的換洗衣物」。換句話說，喜歡它的人很喜歡，不喜歡的人就是不喜歡。這款精油在純露中的餘香很特殊，但缺乏原來精油的豐富感與深度，可能會讓喜歡岩玫瑰精油的人失望了。它的純露口感與香味中有著藥草香，十分清澀卻溫暖，難以形容的氣味，但是我個人滿喜歡的。

穩定性與保存期限

岩玫瑰純露的穩定性非常高。一般來說岩玫瑰的壽命很長，能保存至兩年以上，但似乎很容易受到每年季節更迭的影響。

特性與使用方式

只有在某些特殊情況下才會建議口服岩玫瑰純露。這是因為它極低的 pH 值與促進傷口癒合的特性。

岩玫瑰能協助各種藥劑和治療方式，很適合用於手術後加速體內療癒及防止傷口出血；它同時能做為處理出血性潰瘍、潰瘍型腸炎及克隆氏病（Crohn's disease）的輔助品，特別是當與羅勒、西洋蓍草或歐白芷調和使用時效果更顯著。其收斂、促進傷口癒合與止血的效果極佳，岩玫瑰純露一接觸到傷口時就能立即止血，用來清洗傷口最好，或是以濕敷處理出血型血腫及處理新的疤痕組織。

每天使用岩玫瑰純露在臉上噴灑兩次、在眼部周圍做濕敷、或用在面膜及乳液中，能達到極佳的抗皺效果。它的分子振動細胞的方式似乎能展現出微束現象（microcluster behavior），以達到平緩細紋的效果。岩玫瑰屬於陽性香味，單獨使用或與德國洋甘菊、白菖蒲及（或）綠香桃木的純露調和時，能製成極佳的鬍後水。

岩玫瑰純露最重要的使用途徑在於改善子宮內膜異位方面。這種疾病會造成嚴重疼痛與不適，岩玫瑰純露可做為有效的沖洗劑，特別是與義大利永久花純露和西洋蓍草純露調和時，但是要能達到效果，必須每天持之以恆地使用（見第六章中的配方）。內服岩玫瑰純露也對子宮內膜異位與經血過多的情形有益。從月經來潮的前五天開始，每天以 30 毫升岩玫瑰純露加 1 公升水稀釋飲用，如此持續服用直到當次月經結束為止。隨時留意它的效果並且做紀錄，好方便你隨時根據自己的需要與身體的反應調整劑量。只要覺得合宜，劑量可以稍做增減——只有你最瞭解自己的身體。

就自身的活性層面來說，岩玫瑰是一種十分有效的純露，並且能在情緒受創與驚嚇時療癒身、心、靈。巴赫花精中的急救療方中就含有岩玫瑰純露。

Citrus aurantium var. amara（flos）／橙花 Neroli ／ Orange blossom
pH 3.8～4.5

香氣與口感

橙花純露帶有高尚、清新、性感又華麗的花果香，是所有香味最複雜的純露之一。而品質優良的橙花純露，其香味與橙花精油相比，幾乎是一樣地優美；事實上，有些人反而比較喜歡橙花純露的香味，可以用來當作香水噴灑。嚐起來的味道很香甜，在花果的濃馥香味中帶著些微的草葉香。未經稀釋的橙花純露味道可能會太香，甚至淹沒你所有的感官；而經過稀釋後的純露真是令人不可思議，你一定要試試看。那味道實在是太美妙了。

穩定性與保存期限

橙花純露的穩定性非常高；能輕易地保存至兩年以上，雖然不同樣本的 pH 值變化很廣，但經過測試後發現，pH 值在一開始時較低的橙花純露，所保存的時間也比較久。我曾經有一批 pH 值 3.9 的橙花純露保存了三年多都沒有任何品質上的問題，但是這可能是巧合而非常態。

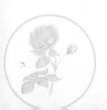

特性與使用方式

橙花是主要的抗憂鬱及鎮靜劑，對於中樞神經系統有輕微的放鬆作用，但不至於催人入睡。雖然所影響的機制尚未被查證出來，但它能停止因咖啡因所造成的緊張感，並且迅速消除喝過量後的不適反應。對於嬰幼兒，甚至成人的歇斯底里現象可以選擇使用橙花純露處理，而且也能用來處理突如其來的驚嚇。針對注意力不足過動兒（hyperactive attention deficit disorder；ADHD）也非常有效，可以透過體表塗敷或內服的方式使用。當小寶寶需要橙花純露時也可以裝在奶瓶裡給他們飲用。

在戒毒或戒酒，甚至戒癮期間，橙花對於生理及情緒都有正面支持的作用。它也是人體消化的輔助品，能刺激膽汁分泌並舒緩胃灼熱與食道逆流的現象。橙花純露似乎能使消化道與擴約肌的抽搐現象鎮靜下來，並且在與羅勒純露調和使用時，能幫助改善食道裂孔疝氣（hiatal hernia）的問題。將純露噴在腹部或塗敷在消化穴道，能舒緩因壓力造成的脹氣、腹部抽痛以及便秘現象。由於橙花純露能抗抽搐、抗菌及抗黴菌，能做為處理白帶或鵝口瘡時的沖洗劑，特別是與百里香或野馬鬱蘭及岩玫瑰純露搭配一起使用時效果更顯著。

橙花純露極佳的收斂效果適合用來處理脆弱、敏感膚質以及油性膚質。避免使用在過於乾燥的肌膚上，或與薰衣草、玫瑰及（或）天竺葵等純露，兌水以 1：4 比例調和後再使用。不論單獨使用或搭配岩玫瑰純露都是極佳的肌膚調理水，能清潔粉刺痘痘與不適感。將它與蜂蜜和黏土調和時能創造出頂級滋養面膜。當作香水使用時，它的氣味也不會令對香味敏感的人產生不適。

157

橙花純露可以說得上是繼橙花精油既昂貴又常遭混損之後的另一替代選擇。加在各種甜點、水果、果醬、醃漬品與飲料中都可增添風味。

Citrus clementine（fe）／金桔葉 Clementine Petitgrain
pH 4.3～4.4

香氣與口感

金桔葉純露的香味跟精油很相似，不過比精油少了像古龍水般強烈的前調。青綠帶著些微柑橘般又有點潮濕的香氣，很明顯可以辨認出這是來自葉子的香味。未經稀釋時，它的口感很溫和，但仍會在口中留下類似橙皮的餘味，而且滿口都充滿了濃濃的柑橘皮與柑橘葉香。稀釋之後的口感更是美味芳香，是很好的飲料或調味品。

穩定性與保存期限

金桔葉純露的穩定性並不好，最多只能保存十二到十四個月。所以必須經常留意；最好每個月都能測試它的 pH 值。

特性與使用方式

金桔葉純露的效果非常好，而且是一種十分有效的食欲促進劑。我第一次飲用的時候，短短一個小時之內，我的肚子就咕嚕咕嚕地大聲叫個不停，想吃東西的程度幾乎快讓我把自己的手臂啃了下來！這種純露的效果真的很不一樣，即使只有一點點的純露稀釋在水裡，也

能勾起我想吃的欲望！目前有人正針對厭食症和因為某種藥物治療而引起食欲缺乏的患者進行測試。對於因為失去食欲而體重急遽下降的嚴重病患，測試的結果非常顯著；即使只稀釋一點點的純露在水裡也足夠讓食欲與體重在很短的時間內提升。

除了提升食欲之外，整體來說，金桔葉純露在口服時可以達到鎮靜但不至於完全放鬆的效果。體表使用時最適合油性或混合性膚質，因為它有些微的乾燥效果。柑橘葉子的純露也分很多不同種類，如苦橙葉和檸檬葉，但這種金桔葉純露是我在治療工作上唯一體驗過的。

Comptonia peregrina ／甜蕨 Sweet fern
pH 3.8

香氣與口感

甜蕨純露的香味有著淡淡的水果香，以及十分清脆的乾藥草味。未經稀釋的甜蕨純露嗅起來有甜甜的藥草味，帶著濃馥的澀櫻桃味，非常可口。稀釋後，櫻桃的味道轉淡，而藥草味就居主味。總而言之是令人愉悅又美味的飲料。

穩定性與保存期限

穩定性並不清楚。但的確可以保存一年或一年以上，依照pH值與最初的實驗紀錄，可能保存兩年或兩年以上。

特性與使用方式

　　抗菌和收斂的效果不錯；可以稀釋後當作牙痛、牙齦疼痛以及口腔潰瘍時的漱口水；效果非常好——甚至比與永久花純露調和使用時效果更好。和月桂（bay laurel）純露一樣，甜蕨純露能清潔淋巴系統，而兩者之中若是針對惡性淋巴結或腫瘤的問題內服時，我會選擇甜蕨。針對癌症的治療，我會加上香楊梅（sweet gale）純露，以 50%～70%的濃度在體表濕敷，或是以每天 60 毫升的劑量，加水稀釋飲用，以搭配其他的療程。許多牛隻在咀嚼甜蕨的食物後，腫瘤的問題就消失不見了。當然，在面對癌症問題時，請務必知會醫生。

　　其實甜蕨本身是一種亞灌木（subshrub）而非蕨類，出現在休耕多年已耗損的土壤區，用它那些能固守氮分子的根，幫助土壤重新恢復活力。從前人們用甜蕨純露處理受到野葛毒藤（poison ivy）中毒的問題。野葛生長的地區和甜蕨差不多，而且也可以用作濕敷將油脂囊腫逼出來。不論是野葛或毒橡樹所造成的中毒，將未稀釋的茶樹精油塗擦患部，再用浸過甜蕨純露的繃帶包紮。一定要記得不要刮到野葛，不然會影響到整個身體系統，包括黏膜組織，是十分不舒服的。

Coriandrum sativum ／芫荽葉與籽及芫荽籽 Coriander
pH 3.5～3.7

香氣與口感

　　芫荽葉與籽所製成的純露與單單只有芫荽籽製成的純露非常不同。

芫荽葉／籽純露的芫荽葉味道非常重，幾乎很難找到隱藏在其中的芫荽籽香。即使稀釋過後仍然非常濃馥，任何淡淡的味道都會被蓋過去，不過使用低比例時，跟一些氣味濃馥的純露如茴香或羅勒就能調和得很好。芫荽籽純露的味道就柔和多了，有一股難以形容的精緻香氣和類似地底種籽的甜味。稀釋過後的味道非常好。

穩定性與保存期限

不詳。

特性與使用方式

是消化方面的極佳調理劑。芫荽籽純露對於腸氣、脹氣與飲食習慣不良所造成的輕微便秘的效果比較好。芫荽葉／籽純露比較適合於螯合治療（Chelation Therapy）方面使用。法國芫荽能從身體中把重金屬螯合出來，特別是鉛與汞。我很希望能看到關於純露移除重金屬的測試，因為這是進行螯合治療的好方法。

Cupressus sempervirens ／絲柏 Cypress
pH 3.8～4.0

香氣與口感

絲柏純露的香氣十分清淡，有點乾燥溫暖的味道。嚐起來澀澀的，有點木系偏綠的香味，未稀釋前的口感有一點像肥皂水。

161

絲柏純露的穩定性還算尚可；通常可以保存至十四個月以上，或許更久。

特性與使用方式

不論是體表使用或內服都具有非常好的利尿功效；用來處理組織與關節中水份滯留的現象。適度的收斂止血效果，對於身體組織有緊實的特性，適用於某些面皰問題、靜脈明顯（thread veins）、微血管破裂的皮膚護理。絲柏能輔助靜脈系統並且促進循環，不論是體表使用或內服，都可以不加以稀釋地濕敷，用來處理靜脈曲張，或與金縷梅及洋甘菊純露調和稀釋於坐浴中處理痔瘡問題。與桉油腦迷迭香或鼠尾草純露調和後噴洒於疲憊或沉重的雙腳，能幫助放鬆並且恢復活力，或是加入足浴中以減緩腳踝腫脹的現象。它對於血壓似乎有平衡的效果，但這可能是因為它本身對於體內液體平衡的功效所致。

絲柏與杜松果是兩種最具有清潔系統與排毒效果的純露，並且能大量增加排尿量。假如你在三週的體內實驗計畫中使用這種純露，最好要做好到時候一天要跑好幾次廁所的準備，因為身體會釋放出許多滯留的水份。絲柏純露能協助肝臟與腎臟功能，對痛風、關節炎疼痛、膀胱炎、水腫、血管炎以及過度縱慾的後果都很有幫助。對於這些症狀，應該每天以體表使用與內服雙管齊下的方式進行至少一次三個月的週期計畫，之後應該再次評估各症狀的情況，必要時才再次重複週期計畫。我的一位顧客在用百分之五十絲柏純露加百分之五十杜松果純露進行一次三個月的內服計畫之後，她的牛皮癬改善非常多；然而

這部分仍需要更多的測試才能確定。女性可能會發現在月經來潮前一週飲用絲柏純露，可以幫助預防某些與荷爾蒙相關的水份滯留及因經前症候羣所帶來的情緒不穩。

絲柏的止咳與祛痰特性能幫助呼吸系統，特別是當它與土木香（Elecampane）純露一起使用時。系統中有過多黏液時，可以用吸入法、內服使用絲柏純露，或是以鼻孔一次吸入幾滴純露，然後再呼出來。未稀釋時它有些微的止痛效果，但若是以鼻孔吸入的方式使用，則最好先在水中稀釋至百分之五十。

在廚房裡也可以使用絲柏純露在鹿肉、野味與羊肉等菜餚及醬汁或醃醬中，它所創造出來的風味比任何山桃木煙燻的滋味更好。

由於它的利尿與排毒作用，懷孕的頭三個月或任何腎臟疾病患者都應避免使用。

Daucus carota ／野生胡蘿蔔籽 Wild carrot seed
pH 3.8～4.0

香氣與口感

跟所有種籽類純露一樣，這種純露的氣味較為溫和。溫暖、泥土般的氣味，有點帶著甜甜香味的苦巧克力香。能安慰人心的麝香調性，對男性及女性都具有相等的吸引力。口味偏乾澀，但仍然帶著氣味中的溫暖泥土香，特別地吸引人。

穩定性與保存期限

穩定性非常好；應該可以存放到兩年以上，但是香氣的濃度會提前降低一些。

特性與使用方式

野生胡蘿蔔籽能清潔並輔助肝臟、膽及腎臟，對於這些器官也具有輕微的利尿特性。可用來排毒或體內清潔；與礦泥調和能清潔腸部，並可以在疾病的恢復期使用，特別是病毒感染或腸胃不適之後的護理。胡蘿蔔純露也可以添加在灌腸劑中，對整體腸內菌叢的平衡與療癒，以及鎮靜平滑肌的不適感都有益助。

能舒緩皮膚出疹、發炎及破損的現象；能鎮靜濕疹與牛皮癬，並且與西洋蓍草調和時，胡蘿蔔純露能遮蓋部分西洋蓍草的氣味。臉部經過粉刺拔除、磨皮或換膚等手續之後，胡蘿蔔純露能幫助皮膚療癒，並且促進健康的皮膚生長。與薰衣草純露調和，在身體除毛前後塗抹，或者單獨使用以舒緩剃毛之後的灼熱感；男性朋友很喜歡把它當成鬍後水使用。

胡蘿蔔純露可說是種整體的調理劑與滋補劑，能幫助身體適應季節性的變化，這可能是因為它來自於植物的種籽，因而與大地的律動特別協調。加入湯、果汁（特別是蔬菜汁）、沙拉醬與沾醬中都非常美味。

Echinacea purpurea ／紫錐花 Purple coneflower
pH 3.9

香氣與口感

　　非常清新明顯；一聞到它的味道就能認得出來。之後是深沉、縈繞不去的氣味，最後則是些許苦苦鹹鹹的甘草香。口味更是新鮮爽口。微微的苦澀與青綠的滋味但同時也帶有蜂蜜的味道，還有鹹鹹的甘草香。是一種獨特又非常可口的純露。

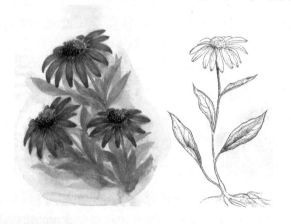

穩定性與保存期限

　　不詳。似乎在一年多之內都還算穩定。

特性與使用方式

　　有關紫錐花純露的特性目前仍在實驗階段。它的純露來自整株開

165

花的植物，包括其根部。德國對於海亞目植物（Echinacea）的研究顯示，出現在其酊劑與酒精萃取液中特定種類的醣類（polysaccharides）給予了它引以著名的增強免疫力特性。寇特・史諾伯特與其他人都建議，從其根部與整株植物所取精油中的倍半萜烯分子（將近百分之四十三的 germacrene － D）也具有提升免疫力的特性，這在化學界中已經產生了熱烈的討論。我只能說當你將它放入口中時，幾秒鐘之後，整個身子就會立刻產生非常特別的細胞協調現象。不論化學家怎麼定義，我們的身體都已經選出它們所要的是什麼了；我們的身體很喜歡這種純露，感謝大家的支持！

Elettaria cardamomum ／荳蔻莢 Cardamom pod
pH 4.5

香氣與口感

氣味十分強烈，甜而又充滿清淡芳香。未經稀釋前的口味很濃甜，但並不像大部分的種籽類純露般過度強烈，反而比較清淡可口。經稀釋之後的味道很討人喜歡，與肉桂純露調和時更是特別。荳蔻莢純露來自於白色荳蔻莢；假如能找來黑色或綠色荳蔻莢的純露比較看看會更有趣。

穩定性與保存期限

不詳。至少能保持一年穩定。

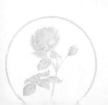

特性與使用方式

能很快地舒緩消化道中的抽搐與鼓脹現象。能稍微達到鎮靜精神或至少非常放鬆的效果，與一點點蜂蜜調和可以當作很好的睡前茶。根據可靠消息，據說它具有特別的催情特性，那麼當作睡前茶更好了！

它能成為鹹味或甜味餐點的佐料之一；口味非常明顯卻也不會蓋過其他的材料。

Erigeron（or *Conyza*）*canadensis* ／加拿大蓬 Fleabane
pH 3.9

香氣與口感

它的氣味很普通，像雜草般很普通卻持久的香味。口感也相當像雜草，許多比它好喝的純露也都有這樣的特色，並不是十分熱門的內服純露。

穩定性與保存期限

十分穩定。能保存十八至二十四個月。

特性與使用方式

有關加拿大蓬純露的特性目前仍在實驗階段。外用時可做為消水腫與肌肉關節疼痛的消炎劑。內服時主要做為小腸不適、腹瀉或旅行者的腸胃不適的抗病毒劑；也可做為肝臟與胰臟的提振劑，以及腎臟

感染時的利尿劑。它的精油被發現具有植物性荷爾蒙的特性，特別是針對過晚與過早發育的狀況。而當然醫學研究會說這兩種狀況都沒辦法影響得了，但是藉著植物的力量，你永遠不知道奇蹟何時出現。研究人員正在探索它對於更年期症狀的影響，並且得到許多正面結果。

加拿大蓬的藥草本身具有很好的驅蟲特性，所以它的名字叫做「跳蚤（flea）之毒（bane）」，但是其精油十分昂貴，用來驅蟲並不划算。然而經常地塗抹未經稀釋的加拿大蓬純露可以抵抗蚊蚋，很值得進行更深入的研究。

目前獸醫界也在研究加拿大蓬對於高血壓的問題，可當作舒緩疼痛的消炎劑，它能降低體溫並退燒，也能夠用作殺蟲劑與防跳蚤的成份。

Eucalyptus globulus ／藍膠尤加利 Eucalyptus
pH 4.1～4.3

香氣與口感

氣味聞起來很明顯是尤加利的味道，但並不像其精油一樣一開始有樟腦的強味。香味並不是很討喜，特別是直接塗抹在皮膚上時，乾了之後會留下很難聞的味道。口感很強，一開始很苦，之後帶著清涼的尤加利味，給小朋友服用時可以加點蜂蜜。

穩定性與保存期限

不確定，但還算滿穩定的，應該能夠保存到十八個月。

特性與使用方式

　　尤加利有分好幾種品種的純露，包括藍膠尤加利（*E. globulus*）、澳洲尤加利（*E. radiata*）、多苞葉尤加利（*E. polybractea*）與薄荷尤加利（*E. dives*）等。每種尤加利純露都具有其特定的效益與使用方法，就像它們的精油一樣。我還沒能找得到檸檬尤加利（*E. citriodora*）的純露。

　　就如精油一樣，尤加利純露是對抗呼吸系統問題與感染的第一道防線，包括咳嗽、感冒、胸腔感染與花粉症類的過敏症。當它單獨使用或與精油以每次一滴精油對一湯匙純露的比例調和使用時，也能做為一種很好的漱口水或咳嗽藥水。剛開始得到一般感冒或流行性感冒時，第一天症狀發作時可以用少量的開水加入一茶匙尤加利純露，每兩個小時服用一次。假如與玫瑰草和羅文莎葉精油調和，以「活體塗香」的方式每天進行二到三次效果會更好。假如呼吸道有感染的現象，每兩個小時服用一茶匙尤加利純露，再加上每天喝由 15 毫升尤加利純露加 15 毫升土木香純露稀釋於 1 公升開水中的飲料。其純露也可以加入蒸氣吸入法中，精油則可以外用於整個胸腔部位以及腳背。

　　尤加利純露具有非常輕微的利尿作用，對於肝腎系統似乎有輔助的作用，能活化肝臟與腎臟的功能，促進排泄，並給予整體輕盈的感覺。一位波蘭的研究人員使用它來調理並活化胰臟功能。

　　日本的研究人員發現尤加利在內服與外用時都具有相當強的抗氧化特性。是一種提升免疫力的純露，芳療師可以用來當作感冒流行季節期間持續面對顧客時的預防劑。對於身體與精神都有溫和的提升作用，當你感到無精打彩或生病卻仍需要繼續工作時，藍膠尤加利純露

會是很好的選擇。

　　避免給予四歲以下的孩童內服或外用。其他品種的尤加利——如澳洲尤加利——比較適合孩童使用。

Foeniculum vulgare／茴香籽 Fennel seed
pH 4.0～4.1

香氣與口感

　　強烈的甘草香，帶著糖般的甜味，雖然有些茴香籽純露的甜味比較濃，有的甜味較淡。曾被形容是「八角與杏仁」混合的香味。口味非常刺激；未經稀釋時，幾乎察覺不到它的甜味，但是稀釋越淡時甜味反而越明顯。

穩定性與保存期限

　　穩定性普通，但較有變化。有些能保存到十四個月以上，而有些在八個月之後就不行了——可能是蒸餾與後製作業方面的變因所造成，因為這種純露並沒有那麼普遍。

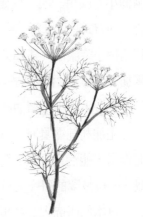

特性與使用方式

　　強力的助消化特性，能舒緩腸胃脹氣、促進腸道蠕動、減少小腸內的痙攣與絞痛，並且舒緩來由不明的胃痛。對整個消化系統有淨化

的效果，但卻無法阻止各種的胃灼熱或食道逆流；雖然不同種類的純露產品會有不同的效果。

葛莉絲金女士建議膀胱炎患者飲用茴香純露，幾個小時之內就會得到舒緩。雖然懷孕的前六個月內並不建議使用茴香，但對於新生媽媽的產後護理很有幫助，因為它能促進乳汁分泌，並且也能幫助對付新生兒的便秘問題。在面紙上噴灑一點茴香純露，放在小寶寶的枕邊，但不要直接噴在寶寶身上。這麼靠近的香味通常足以推動孩子腹腔內的蠕動。

茴香對呼吸系統有一種很有趣的效果。對某些人來說它可是強效的疏通劑與祛痰劑，對過敏症患者、吸煙者與支氣管及相似疾病患者都有幫助。或許可以與著名的呼吸系統良藥——龍艾——合併使用，能散發出甘草般的香味，可能對其過敏症與疾病預防很有效。

避免用於烹調，因為它的氣味會蓋過其他食物，即使在口味較重的菜餚裡加上一滴也能改變其風味。

避免長期使用。六歲以下的孩童使用時，一次不要超過一滴的劑量，並且需要加入白開水稀釋。

Fucus vesiculosus, F. canaliculatus, Laminaria digitata
及其他品種／海藻 Seaweed

香氣與口感

海藻加鹽水乘以一百倍的味道！

穩定性與保存期限

不詳

特性與使用方式

有關海藻純露的特性目前仍在實驗階段。這裡所列的只是目前三個已經產有精油與純露的品種。不同的產地會有不同的品種。另外兩位芳療師及喜愛純露的朋友已經提及過海藻純露，所以似乎滿多人都在對此研究實驗當中。我所用過的唯一種類來自於科西嘉島，海藻精油與純露之間氣味的戲劇性變化真的令人非常驚訝。雖然海藻純露的味道很有意思，但海藻精油比較討喜，魚腥味也比較沒那麼重。很明顯地，未來這將會用在甲狀腺抗進及內分泌系統失調方面的研究。另外，它也似乎具有極佳的利尿效果，並且不論是外用或內服，對橘皮組織（cellulite）也具有潛在的助益。

Hamamelis virginiana ／金縷梅 Witch hazel
pH 4.0～4.2

香氣與口感

非常雅致的藥草香，帶著一點點木系香味。與植物本身很接近，但不是太青綠的香味。口感偏澀且難以形容，除非經過稀釋，但這在此並非適當的使用方式。對於口腔具有強效的收斂效果，並且味道苦澀。氣味聞起來跟一般市場上所賣的金縷梅純露差很多。

172

穩定性與保存期限

　　穩定性並不是很高；能夠保存八到十二個月，而且很容易孳生雜質，但假如小心留意其 pH 值的變化，就能好好保持其品質。

特性與使用方式

　　以外用為主。記得要使用真正的金縷梅純露，而不是藥房和健康食品店裡賣的「金縷梅純露」，因為它們含有百分之一到三十的酒精。酒精是非常有效的穩定劑與防腐劑，在用金縷梅純露做為運動按摩劑時或許能增加功用，但對於本書中的使用方式來說極不合用，並且必須排除任何內服的使用方式。

　　金縷梅或許是抗氧化效果最強的純露。外用時它能舒緩皮膚的發紅、出疹、搔癢、腫脹以及脫皮等現象。能癒合龜裂或起水泡的皮膚，並且不論單獨使用或搭配西洋蓍草純露時，對於舒緩濕疹及牛皮癬極為有效。它還具有強烈的消炎與促進傷口結痂的效果，是清洗與消毒傷口的良藥。可用來鎮靜昆蟲的叮咬傷，與洋甘菊合併使用時更能發揮其協同作用。我被蚊子叮的時候反應都很嚴重，但使用這種純露真的很有效。金縷梅對於靜脈曲張與痔瘡的效果十分著名；每天可以進行二至三次的濕敷或坐浴，甚至在懷孕階段也可以使用。外用濕敷時，其利尿效果仍然明顯，它能減輕水腫與風濕及關節疼痛。喉嚨痛或聲音沙啞時可以做為有效的漱口水，史諾伯特博士建議與絲柏精油一起使用。

　　與岩玫瑰純露合併使用時，金縷梅純露可算是最重要的抗老化與抗氧化物質。將它加入任何保養品中，或於早晚洗臉之後，塗抹乳液

之前噴灑於臉部與頸部，非常適合成熟或受損肌膚使用。

避免使用一般市售的金縷梅水；雖然那也是純露，卻都含有防腐劑。

Helichrysum italicum ／義大利永久花 Immortelle ／ Everlasting
pH 3.5～3.8

香氣與口感

義大利永久花的純露香味十分特殊。有些人認為它像塗在剛烤好吐司上的蜂蜜香，有些人則認為它像堆滿灰塵的舊衣服！我個人認為它的香味像苦澀溫暖的藥草，跟乾草很像，帶著一點炎熱夏日及細塵紛飛的小山丘的味道，並且很有地中海的感覺。口感的苦味強烈，幾乎像肥皂的味道，沒有任何的甜味。

穩定性與保存期限

穩定性佳。通常能保存至兩年，不過因為用途廣泛，通常在開始變質前就用完了。

特性與使用方式

強效的抗血腫劑（anti-hematoma），雖然永久花純露的止痛效果遠不及其精油。以濕敷的方式處理撞傷、碰傷或疼痛的舊傷，它甚至能將皮下的淤血帶到表面來，顯示出這些引而未現的損害。可當作健身或體力運動後極佳的按摩劑，因為它具有強效消炎及輕微止痛的特

性。與較為昂貴的永久花精油一起使用時，它也能減少長期療程（如帶有大量淤血與腫脹現象的骨折）中所使用的精油量。對於所有傷口與組織傷害有非常明顯的消炎及促進傷口癒合的效果。

　　將永久花與岩玫瑰純露加在栓劑上可以用來處理子宮內膜異位、子宮肌瘤以及經痛的問題。持續規律地使用時，特別是與精油合併使用時，能夠很明顯地改善這些情況，有些個案的子宮肌瘤甚至能自己痊癒（見第六章中的配方）。永久花是任何手術後護理不可或缺的項目，能加速切口與縫線處的癒合，減輕腫脹和淤青現象，並且幫助肝臟排除麻醉劑。另外，對於紋身或體環的清潔與傷口療癒也非常有益。

　　看牙之後，可以使用永久花純露漱口。對於牙齦炎或牙齦萎縮，用一湯匙未稀釋或 50：50 加水稀釋的永久花純露每天漱口兩次，持續使用六個月之後，你的牙醫會非常驚訝看到狀況的改變。它也與其他藥草結合，用以協助肝臟功能，如乳薊草（milk thistle）、黑蘿蔔（black radish）與朝鮮薊（artichoke）的苦味植物。以內服的方式進行三週的飲用計畫可以加速長期生病後的恢復，特別是與另一種保肝純露——格陵蘭苔一同使用。每天以兩份永久花純露對一份格陵蘭苔純露，總共 30 毫升的比例加入 1 公升的水飲用，持續進行三週。

　　在皮膚護理方面，永久花純露能幫助治療傷疤組織，並與精油、玫瑰果油以及其他純露如胡蘿蔔籽、鼠尾草與乳香等能產生很好的協同效果。一位顧客在車禍後持續地在白天使用永久花純露噴霧，她那十分嚴重的淤青幾天之內就消失了。對於敏感、成熟或阻塞的肌膚都很有幫助，並且能幫助治療毛髮倒刺的問題。

香氣與口感

　　氣味非常乾澀、強烈的綠色藥草香，有一點點平淡。未經稀釋的純露口感比想像中的更甜，但後調的味道比較像其氣味般乾澀，近乎丹寧（tannic）的味道。稀釋後的純露嚐起來像是有趣的香草茶，很熟悉卻又想不起來究竟是哪一種味道。

穩定性與保存期限

　　不詳。但應該可以保持十二個月
的穩定性。

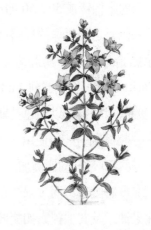

特性與使用方式

　　有關聖約翰草純露的特性目前仍
在實驗階段。自從人們確定聖約翰草
具有抗憂鬱的特性之後，目前許多研
究都投注在這種植物上。然而，植物並不光只有一種功能，而聖約翰草也不例外。它的純露具有某些抗憂鬱效果，或者更準確地說，能輕微地產生欣快感，並且十分值得進行臨床試驗。對於虛弱症（asthenia）與季節性情感性疾患（seasonal affective disorder；SAD）非常有效；試著在冬天時床頭邊上放一杯聖約翰草純露，早晨起床時飲用，

當你洗好澡後會感覺棒極了！

收斂且可能具有丹寧酸的效果對於消化系統有清潔、鎮靜以及減緩腸道抽搐，甚至有時候還具通便的效果。對於究竟丹寧酸是如何存在於純露中，至今仍有諸多揣測，但目前針對這方面已在進行研究。聖約翰草對於皮膚具有非常奇妙的療癒作用，能柔軟並淨化膚色，連續使用兩天到一週後能給予肌膚水漾般的光澤。做為化妝調理水的效果也非常好，並且可以和許多其他種類的純露合併使用。針對皮膚的疤痕護理，我建議將它與永久花純露調和濕敷，因為金絲桃屬的藥草產品在組織療癒及再生方面的效果非常顯著。

人們已經發現聖約翰草浸泡油（以頂級橄欖油做為基底）能夠撐起脊椎部分的椎間盤，幫助舒緩部分背部的問題。在整體保健中，背部的毛病通常與情緒方面的支持有關，而聖約翰草在這方面具有安慰與支持的作用，包括它的純露在內。人們也發現內服聖約翰草純露可以減輕背部疼痛或至少改善那些與背痛相關的情緒影響。每天服用四分之一至二分之一茶匙的聖約翰草浸泡油，並且在疼痛或虛弱的部位塗抹聖約翰草油，能帶來極大的舒緩並且減緩症狀。一位顧客在連續三個月當中每天服用，據說是「有點效果」；後來她的聖約翰草剛好用完了，結果三天之內她變得連床都下不了。在重新服用聖約翰草油的四十八小時內，她的症狀已經退到幾乎完全消除。我們現在正試著單獨使用聖約翰草純露以及合併使用聖約翰草浸泡油，以測試它們對肌肉骨骼的協同與單獨效果。

不論是內服或外用，聖約翰草純露並不會造成任何不適。

Inula graveolens ／土木香 Elecampane
pH 4.7～4.9

香氣與口感

　　薄荷般的清涼，淡淡的辛香味帶著一點櫻花香。口感則是薄荷般的藥草味，很像咳嗽糖漿的味道。

穩定性與保存期限

　　穩定性低。土木香最多可以保存一年，但通常只能擺六到八個月。必須非常小心留意它的變化，以防止任何變質或孳生物的產生。土木香純露非常難找，因為它是野生採收的，並且每年所產的土木香在香味、口感與穩定性方面都有很大的變化。就因為這樣，我們很難找得到值得信賴的來源。

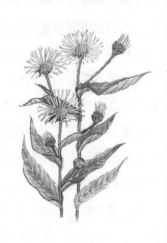

特性與使用方式

　　是處理任何呼吸系統毛病的第一選擇。土木香能快速地停止咳嗽現象，甚至是抽搐性的百日咳；每兩小時或每當咳嗽現象要開始時，服用 15 毫升未稀釋的土木香純露。它的分解黏膜組織效果對胸腔阻塞與痰很有幫助，對支氣管炎特別有效。從喉炎到鼻竇炎，你可以嘗試

用它來對付任何相關疾病；它可以算是呼吸系統的極佳調理劑。用這種純露調製咳嗽糖漿，在冬天的時候使用：將一湯匙的蜂蜜與十滴精油加入 100 毫升的純露中；使用前「務必」搖勻。需要的時候一次服用一茶匙。連續三星期的療程能重新平衡肺部的狀況，並且對任何患有慢性呼吸道疾病的人非常有幫助。

土木香也是一種非常有價值的心血管調理劑，具有鎮靜、調節、強化的特性，並且能幫助減緩高血壓症狀。或許它只是幫助「減輕負擔」，因為所有罕見稀奇又微妙的工作，土木香似乎都能辦到。極佳的分解黏膜組織特性讓它成為處理念珠球菌感染、陰道炎或白帶症狀的良好灌洗劑；它可以輕易地與其他療程結合，比方說加在使用沾了加入一到三滴茶樹精油的優格的衛生棉條裡。對於白血病與骨髓問題方面的效果目前仍在實驗中。中醫使用土木香處理乳癌以及肺與肝的問題。在每個針灸穴道滴上一滴，效果非常立即並且驚人。

在皮膚護理方面，土木香與綠香桃木純露調和使用時可以清潔受到感染的傷口，極油性或阻塞性肌膚可以單獨將土木香純露當作化妝水使用。用土木香純露蒸臉，再加上兩茶匙 Swiss Kriss 牌的藥草混合劑，其清潔毛孔的效果比我所知道的任何產品還要好，而且這種方式適合各種類型的肌膚，甚至包括脆弱敏感的皮膚。每次我用格陵蘭苔進行肝臟排毒時都會同時使用上述組合，因為排毒的過程總是會在開始清潔的二十四小時內，在我臉上的肝臟經絡點冒出痘痘，而藉著蒸臉可以帶出更多的毒素。

Jasminum sambac ／ 茉莉 Jasmine
pH 5.6

香氣與口感

　　起初我手邊所有的「真品」都是來自印度的水蒸餾茉莉香精（jas-mine attar），所以會殘留著形成香精基底的檀香精油的香味。茉莉花香的味道很明顯，但是並沒有茉莉原精那樣地濃馥。像是雨後的茉莉，花朵還是濕濕的、香味有點被沖散的味道。口感非常有趣，部分原因來自蒸餾的過程，所以在濃馥的花香成份後餘有乾澀溫暖的檀香味。但是最近一批來自夏威夷、水蒸餾的茉莉純露是專門為了收集茉莉花（Jasmine sambac）純露而做的。漂於其中的幾滴精油比水還要重，都沉到了瓶底，它的香味和口感真是完美到了極點，跟茉莉原精很相似，也比我從前所用過的任何茉莉純露都棒。（關於更多茉莉純露的資料，請參閱第一章「造假與混淆」單元。）

穩定性與保存期限

　　不詳。

特性與使用方式

　　不詳。假的茉莉純露通常來自印度和埃及，聞起來很人工，而我只收過一次真品，所以我並不知道茉莉純

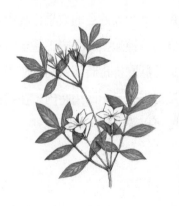

露除了香氣宜人之外究竟有什麼功效。但其實茉莉光是這樣就夠了，不是嗎？

Juniperus communis ／杜松果 Juniper berry
pH 3.3～3.6

香氣與口感

極度乾澀，幾乎像發霉，苦苦甜甜的氣味。口感帶著濃濃的木頭香，其收斂的澀味會造成口腔中的肌肉收縮。稀釋後口感仍十分乾澀，但並不會造成不舒服的收斂感──事實上很像苦琴酒的味道！

穩定性與保存期限

相對而言，穩定性低。通常只能保存十二個月以下，很少能超過十四個月。杜松果純露的pH值偏低，所以非常容易孳生雜質，一定要小心留意。

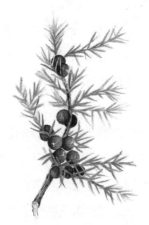

特性與使用方式

不論外用或內服，杜松果純露都是強效的利尿劑。它能使肌肉組織收縮，擠壓出細胞間隙的液體，並且促進腎臟功能。它也能提振循環系統但並不會影響血壓。適合用來

181

處理痛風、水腫、風濕及關節炎症狀，以及任何與水分滯留有關的組織問題。試著將它與絲柏或一枝黃花（Goldenrod）調和使用。然而因為它的強烈利尿特性，患有嚴重腎臟疾病或是膀胱過激的人應該避免使用，不然身體會無法將處理過的液體量排放出來。

杜松果純露也是體內清潔或減重計畫的極佳選擇之一；可以單獨使用或與其他純露調和使用，內服或外用皆宜。杜松對於身體與生命能量體都具有潔淨與解毒的功用。對於橘皮組織，不妨嘗試三個星期的飲用計畫，並且搭配未稀釋的杜松、絲柏及永久花純露外用濕敷。每天使用海鹽按摩或乾刷皮膚也會有所幫助。假如減重是主要目標，將杜松、絲柏、薄荷與鼠尾草純露調和在一起。這個配方能促進循環、清潔、幫助消化與排泄，並且還能協助控制食欲。

備註：每天飲用單方杜松純露會越來越乏味，因為它的口感很像霉味。將它與其他純露調和，或是加入一滴檸檬精油，都能減輕對其口味的疲憊感。

在皮膚護理方面，杜松果很適合油性或粉刺型皮膚。以溫和的洗面劑洗臉後將未稀釋的杜松純露當作化妝水使用。將之與紅礦石泥調和成面膜，並加入兩滴甜橙（*Citrus sinensis*）或檸檬精油。假如臉部很浮腫，將杜松與西洋蓍草或德國洋甘菊純露加入綠礦石泥或藍礦石泥，並加入同樣這三種精油兩、三滴（更多皮膚護理的配方在第六章中）。

極高的能量提升效果，杜松果是最適合能量工作的純露之一。在你的治療室中放一瓶，每次顧客做完療程之後就噴灑一些在空氣中以及按摩床上，以轉化任何遺留下來的「氣」。在每個掌心各滴一滴，互相摩擦後輕輕揮掃過你的靈氣氣場以達到自我潔淨。對於能量有很好的保護作用；使用時帶著創造一層有效「光盾」的意念，能阻擋不

良能量向內及向外的流動。

用於烹調時風味絕佳，可以添加在果醬、沾醬及肉醬中。

懷孕的頭三個月與腎臟疾病患者應避免使用。

> *Larix laricina* ／美洲落葉松 Larch ／ Tamarack
> pH 3.5

香氣與口感

這是三種最香的純露之一。清新、樹脂般的香氣，明顯的前調香味不像眾多一般的松柏科純露帶有任何潮濕發霉的氣味。口感也很清新清淡，但並沒有失去特色，背後透著微微薄荷般清涼的樹脂香。稀釋後的口感非常溫和。

穩定性與保存期限

十分穩定。能保存十八個月到兩年。

特性與使用方式

有關於北美落葉松純露的特性目前仍在實驗階段。它似乎對於促進身體循環十分有效，但它並不會改變血壓指數。單方使用時，不論外用或內服，北美落葉松都可以用來清潔並且提振淋巴系統的效率，用來泡澡或做為澡後的身體噴霧都很適合，可以跟月桂葉純露調和使用。適度的利尿效果似乎對腎臟系統具有正面效果，並且在需要同樣效果卻不希望收斂效果太強太快時，應該可以取代杜松果及絲柏純露。

183

魯道夫·巴爾茲（Rudophe Balz）建議將北美落葉松純露做為眼睛感染時的洗劑，使用這種純露在眼睛上，到目前為止當然還未曾發生過副作用，但我個人並不鼓勵這種做法。巴爾茲也節錄了魯道夫·史坦納（Rudolph Steiner）建議內服北美落葉松、薰衣草及鳳梨汁所調和的配方能對抗白內障的說法，所以這也可能是第五種適合眼睛使用的純露。

從能量的角度看，北美落葉松與加拿大鐵杉（hemlock）都是非常獨特的兩種純露。北美落葉松會讓整個人周圍環繞著高能量的磁場，而且不論是靈魂出竅或意識清醒時都能給予協助。加拿大鐵杉則能重新連結低能量與高能量的磁場。當進行探測術（dowsing）時，這種純露的磁場是非常大的。北美落葉松純露對於水晶及能量潔淨和療癒有著特別密切的關係。

Laurus nobilis ／月桂葉 Bay Laurel ／ Bay Leaf
pH 4.9〜5.2

香氣與口感

品質良好的月桂葉純露具有溫暖、辛辣的香味，會令你垂涎欲滴；品質變差的時候則變成潮濕的霉味。這種純露的味道聞起來跟新鮮的植物或品質極佳的乾燥月桂葉非常相似。未稀釋前的口味非常濃，稀釋後的味道仍然帶著力道。口感比月桂葉本身還要辛辣些，但是帶有青綠的芳香，可算是非花朵類純露中最可口的一種，對於健康方面也是效果非常。月桂葉純露的品質參差不齊，差別很大；品質非常好和非常差的月桂葉純露我都用過，所以購買這種純露的人要注意；記得

先要求廠商給樣品。

穩定性與保存期限

　　月桂葉純露非常不穩定。壽命最多只可達八個月，雖然偶爾可以保存得更久些——我並不在乎別人的說法如何！事實上，一位蒸餾商寄給我一瓶月桂葉純露的樣品，聲稱他所有的純露都能保存三到五年，包括月桂葉純露。當我收到這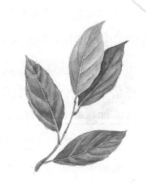瓶樣品的時候，瓶裡漂著白茸茸的霉。月桂葉純露沒辦法保存很久，必須經常留意，一旦發現pH值稍微改變時，就必須立刻加以過濾，否則很快就會孳生雜質了。值得慶幸的是，月桂葉純露可以用乾燥的月桂葉製作，所以一年四季都可以買得到。

特性與使用方式

　　月桂葉純露是清潔與調理淋巴系統的第一選擇。當身體內任何地方的淋巴結剛開始產生腫脹或阻塞的現象時，應該使用三週的內服計畫處理。效果非常快速驚人，症狀通常會在一個星期之內消失。月桂葉純露也非常適合用來促進淋巴引流與身體循環，特別是與按摩或水療療程及運動配合使用。我有三十多個個案都是在單獨使用月桂葉純露或再加上月桂葉精油之後，所有淋巴結腫脹的現象都消失了；有的個案甚至已經安排好進行手術，但月桂葉純露還是能把他們的淋巴結清乾淨。然而，對於淋巴阻塞的問題不要輕率處理，一定要請教專業

185

醫療人員的意見。

　　至於癌症的病患，可以用甜蕨純露加上香楊梅、格陵蘭苔或任何適合某種癌症與特定器官的純露來替代月桂葉純露。另一種選擇則是從能量的角度來使用月桂葉純露，只要滴一滴在腫瘤上或患病的區域，而非使用內服的方式進行治療。

　　月桂葉純露的作用十分廣泛，能夠清潔、抗菌、調理以及提升免疫力，是處理身體系統感染或流行性感冒般的病毒性感染病迅速蔓延時非常好的預防工具。預防感染時，可以單獨內服月桂葉純露或加上尤加利、茶樹與綠香桃木純露飲用，再加上這些純露的複方精油外用或薰香。透過月桂葉純露在烹飪方面的使用記載，我們得知這種香草因其協助消化的療效特性而被沿用至今，所以很明顯地，其純露也具有整腸與協助腸胃蠕動的效果。月桂葉純露能在飽餐一頓之後（特別是豐盛油膩的一餐）幫助消化，也能夠舒緩脹氣或因脹氣過多所造成的鼓脹感。月桂葉可以當成治療蛀牙、口腔感染與一般口腔衛生的漱口水，對於較為嚴重的牙齦問題，可以加永久花純露來幫忙。

　　月桂葉純露是廚房中不可或缺的材料，可加入任何的美食中。洒幾滴月桂葉純露在烤好的比薩上，加在醬汁、魚湯或肉湯裡，做成沙拉醬或加入果汁裡。這是最美味可口的純露之一。我個人覺得月桂葉純露在情緒方面具有安撫的作用，雖然這可能是因為我自己特別偏愛月桂樹與它所代表的精神意義。

　　經診斷為癌症者必須避免內服此純露。

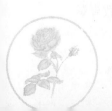

Lavandula angustifolia ／純正薰衣草 Lavender
pH 5.6～5.9（高山品種可低至 4.6）

香氣與口感

　　甜美的花香氣息；雖然薰衣草純露的前調帶有濃濃的蜂蜜香，而且香味比精油來得低沉，比較偏向基調的香味，但仍然很容易就能辨識得出來。假如夏日午後萬里無雲的晴空有香味的話，那就像是薰衣草純露的香氣。口感像是甜甜的肥皂水，很像在吃乾燥的薰衣草花，我發現許多人並不太喜歡薰衣草純露的口味，除非有加糖或是與其他純露調和過。

穩定性與保存期限

　　純正薰衣草的穩定性很好。通常能保存至少兩年以上，雖然不同生長條件的薰衣草會有不同的保存期限。如果沒有其他方面的問題，薰衣草純露的香味可能會在第十八到第二十個月開始走味。

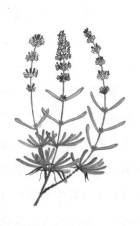

特性與使用方式

　　通常我只建議以外用的方式使用薰衣草純露。其實內服並不會有什麼危險，只是它的口感並不太討喜。有許多其他更可口的純露具有

187

相似的內服療效可以使用。薰衣草純露的pH值通常與最「平衡」的保養品pH值十分接近，使它非常適合規律地使用於任何膚質。將薰衣草純露加入保養產品時，並不會改變產品原有的效果，還能增添宜人的香味和薰衣草本身清涼的療癒功效。薰衣草以它對於受損乾燥的脆弱肌膚具有再生效果而遠近馳名。把它加進摻有燕麥的面膜裡進行深層清潔，同時防止皮膚使用後產生過於乾燥的現象；將薰衣草純露倒在棉花球上，當作每天的卸妝液與清潔液使用。或者做成臉部噴霧，以抵抗過度乾燥的空氣所造成的傷害。

刮鬍子或剃毛前後都噴灑薰衣草純露，以減緩皮膚紅熱的反應，剃刀的密合度要高，避免毛髮倒刺。薰衣草純露是旅行時皮膚保養品中不可或缺的一員。在飛行旅途中使用，全身噴灑薰衣草純露，包括雙腳和雙腿；在氣候溫暖的地方使用可避免晒傷、熱疹、中暑、皮膚發疹、蚊蟲叮咬與皮膚發癢等現象。滑雪或划水的時候，將薰衣草純露與金縷梅純露調和，在擦面霜或防晒乳液之前噴灑臉部，以避免風吹或高溫造成的皮膚傷害。

薰衣草純露香甜愉悅的香味自然而然地使它成為小朋友最適合使用的純露之一。用它來清潔割傷或擦傷的部位（大人也可以用）；薰衣草純露的輕輕呵護的確能讓疼痛的傷口「感覺好得多」。用它來鎮靜易怒的情緒，結束流淚生氣的情緒。想要一覺好眠，不妨把薰衣草純露加入浴缸中泡澡或直接噴灑在床上。小女孩都喜歡擁有屬於自己的香水，使用薰衣草純露不會引起任何過敏或皮膚的不適反應。薰衣草非常適合讓新生嬰兒從出生第一天就開始使用，可以加在洗澡水裡、用來清潔寶寶的小屁股、或是調和洋甘菊純露以幫助尿布疹的問題。寶寶入睡前，在房間內或爸媽的衣服上噴灑薰衣草純露能幫助他睡得

更香甜。與羅馬洋甘菊純露調和成為適合寶寶的基本配方。

　　薰衣草純露對於身體、情緒與精神方面都有鎮靜清涼的效果,能成為家庭或公司的室內清靜噴霧。或者可以噴灑在車內幫助行車期間鎮靜精神,使頭腦清醒:讓你不為行車狀況發脾氣。與天竺葵、玫瑰或快樂鼠尾草純露調和,以熱敷或冷敷的方式敷於腹部與背部,以減輕小腹疼痛與經前症狀。對付突如其來的燥熱時可以加一點點薄荷與鼠尾草純露,然後噴灑全身。重大會議開始前不妨試喝一小口這個配方,能夠幫助你的思緒保持在「狀況內」。薰衣草純露也可以用來處理腸道問題,幫助舒緩腸道激躁的問題。頭痛、神經緊繃、感覺壓力大的時候,可以用未稀釋的薰衣草純露濕敷頸部、肩膀與額頭。

　　薰衣草純露的香味比嚐起來的口味討喜,但是傳統上都會用它來製作甜點、餅乾和冰品。

Ledum groenlandicum ／格陵蘭苔 Greenland moss ／ Labrador tea
pH 3.8～4.0

香氣與口感

　　它的香味非常特殊且富有層次感,非常濃馥卻很柔和,又沒有過重的花香味。潮濕奔放、並非綠葉般的藥草香,有點酸酸甜甜的,像是剛割完的青草香。入口後,它極為苦澀的味道具有止痛的效果,最後剩下尤加利般的餘味,但又漸漸轉回青草味。

格陵蘭苔的穩定性很高。即使保存了兩年以上也不會變壞，雖然過了這個時間之後顏色可能開始變灰一點。

特性與使用方式

是所有純露中療效最強的一種。建議使用量是每 1.5 公升的水中加入一匙純露飲用，比平時其他純露的建議用量足足低了一半。較高的劑量會導致相反的效果，也就是說，本來沒事的人可能會產生一些原本可以被格陵蘭苔「擺平」的症狀。假如你不喜歡它的口味，可以加一片新鮮檸檬或一滴有機檸檬精油。

格陵蘭苔能幫助肝臟運作與排毒清潔，促進肝臟功能。特別適合用於手術或經歷嚴重病症或感染後的恢復期，它能從身體系統中清除外來的有害物質。剛開始飲用時先從低劑量著手，慢慢增加到每天一湯匙的量，持續進行三個星期以上。它天生的苦澀滋味以及與肝臟之間的密切關係讓它成為處理消化系統疾病、腹瀉、消化不良、屁多、鼓脹、與過度縱慾的後果等問題的最佳輔助品。將它與西洋蓍草純露調和可幫助戒掉酒精或尼古丁癮，或是當成減重計畫中的體內清潔品。

格陵蘭苔對身體來說是很好的滋補劑，能協助免疫系統並且支持腎上腺功能。與黑雲杉純露或精油調和，以外用的方式使用於背部腎上腺的區域，能調節身體的敏感反應。具有輕度的利尿與清潔腎臟特性，能與蒲公英酊劑一併使用以達到更佳效果。配合三週飲用計畫時，格陵蘭苔純露能刺激淋巴循環，並且與月桂純露能產生極佳的協同效果。它也是自律神經系統的平衡劑，鎮靜效果非常強，對於失眠症十

分有效；不妨試試在睡前將半茶匙格陵蘭苔純露稀釋在摻了蜂蜜的溫水裡飲用。

對於發炎的皮膚症狀，其效果不是極為顯著就是完全無效，這似乎與個人的體質有關。它的體內消炎特性非常良好，對於結腸炎與發炎性腸道疾病的效果都很值得繼續加以研究。格陵蘭苔對於縮小腫瘤與肝癌、肝炎、肝硬化與腹水症的處理等方面都正在進行實驗。與其他藥草療法結合使用時，或許也能減少攝護腺的發炎問題。格陵蘭苔純露是一種很罕見又昂貴的純露。

請注意：由於格陵蘭苔的效果特強，六歲以下的孩童、懷孕頭六週的孕婦或癲癇患者都必須避免使用。

Lippia citriodoras ／檸檬馬鞭草 Lemon verbena
pH 5.2～5.5

香氣與口感

檸檬味十分明顯，但並沒有那麼濃馥的水果香。清柔的新鮮甜檸檬香，與檸檬馬鞭草的精油相似，但也較為溫潤。它的口感溫和，較不同於人們所期待的樣子，但是即使稀釋後，它的味道中還是存有很新鮮的檸檬味。

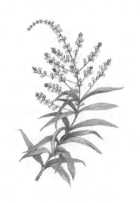

穩定性與保存期限

檸檬馬鞭草的穩定性很高，至少可以保存十八個月以上。

特性與使用方式

檸檬馬鞭草在放鬆心情與對抗壓力方面的效果非常好。生產馬鞭草的各個國家用它來泡茶，以對抗壓力與焦慮的問題。它具有顯著的鎮靜特性，能影響我們的自律神經系統。對於考試前的緊張、上台表演的恐懼感以及因為害怕而產生腹部打結的感覺等都很有幫助；它也能幫助提升自我形象與自信感。如果需要注意力集中，將馬鞭草純露與鎮靜效果較低的放鬆型純露調和在一起，如橙花或岩玫瑰。

檸檬馬鞭草純露也是身體的一般調理劑，能刺激內分泌系統，特別是甲狀腺和胰臟。加入溫涼的飲料中飲用，能舒緩經前症候及經痛現象。檸檬馬鞭草精油的消毒效果很有名，可以在感冒流行季節時每天使用其純露做為預防措施。它也是消化系統的輔助劑，對於增進食欲有加分的效果；特別是針對因壓力所引起的食欲不振或消化不良。與西洋蓍草純露調和能成為溫和卻有效的體內清淨劑，而且不會發生單獨使用西洋蓍草純露時所造成體重減輕的現象。

它也是強力的消炎劑，對口腔與鼻內的黏膜組織似乎特別有幫助。動過牙齒手術後，不妨用檸檬馬鞭草純露濕敷或漱口。假如有出血的情形，可加入岩玫瑰純露，而如果腫脹的現象過於嚴重，或牙齒已經被拔掉了，可以加入永久花純露。每天使用檸檬馬鞭草純露漱口可以保持口腔衛生與健康。在寒冷的季節裡，試試每天直接吸入幾滴檸檬馬鞭草純露看看。在非常乾燥的氣候環境或暖氣大開的時候也很派得

上用場。

馬鞭草的 pH 值與皮膚表面保護膜的弱酸性 pH 值很相近，適合做為中性與混合性肌膚的清潔液。將它與岩玫瑰、乳香或矢車菊純露調和，能使皮膚更細緻並使毛細孔縮小。單獨使用或與薰衣草、薄荷、檀香或白菖蒲（calamus）純露調和時，可做為極佳的鬍後水，與花果香截然不同的香味讓它成為最適合男士們身心的產品。

檸檬馬鞭草是最少見及昂貴的精油之一。其植物的香氣濃馥，但是能生產的精油量非常少，需要大量植材才能進行萃取。正如所有「產量微少」的植物（如格陵蘭苔、西洋蓍草、洋甘菊、香蜂草……等），它也能賦予人們極佳的能量。檸檬馬鞭草植物精華大都保存在可溶於水的成份中，像一張充滿能量的全息圖，假如將它與能量療癒技巧搭配進行，效果將更為驚人。

檸檬馬鞭草純露用於甜點、飲料中也非常美味。不妨試著用它來烹調海鮮看看。

Matricaria recutita ／德國洋甘菊 German or Blue Chamomile
pH 4.0～4.1

香氣與口感

有點刺鼻卻非常青綠的前調香，接著散發出洋甘菊花茶的中調，以清涼潮濕的香氣收尾，是一種很複雜卻又十分直接的香味。未經稀釋的德國洋甘菊純露喝起來帶有綠茶般苦澀香甜的味道，且伴隨著非常溫和的花香，但是大部分的苦澀感會隨著純露稀釋後而轉淡，只留

下一股野生花蜜的香味。與羅馬洋甘菊純露的味道大不相同。

它的穩定性還不錯，至少能保存十四個月。但由於這種純露取得不易，這裡所提到的保存期限來自於極為有限的資訊來源。

不論內服或外用，德國洋甘菊純露對於身體的各種組織來說是主要的消炎劑。遇到嚴重燙傷或已經起水泡的狀況時，可以單獨或加上薰衣草純露使用。非常嚴重需要醫療處理的灼傷通常必須以繃帶包裹，但不妨嘗試在包紮前以及每次替換繃帶時，將德國洋甘菊純露敷在傷口上，以加速傷口癒合並減輕發炎現象。對所有會產生皮膚發紅的症狀都有幫助，如：皮膚出疹、燙傷、曬傷、皮膚搔癢甚至某些濕疹及乾癬等。另外，對於發炎或腫脹的靜脈、痔瘡、靜脈炎以及靜脈曲張，都可以單獨使用德國洋甘菊純露，或加進一半的金縷梅或岩玫瑰純露，以濕敷的方式處理。

德國洋甘菊純露的抗菌清潔的效果很不錯，對於敏感、發炎或問題肌膚非常適合。以濕敷或沖洗的方式處理體表黴菌感染的問題，視情況需要再隨後以德國洋甘菊精油加強處理。將未經稀釋的德國洋甘菊純露以噴霧的方式使用，每週兩次到三次，能清除腳汗的味道。用於內服時可做為飲料，也可當作處理外陰部黴菌感染、尿道與陰道感染時所使用的灌洗劑；假如是整個系統的毛病，可以與野馬鬱蘭、香薄荷、百里香或香蜂草類的純露與精油，或植物本身調和使用。德國洋甘菊純露能幫助消化，鎮靜小腸道內的痙攣現象，對於腹腔內潰瘍

的症狀也有效，可用來協助處理結腸炎的問題。

　　德國洋甘菊也能立刻消除心理上的焦慮情緒；考試、演說或大型活動上台之前不妨喝一口或噴灑全身，以達到鎮靜、精神專注以及消除緊張而引起的腹部不適等問題。由於它對於自律神經系統有平衡的功效，所以對Ａ型人格特質的人，不論男女都特別有幫助。對我來說，有效的機率是百分之百。男性通常非常喜歡它的香味，單獨使用時能成為極佳的鬍後水，並且由於它具有收斂與柔軟的特性，能與許多別種的純露調和成為男性的身體保養品。

　　羅馬洋甘菊通常比較適合小朋友們使用，然而難以處理的皮膚問題、接觸性皮膚炎、幼兒期的濕疹等類似症狀有時也可能需要德國洋甘菊純露來增加效用。由於它比羅馬洋甘菊純露的鎮靜效果更強，只要加幾滴在小朋友的洗澡水裡就足夠他們安靜下來了。它也可以與橙花調和來處理過敏問題，也可以加一點點它的純露在果汁或飲用水中。

　　德國洋甘菊純露的能量超強，鎮靜安眠的效果也非常強大，對於心理情緒特別具有安慰人的能量。德國洋甘菊能讓心裡的那頭怪獸鎮定下來，並且讓我們對於內心及頭腦裡的思緒都能有所澄清。由於這種純露的蒸餾過程中有將花水回收再利用，所以很難找得到。

Melaleuca alternifolia／茶樹 Tea tree
pH 3.9～4.1

香氣與口感

　　茶樹純露的味道聞起來很像消毒水，帶有刺激的藥味與口感。它

的口味在經過稀釋之後會變得比較好，但也沒有好到哪兒去。然而，由於它的用途都與保健有關，你會發現這種純露最好是直接喝，而非花一整天慢慢地淺嚐。

穩定性與保存期限

茶樹純露的穩定性佳，可以保存十四到十六個月以上。雖然有人認為它永遠都不會變質，但有時候還是會發生孳生雜質的現象。

特性與使用方式

它具有清潔、抗黴菌、殺菌消毒的功能。茶樹幾乎什麼狀況都可以用。內服茶樹純露可以幫助許多問題，包括它可以做為喉嚨痛、咳嗽以及牙齦炎時所使用的漱口水，或是加入蜂蜜及茶樹精油當作咳嗽藥水服用。適度的分解黏膜與祛痰效果，與土木香及尤加利或迷迭香純露調和時最適合處理胸腔感染的問題。你可以用鼻子直接吸入幾滴茶樹純露以對抗過敏與鼻竇阻塞的問題。也可將它稀釋成為陰道念珠球菌感染與生殖或泌尿道感染時所使用的灌洗液。體內有寄生蟲時，在除蟲期間，每四個小時就服用霸湯匙的茶樹純露，或者以同樣的頻率加上薄荷純露，以對抗因消化不良所引起的口臭問題。茶樹純露的功用就如同它的精油一樣多。

未經稀釋的茶樹純露用於體表時可做為切割傷、擦傷及各種傷口的清潔液。給小朋友使用時，可以加入薰衣草純露，準備處理隨時發生的狀況。各種皮膚的感染對茶樹純露都有很好的反應；你不用擔心要稀釋多少，只要根據自己的需要，用乾淨的棉球沾純露清潔患部即可。指甲底下的黴菌感染必須將整片指甲浸泡在茶樹純露裡，或者以

茶樹純露濕敷。然後用一滴丁香精油直接塗擦在指甲上。牛皮癬有時候也會因為鏈球菌感染而引起，而茶樹純露也對此有所幫助。與西洋蓍草純露調和，進行三週的飲用計畫，並且也用這個配方直接擦拭患部。

　　撇開它不討喜的口感與氣味來說，茶樹是最好用的純露之一。可惜的是，許多澳洲的蒸餾廠不喜歡運送純露，所以大部分的茶樹純露都來自其他國家。我最近收到從佛羅里達州寄來的茶樹純露，那裡的人引進茶樹原本是想要減少沼澤地的數目，但現在它反而變成當地人心目中的有害植物了。如今，大量的茶樹都被人丟棄……卻也正好可以用來蒸餾！

Melissa officinalis ／香蜂草 Lemon balm ／ Melissa
pH 4.8～5.0

香氣與口感

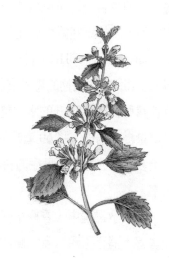

　　香蜂草純露的香味跟其植物比較起來很不一樣。香蜂草純露的香味比較清淡，比它的精油帶有更多的花香調。它的香味很特殊，就像它的植物和精油一樣。未經稀釋前，它的口感有點苦澀並帶著檸檬香料的味道。稀釋過後口感則變得較為柔和甜美，十分好喝。適合做

為每天的飲料。

穩定性與保存期限

穩定性非常高，可以很輕易地保存到兩年以上。香蜂草純露不太容易腐壞或發霉，而且它的香味與口感能維持很長一段時間。

特性與使用方式

由於香蜂草精油的萃取量非常低，萃取過程中容易發生許多難以掌控的變數，蒸餾廠經常重新回收純露再蒸餾，以使得萃取量提高。然而，許多人蒸餾香蜂草是專門為了取得它的純露，把收集到其精油當作意外的收穫。你必須很清楚知道你所買來的香蜂草純露究竟來路為何。

香蜂草對於身體的鎮靜作用大於其對於精神方面的作用，但並不會有過度放鬆的現象。可以用來處理壓力、焦慮以及兒童的歇斯底里現象。埋首苦讀時可以與迷迭香純露調和，考試時可以與橙花純露搭配使用。香蜂草純露對於注意力不足過動症（attention deficit hyperactivity disorder；ADHD）具有正面的臨床效果，很值得各年齡層服用立得寧（Ritalin）藥物的患者嘗試。對於兒童患者可以將 30 毫升的香蜂草純露稀釋於 1 公升的水中整天飲用。而對於成人患者則可以將純露的劑量提高兩倍：將 60 毫升的香蜂草純露稀釋於 1 公升的水中飲用。（更多有關注意力不足症的資訊請參考蘇格蘭松〔*Pinus sylvestris*〕的檔案。）

在懷孕過程中，香蜂草純露可以做為身心系統的調理劑，用來處理害喜、消化不順以及水腫的現象。你也可以加入少量的肉桂皮純露

與薄荷純露讓舒緩害喜現象的效果更為提高。香蜂草純露非常溫和，也適合寶寶使用；不妨在睡前的洗澡水中加入一茶匙香蜂草純露，或者與德國洋甘菊或西洋蓍草純露調和來處理乳痂（cradle cap）及尿布疹（還能大大地改善西洋蓍草純露的味道）。香蜂草的精油常常被建議可於懷孕期間使用，可是純正的香蜂草精油非常昂貴難得，所以不妨使用它的純露做為另一選擇。

　　在三週的內服計畫中，香蜂草能做為感冒與過敏症流行季的極佳預防用品，並且具有提升免疫力與對抗感染的療效特性。它也具有降低血壓的效果，雖然這主要可能是因為其減輕焦慮感的特性。低血壓的人應該避免以香蜂草進行三週的內服計畫，因為它會讓某些顧客體內原本已經很低的血壓下降更多。香蜂草也能溫和地促進膽汁分泌，過去幾世紀以來一直是常用的助消化飲料；香蜂草純露的確能幫助消化並且減緩因結腸炎及克隆氏症（Crohn's disease）所引發的小腸痙攣與抽痛。然而對有些人來說，香蜂草純露反而具有通便的效果，所以在處理個人的腸道問題之前應該先進行測試。香蜂草純露對於腎結石與膽結石的效果，目前仍在實驗階段，不過與足部反射療程搭配進行時效果非常好。

　　香蜂草也是極佳的抗氧化劑與消炎劑，可以單獨使用或與其他純露調和成為皮膚清潔用品，並且能鎮靜皮膚疹與濕疹的不適。當皮膚觸碰到野葛（poison ivy 或 oak）之後，盡快以未經稀釋的香蜂草純露濕敷。也可以將香蜂草純露加入特定的乳液或乳霜中，以幫助抗老化及日晒後的皮膚保養。香蜂草精油中的醛類成份被認為是令它具有顯著抗病毒效果的最大功臣，而未經回收蒸餾的香蜂草純露因為內含較多的精油成份，所以帶有相似的效果。患疱疹時，每天將未稀釋的香

蜂草純露敷在患部六到十次，最好是當你感覺疱疹快要出現時就開始進行，並且每次敷用純露時也同時內服半茶匙。這種方式的效果跟使用香蜂草精油一樣快速。

香蜂草純露不論是熱飲或冷飲時都十分可口。適合任何一種烹調食譜，不論是甜點或主菜。試試用它來蒸煮青菜或蒸魚：簡直美味極了。

Mentha citrata ／檸檬薄荷 Orange mint
pH 5.9～6.0

香氣與口感

淡雅清新但不會過重的薄荷香。它的口味帶著淡淡的柑橘香，非常地清爽，難怪法國人稱它為佛手柑薄荷；它具有伯爵茶般的香氣（伯爵茶的香味來自於加入佛手柑調味）。柑橘香能大大調和薄荷的味道，對於不太喜歡歐薄荷或綠薄荷類香味的人來說是不錯的選擇。

穩定性與保存期限

檸檬薄荷的穩定性普通，能保存十四到十六個月，依來源地的不同，期限會有所長短，但仍比歐薄荷純露稍微穩定些。

特性與使用方式

適合於面臨壓力的狀況下使用，能一方面平衡並鎮靜精神，另一方面又同時幫助注意力集中。公司業務極為繁忙的那幾天，不妨帶著

它去上班，同事們會對你的神采奕奕感到非常好奇。它也是身體系統的調理劑，對消化具有一點效果，多少能引起飢餓感。

在皮膚護理方面，檸檬薄荷具有清涼、清潔、令皮膚明亮度增加的效果，其 pH 值接近中性。可以用來幫助各種類型膚質重新恢復活力，對於疲憊或因壓力所造成的問題皮膚特別有效。

Mentha piperita ／歐薄荷 Peppermint
pH 6.1～6.3

香氣與口感

它的香氣就像搗碎的新鮮薄荷葉一樣。強烈、清涼、令人煥然一新，但明顯地比其精油清淡許多。未稀釋的口感非常濃馥，但經過稀釋之後味道則變得較為溫和，像薄荷茶般地可口。

穩定性與保存期限

歐薄荷純露的穩定性並不好。保存期限大約只有十二個月，即使是在最佳儲藏條件下也是如此。雖然它有時候能保存得更久一些，卻還是很容易變質；每當新的歐薄荷純露蒸餾出來時，我總是在同一時間把舊的丟掉。耐人尋味的是歐薄荷被認為是一種抗氧化物質，然而它的純露卻極容易被氧化。資料顯示這是由於高pH值與高導電性的綜合因素所導致的特性。

歐薄荷在助消化、消炎及提神醒腦方面的效果頗具盛名。雖然它的精油必須只能以低劑量使用，歐薄荷純露卻沒有這方面的問題，但是我仍然認為它不適合給三歲以下的幼兒使用。

身為極佳的助消化品，歐薄荷對於處理急性腹痛、腸道脹氣、心絞痛或胃液逆流以及各種的消化不良都有幫助。假如患有克隆氏症、結腸炎或腸道激躁症的人，不妨試試歐薄荷純露，有許多患者都曾因此得到舒緩。與羅勒純露調和時能增進抗痙攣的效果，幫助解除重複出現腹瀉／便秘的症狀。歐薄荷也是消化道的有效清潔劑，具有溫和的抗菌及抑制發酵作用，也是適合飲用的純露之一，與羅馬洋甘菊純露調和以處理腸道寄生蟲的問題。將歐薄荷與羅馬洋甘菊純露調和成 60 毫升，加入 1 公升的水稀釋，每天飲用。對抗暈車與頭昏想吐時，將上述純露比水的比例改為 50：50，小口小口地喝即可。

連續三週使用未稀釋的歐薄荷純露以達到肝臟與大腸內部清毒的效果，能有效感善口臭或粉刺性皮膚。非常紅腫不適的痘痘可以敷用純歐薄荷純露；在進行三週內服計畫的同時，每天敷用兩次。它也能對付皮膚燒燙傷與搔癢的狀況，對於過敏反應、蚊蟲叮咬能快速舒緩，並且還是男女性外陰部不適或搔癢時的極佳沖洗劑。

不論外用或內服，歐薄荷純露都具有消炎的效果，可以用於處理肌肉僵硬、痠痛、脛骨前後側肌肉炎腫（Shin Splint）、拉傷及扭傷的水療療程中。加進熱水中時會具有清涼的效果；而加入冷水中時則會有溫暖的效果。以歐薄荷純露做為濕敷，冷熱交替使用時，效果更為驚人。在法國，人們建議將它噴洒在胸頸部位以調理胸圍輪廓，當它

與黑雲杉純露調和時，更能有效地幫助胸部堅挺。

　　歐薄荷也能提振精神，屬於能提神醒腦的純露。早晨飲用歐薄荷純露，開始體內一整天的活動，包括幫助身體排便。與桉油腦迷迭香純露調和飲用能代替咖啡的功效。天氣熱或者感覺疲憊的時候，噴灑一些在臉上以恢復精力。學生與商人會發現歐薄荷純露是唸書或寫信時有效幫助注意力集中的聖品，因為在它能安撫鎮靜神經的同時刺激腦力。

　　我的手邊有報告顯示，當歐薄荷純露與酒精或毒品一併使用時，會產生奇怪的反應。它似乎有使這些興奮劑效果增強的能力，假如你躍躍欲試的話，一定要千萬小心。

　　歐薄荷純露帶有一點點甜味，可以當作代糖使用。做菜或製冰時用它來試試看，或者也可以把它當作美味的熱飲或冷飲享用。綠薄荷（*Mentha spicata*）純露的用法也是一樣的，其 pH 值為 5.8。

　　避免用於三歲以下孩童。

Monarda fistulosa／管香蜂草 Purple bee balm／Canadian bergamot
Monarda didyma／佛手柑香蜂草 Scarlet bee balm／Canadian bergamot
pH purple 4.1～4.3　pH scarlet 4.2～4.5

香氣與口感

　　管香蜂草有一點點柑橘香，一開始有點酸味，中調則是青綠的藥草香，因著它含有尨牛兒醇的關係，其香氣是以天竺葵般的花香調收尾（尨牛兒醇本身的香味就很吸引人，讓管香蜂草純露能單獨做為宜

人的香水）。它的口感跟它的香味有著很大的差別：未稀釋前的口感強烈辛辣，並具有輕微的止痛效果。它也保有花一般的香氣元素，稀釋後更為明顯。佛手柑香蜂草的止痛效果比管香蜂草還要明顯，含在口中會讓舌頭感到刺刺麻麻的，並且還有微微的灼熱感。此外，佛手柑香蜂草的口感也具有一點點的花香味，但是並沒有天竺葵般的味道。

穩定性與保存期限

　　穩定性還不錯。能輕易地保存到兩年，通常也不容易孳生雜質。

特性與使用方式

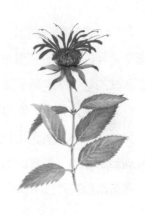

　　長葉薄荷屬（*Monarda* 屬）植物一直都是美洲原住民（印地安人）的傳統藥草，化學分析顯示這兩個品種的植物與兩種化學類型的百里香幾乎一模一樣，管香蜂草與尨牛兒百里香相似，而佛手柑香蜂草則與百里香酚百里香相似。英國對於檸檬香蜂草（*M. citriodora*）的研究發現它則是與百里香酚——香旱芹酚百里香類似。由於百里香並不長在管香蜂草與佛手柑香蜂草的生長地區，我們不難發現為何這兩種植物這麼受到歡迎、這麼實用。早在西元 1569 年時，西班牙的植物學家就認為長葉薄荷屬植物是「新大陸」（即指美洲）的藥用植物，到了 1700 年代，它們在歐洲成了常見的植物，並且被當作萃取百里香酚的原料。新鮮葉子的香味與壓榨義大利佛手柑皮的精油很類似，所以又被稱為佛手柑香蜂草。

按照你使用百里香純露的方式來使用這兩種純露，不過對於口腔與牙齒的保健，我會選擇佛手柑香蜂草的止痛與清潔效果來處理。管香蜂草比較具利尿效果，適合處理黴菌感染的問題。

Myrica gale ／香楊梅 Sweet gale ／ Bog myrtle
pH 3.7～3.8

香氣與口感

香楊梅是楊梅的親戚，有著較為清淡溫和的芳香，感覺上比較奔放。它的香味層次較多，有苦澀的甜味、藥草香與潮濕的味道，再加上市面上乾燥花和蠟燭中很受歡迎的楊梅香料的香味底調。口感比香味還要甜得多，有點接近花香又帶著青綠的氣味，非常清新淡雅，飲用未稀釋的純露時，喉嚨後方會感到一點點的辛辣味，稀釋之後辛辣的味道就完全消失，而口感非常美妙。

穩定性與保存期限

香楊梅純露的穩定性非常高。雖然這是一種滿新的純露，但是保存的時間幾乎都能超過兩年以上。

特性與使用方式

香楊梅是能量最強的純露之一。我稱它為純露中的 WWW（即網際網路），因為它能同時與人、事、物等很多層面結合。香楊梅生長在乾淨流動的水中，其紅黃色的根非常繁密地交錯在一起，使得植物

之間能直接相互接觸或以化學方式溝通。印地安人將它製成茶飲用於集體共夢儀式（communal dreaming），而它的純露在神遊夢境（lucid dreaming）、冥想、集體與遠距療癒、水晶以及各種有關能量方面的工作都有很強的影響力。

在生理方面，香楊梅純露對呼吸道有消毒抗菌的效果，幫助肺部的濃痰得以咳出，對於乾咳也很有效。對消化系統有收斂的作用，能促進腸道蠕動，同時鎮靜胃部痙攣並減輕非感染性的腹瀉現象。以前的瑞典與英式啤酒配方裡用的是另一品種的香楊梅代替蛇麻籽（hops），香楊梅的純露也能做為清新止渴的飲料。有趣的是，雖然它的pH值很低，但是它是最不利尿的純露之一。想要每天給自己的飲用水加點味道的人，香楊梅是很好的選擇。

香楊梅的精油已經被使用於癌症與腫瘤方面的實驗性療程中，而且效果非常不錯。法蘭寇姆與皮尼爾（Franchomme and Penoel）在《L'Aromatherapie exactemente》一書中就是如此推薦它。我們目前正使用香楊梅純露在某些個案中，而我認為這會是針對癌症治療，不論是對抗性療法或「另類」療法的一項重要輔助性植物療法。

蚊蚋眾多的時節中，每天以水稀釋50毫升香楊梅純露飲用，據說能有很好的驅蟲效果；我發現加上加拿大蓬的純露後外敷也很有效。用來烹調，特別是野味：蕨頭（fiddleheads）、野菇、野鳥和鹿肉十分可口。

懷孕與哺乳的婦女以及兩歲以下的孩童請避免使用。

Myrtus communis ／綠香桃木／香桃木 Green myrtle ／ Myrtle pH 5.7～6.0

香氣與口感

　　香桃木的香味很輕柔，有著薄荷般的清涼加上苦澀的香味，還帶著一點點蜜糖般的甜甜香氣。非常「青綠」的感覺，十分豐富、非比尋常的香味。雖然它的桉油腦成份較高，卻不像尤加利、茶樹和綠花白千層（另一種與茶樹有關的白千層屬植物）純露般有著比較不討喜的味道。未稀釋的香桃木純露有點苦，而且帶有一點點薄荷般的香氣。它最適合稀釋後飲用，因為原本苦澀的口感會消失。我發現它跟土木香的味道很像。

穩定性與保存期限

　　香桃木純露並不太穩定，通常能保存十四到十六個月左右，很少能超過這個時間。所有桉油腦含量較高的純露穩定性都不太強，比較保守的估計，保存期限都差不多在一年左右。

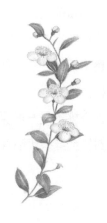

特性與使用方式

　　綠香桃木是指高山種植的香桃木，有時候也稱為 1.8 －桉油腦香桃木。它是四種被建議用作眼睛沖洗劑的純露之一（其他三種為羅馬、

德國洋甘菊和矢車菊）。我只建議用綠香桃木這種品種的純露來沖洗眼睛，通常在市面上買到的香桃木純露應該都是這一種。

　　它具有分解黏膜及祛痰助咳的作用，能鎮靜嚴重咳嗽及鼻竇阻塞的現象，並且與土木香純露調和使用時對呼吸道的阻塞、過敏等疾病很有幫助。對於有季節性重複發病的支氣管炎與胸腔感染患者，香桃木純露可做為極佳的預防用品。「危險季」要接近的時候，剛開始不妨先以每週內服二～三次的方式使用，假如有任何症狀出現時，可以改為每天服用。我的幾位客人藉著這個方法打破了原本發病的週期。香桃木對氣喘患者很有幫助，可以做為平日的氣管保養，特別是對於因過敏原或空氣污染、而非因壓力與神經方面引起的氣喘病患者效果最好。而針對因壓力和神經方面引起的氣喘現象，可以將香桃木純露與香蜂草純露和（或）橙花純露調和，藉此從身、心以及情緒的層面上來做處理。

　　香桃木純露的分解黏膜作用也可延伸到消化道，對於陰道念珠球菌感染也非常有幫助。大腸的健康狀況也能透過在大腸水療過程中使用香桃木純露，對於像憩室炎（diverticulitis）這種問題也可透過它的消炎特性獲得幫助。

　　綠香桃木是一般保健方面使用的極佳調理劑。與其他純露調配使用，對於全身系統都有各方面的保健效果。

Ocimum basilicum ／羅勒 Basil
pH 4.5～4.7

香氣與口感

　　香艾菊腦羅勒（CT methyl chavicol）純露的香味帶有濃馥的甘草香，而沉香醇羅勒（CT linalol）純露的香味則比較偏青草香，但是也比較難買到。這兩種純露聞起來都不像新鮮的羅勒植物或甚至羅勒醬汁的味道。未稀釋的羅勒純露口感非常強烈且不討喜，特別是香艾菊腦類型的純露具有明顯的八角味。真正的羅勒香要在稀釋後才會出現，還帶有薄荷般的青草香，像新鮮的葉子一樣，八角的味道只有一點點。

穩定性與保存期限

　　穩定性不詳。雖然我從來沒有遇過羅勒純露有任何污染上的問題，但這種純露的供應來源一直都很少而且不固定，所以很少能有長期保存的機會。

特性與使用方式

　　羅勒純露非常難找，特別是沉香醇類型的，因為歐洲的羅勒產量在過去幾年中因價格暴跌而突然減少很多。在埃及有人開始生產高品質的有機和生物律動的沉香醇羅勒純露，我希望很快能看到品質穩定、產量充足的羅勒純露再度回到市場中。

　　羅勒純露對消化系統的幫助很大，能刺激腸道蠕動並減緩腸胃道

的抽搐現象。對於結腸炎與克隆氏症，我用羅勒純露有過很好的初次經驗，然而後來由於無法購得，後續長期的療程只好中斷。羅勒促進食欲的效果很快；將兩茶匙純露加入一小杯水中，小口小口地喝以舒緩脹氣。它也能幫助偶爾因壓力或營養不均衡所造成的便秘現象，然而每三十分鐘喝一茶匙加了一滴羅勒精油的橄欖油也能解決這個問題。

羅勒被認為是自律神經系統的平衡劑，它的純露更不用說，對於壓力狀況的處理效果非常迅速且有效，能帶來鎮靜感，降低生理方面的緊繃現象，包括頭痛以及鎮靜橫膈膜與消化道中的痙攣現象。將它與香蜂草或檸檬馬鞭草純露調和，能讓過度緊張的腸胃立刻平靜下來。

其他用羅勒來進行的初期實驗包括迴盲瓣（ileo-cecal valve）與幽門瓣（pyloric valve）相關疾病的治療。雖然目前仍在實驗階段，但是首先得到的結果顯示羅勒對於食道裂孔疝氣（hiatal hernias）、食道逆流（reflux）與吞氣症（aerophagia）有十分明顯的舒緩現象。

不妨在你的辣味菜餚、綠色香草醬汁、沙拉醬和湯裡加入羅勒增添風味。

Origanum vulgare ／野馬鬱蘭 Oregano
pH 4.2～4.4

香氣與口感

野馬鬱蘭純露的氣味聞起來像是一整罐品質優良的乾燥野馬鬱蘭植物：有一點刺鼻，一點點藥品的刺激味，非常辛辣又帶著微微的甜味。它的口感跟其植物很像，卻不如其精油般辛辣；未稀釋前口味仍

然刺鼻溫暖，稀釋過後則變得非常香甜。

穩定性與保存期限

穩定性非常好。能保存兩年以上，並且很難孳生雜質。

特性與使用方式

由於它並沒有產生皮膚不適或損壞黏膜組織的危險，野馬鬱蘭的純露比其精油安全得多。商業販售的野馬鬱蘭精油一瓶可以賣到加幣75元，但其實裡頭的精油還不到 5%……實際上只需要加幣 20 元。不論芳療界中流行怎麼說，野馬鬱蘭精油必須非常小心謹慎地使用；不論在外用或內用時，都可能會引起嚴重的皮膚灼傷。滴一滴在舌頭上的感覺像是在親吻一片烤肉般地燙口——這一點也不誇張。雖然一直以來野馬鬱蘭純露本身已經表現出特別的清潔與抗黴菌效果，土耳其的貝瑟博士（Dr. H. C. Baser）所進行的一項分析顯示野馬鬱蘭純露中含有化學官能基（酚類）的量很少，與精油具有有效「殺菌力」並沒有直接的關係。這或許是一種體外與體內實驗之間的不同吧？

野馬鬱蘭特別針對消化道與小腸有所幫助，在土耳其、黎巴嫩、希臘及其他國家一直都是傳統中幫助消化的日常生活飲品。你可以隨便走到一家簡餐店，點一杯野馬鬱蘭純露，就像在其他地方點一杯咖啡一樣容易。在你開始享用主餐之前，不妨先試試野馬鬱蘭純露所做成的餐前酒。內服時與杜松果純露調和，幫助秘尿及腎臟系統的感染，並且能做為淨化血液的飲劑。處理淋巴感染或免疫系統功能衰弱，或在過敏季節增強免疫系統功能時，可以與月桂純露調和使用。野馬鬱蘭是全面性的調理劑，能支持因為過於脆弱而無法承受精油療程的虛

弱系統。

　　野馬鬱蘭也可以當作非常有療效的漱口水，對抗口瘡、口腔潰瘍、牙齦與牙齒感染以及喉嚨痛等症狀；每天使用一湯匙漱口兩、三次，直到症狀解除。對過陰道炎、念珠球菌感染、瘙癢以及類似症狀，可以將它與其他合適的純露如薰衣草、岩玫瑰、義大利永久花或任何一種洋甘菊調和後，用於坐浴或沖洗劑中。這對灌腸很有幫助，特別是用於抗寄生蟲的療程中；可與為期三週的每日內服計畫搭配使用。

　　野馬鬱蘭純露是廚房中不可或缺的東西，用來製作醬汁、義大利麵、雞肉、一般肉類甚至魚類的佳餚美食。能成為照顧整體健康的計畫中每日可享用的飲料。

　　注意：請勿將野馬鬱蘭與 *Corydothymus capitatum*，或又稱為西班牙野馬鬱蘭混為一談，並且絕對不要以上述的純露使用方法來使用其精油。

Pelargonium x asperum ／ P. roseat ／ P. graveolens
天竺葵／玫瑰天竺葵 Geranium ／ Rose geranium
pH 4.9～5.2

香氣與口感

　　濃馥、香甜的花香味，帶著美妙的玫瑰般後調。聞起來與天竺葵精油非常相似。未稀釋前的口感帶著非常強烈的花香，好像在喝香奈兒五號的香水一樣！不論純露本身的溫度為何，觸碰到皮膚以及在口中，都有非常清涼的感覺。強烈的花香在純露經過稀釋之後明顯轉淡，

令它成為最可口香甜的特殊飲料。

穩定性與保存期限

天竺葵純露的穩定性較為適中。非洲品種通常能保存十四到十六個月,而歐洲品種的保存期限則較短。天竺葵純露在受到污染之後,很快就會生長出一種很稀奇的白色球狀雜質,所以持續監控是非常重要的,才能在雜質產生前及時將純露過濾。

特性與使用方式

天竺葵純露是最受歡迎的皮膚保養純露,適合每一位從年幼到年長的人使用。對於油性、乾性、粉刺性以及敏感性膚質具有平衡與加強皮膚順應性的效果。單獨使用或與其他純露調和時,都能成為任何臉部或身體的各種美容產品及療程:乳液、精華、臉部面膜、收斂水、潤膚乳、清潔液等用品。每天以濕敷的方式連續使用數週,能對抗手肘與膝蓋上粗糙及乾燥的肌膚,甚至是手或腳上的硬繭。要針對都市環境所造成的影響而進行修護,可以於整天中將天竺葵純露直接噴洒在化了妝的臉上,以使皮膚感覺清爽並重新補充水份。天竺葵純露是一種保濕劑,能將水氣吸引集中並且保存於皮膚內,並且可能具有與岩玫瑰純露相似的收斂作用。將它與新鮮蜂蜜調和,用來處理因風吹所造成的皮膚損害以及過度乾燥的肌膚,或者於礦泥面膜後使用以賦予臉部年輕的光澤。

天竺葵純露具有消炎及非常清涼的效果,能鎮靜晒傷、紅疹、昆蟲咬傷以及任何皮膚表面產生的熱狀。對於發紅的皮膚也很有效,像是微血管明顯血管破裂的肌膚以及酒糟型皮膚,可以將它與德國洋甘

菊、矢車菊或岩玫瑰調和使用，達到極佳的效果。天竺葵也具有止血作用，能迅速減緩或停止流血的現象並且可用於清洗傷口與切割傷。小朋友們很喜歡它的香味，並且對於傷痂滿佈的膝蓋非常有效，能止癢並促進痂塊下新生皮膚的癒合。

內服天竺葵純露能對抗炎熱的天氣，並且在處理更年期的熱潮紅時，經常被建議用來做為噴霧或飲料使用。對於情緒以及內分泌系統方面有著平衡及順應的效果。天竺葵能舒緩經前症候、更年期症狀以及與荷爾蒙有關的情緒不穩，特別是當它與 omega-3 及 omega-6 必需脂肪酸一併使用或與西洋牡荊果（*Vitex agnus-castus*）精油或加拿大蓬純露一併內服時更為有效。

就情緒方面而言，天竺葵可說是「會令人產生美好感受」的純露，能平衡陽性與陰性的精神能量。單獨使用時，可以將它當作一瓶香氣優美的香水或身體噴霧全身噴灑；不妨在穿著絲襪的疲憊雙腿上試試看！與野薑、岩玫瑰、西洋蓍草或德國洋甘菊純露搭配時，能做為有效的收斂型鬍後水，香味中的花香並沒有那麼濃馥，很得男性使用者的青睞。

天竺葵純露與甜點以及水果搭配，或調在醬汁裡的口味十分宜人，並且能用它調出絕妙的馬丁尼。

Picea mariana ／黑雲杉 Black spruce
pH 4.2～4.4

香氣與口感

　　黑雲杉純露的前調就像是冬季森林裡的空氣一般：沁涼、乾燥、令人聯想起常青植物的香氣與其上頭結霜的味道。很快地這抹香味就會被一股潮濕、發霉的樹脂香，與其精油和植物本身為人熟知的香氣很相似，卻又十分特別。其口感與所有松柏科的植物純露一樣，有著苦澀的木屑香味，就像在咀嚼樹枝一般，並不是非常討喜。它也帶有獨特的薄荷般樹脂口感，是寒帶松柏科植物如雲杉、松樹以及冷杉家族的獨特口味。

穩定性與保存期限

　　黑雲杉純露十分穩定。能輕易地保存兩年以上，雖然在那之後有些沉澱物會出現，或是純露會轉為模糊的灰色。實驗顯示這並不代表任何受到污染的情形，而只是與樹類純露有關的一種現象。

特性與使用方式

　　黑雲杉純露是針對腎上腺的第一選擇；在每個季節交替的時候，與它的精油合併，以三週的內服計畫使用。每天將 30 毫升的純露稀釋於 1 公升半的水中飲用，並且在早晨淋浴時將 15 滴的黑雲杉精油塗抹在背部腎上腺／腎臟的區域，然後用溫涼或冷水沖洗。你將會非常驚

215

訝自己的感覺有多好。將黑雲杉純露每次使用一滴在針對腎上腺的穴道上，會有不同凡響的效果。我的傳統中醫師說，當她觸碰穴道時，那種感覺就像是電流流過她的指尖一樣。在壓力極大的時期，黑雲杉純露與精油可以用來當作芳香提振劑，可以取代下午茶或晚間咖啡的時間。有人曾經建議，除了重新啟動腎上腺之外，黑雲杉對於胸腺的運作也有幫助，雖然或許胸腺是因為免疫系統受到恢復活力的腎上腺提振而有所反應，也或者是因為兩者系統的器官都得到了幫助；我們並不確定。

用於冰涼的雙層濕敷（用了冰涼的純露敷布之後以溫熱乾爽的羊毛布料包裹起來），或是沐浴時與蘇格蘭松純露合併使用，黑雲杉純露對於舒緩疼痛與消炎的效果非常顯著。然而到目前為止還無法證明黑雲杉純露究竟是否如同其精油一樣，具有類似可的松的效果，但是根據實驗顯示出來的結果是十分樂觀的。試著用它來處理腕隧道症候、重複拉傷（repetitive strain injury；RSI）、關節不適、背痛、肌肉疼痛與腫脹等問題。黑雲杉純露和精油都有一種奇怪的副作用，就是會很明顯地增加胸部組織的尺寸與緊實度。將黑雲杉純露與歐薄荷純露調和後，當作胸頸部噴霧每天使用，但是要記得這樣的效果無法恆久持續，只要中止每天使用的習慣後，幾個星期之內效果就會消失。

黑雲杉也能成為具有提振及恢復生氣效果的身體噴霧與鬍後水，能將我們與大自然以及大樹的古老智慧連結在一起。將它與雪松調和，用於寵物的一般護理：保護毛皮、製成沐浴用品或當作對抗跳蚤與壁蝨的噴霧。動物們似乎非常偏好這種香氣。

對執業的芳療師來說，這是一種非常重要的純露。

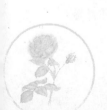

> # *Pinus sylvestris* ／蘇格蘭松 Scotch pine
> ## pH 4.0～4.2

香氣與口感

蘇格蘭松具有微微的甜甜清香。未稀釋的純露口感十分接近樹脂的味道。稀釋之後，它的口感變得較為苦澀，而香氣則維持著樹脂般的薄荷香。

穩定性與保存期限

蘇格蘭松純露的穩定性還算不錯。通常能維持兩年或兩年以上，並且不會像其他松柏科植物純露一樣變成灰色。

特性與使用方式

蘇格蘭松純露是最佳調理純露之一，並且是有效的免疫系統提振劑。其精油對於內分泌系統具有一種溫和的類荷爾蒙功效，而其純露也具有類似卻更為溫和的效果。試著用它來處理虛弱無力與缺乏性慾的症狀。與黑雲杉純露搭配使用時，能成為處理各種肌肉、關節以及組織疼痛的超強敷劑。在頗具壓力的時期，或是當你感到筋疲力盡的時候，將它當作身體噴霧使用，不論在生理或精神上都能立刻感覺到恢復活力。蘇格蘭松能全面地改善體力，運動家們會發現它是密集訓練期間的最佳幫手。

蘇格蘭松具有殺菌消毒、抗菌、輕微抗黴菌以及疏通的效果；以

217

內服、內用或外用的方式，用它來處理呼吸系統、淋巴系統以及生殖系統的問題。與土木香、綠香桃木以及（或）尤加利純露所產生的協同作用能令支氣管炎、氣喘以及胸悶舒緩，並且幫助所有過敏或因空氣污染而引發的呼吸問題。使用蘇格蘭松純露於沐浴、淋浴、蒸氣室以及三溫暖烤箱中；在冬季時加入空氣潮濕機裡，效果也非常棒。

內用蘇格蘭松純露的特性（仍屬於實驗階段）包括降低血壓、降低膽固醇以及減少動脈血凝塊等。處理成人的注意力缺失症（attention deficit disorder；ADD）時，可以搭配肉桂葉純露使用。（有關注意力不足過動症 attention deficit hyperactivity disorder；ADHD 請參考香蜂草純露。）

Ribes nigrum ／黑醋粟 Black current fruit and leaf ／ Cassis
pH 3.6

香氣與口感

一開始的氣味十分尖銳辛辣，非常明顯的綠色香調，而且聞起來很像東西開始要腐敗的味道。但之後立刻傳來甜美、如果汁般令人垂涎三尺的黑醋粟果香，真是天壤之別。其口感也分為兩個階段，但並非全都是不討喜的味道；剛開始嚐起來有著青綠葉片般的味道，而以深沉的的果香味收尾。我真的非常喜歡這種令人心動的香味組合，但是許多人認為它一開始的氣味有點令人怯步。

穩定性與保存期限

穩定性不詳；至少可以保存十四個月。

特性與使用方式

有關於黑醋栗純露的特性，目前仍在實驗中。它的確具有某些幫助消化的效果，特別是在飽餐一頓之後，而且它有可能含有一點丹寧酸的成份，這對純露來說是很少見的。芳香的氣息讓它能與其他較不受歡迎的純露調和，並且可以用於香水、古龍水以及鬍後水的製作。

黑醋栗純露還能調製出一級棒的馬丁尼雞尾酒以及美妙的冰砂。

Rosa damascena ／大馬士革玫瑰 Rose
pH 4.1～4.4

香氣與口感

玫瑰純露聞起來幾乎就像是一朵新鮮的玫瑰花。極為繁複、神聖的香氣帶著檸檬般的影子，特別是以前蒸餾過程中所使用真正的古老玫瑰品種的香味。具有潮濕、清涼、濃馥的花香與口感。未稀釋的玫瑰純露口感十分戲劇化且具壓倒性——有點太過濃馥了。但是一經稀釋後，它那濃馥的花香本質就變得精緻、優美微妙，而且非常可口。一旦你聞過且嚐過了真正的玫瑰純露後，你將會立刻明白原來市場上充斥著這麼多人工的玫瑰純露。有些蒸餾商生產摩洛哥玫瑰（*Rosa centifolia*）的純露，而我也見過非比尋常的白玫瑰（*Rosa X alba*）精油，

所以或許白玫瑰純露在不久的將來也會上市。

玫瑰純露十分穩定。保鮮期通常近於兩年或兩年以上，雖然這與產品本身的品質有很大的關係。由乾燥的玫瑰花瓣所製造的玫瑰純露在第十到第十二個月就會開始漸漸失去它的香氣，而它的口感也開始變淡。

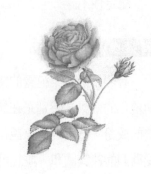

特性與使用方式

它真是天仙般的美妙。由於現代的玫瑰在香味上有著很大的差別，真正玫瑰純露的香味通常會令芳香療法的新手瞠目結舌。玫瑰就應該是這樣的香味！它幾乎是無所不能，而且使用它的時候根本不需要找藉口。極度推薦以稀釋後內用的方式將它當作各年齡層的荷爾蒙平衡劑。在幫助更年期後的女性方面，仍在實驗性地使用玫瑰純露做為荷爾蒙替代療法之外的另一選擇，並且與精油、藥草以及其他自然療法搭配使用時能創造出極佳的效果。藉著其平衡內分泌系統的效果，能對付經前症候羣、經痛以及情緒起伏不定的問題。能處理自律神經系統，讓你「感覺好得不得了」。

玫瑰純露是一種保濕劑，能增加並保持皮膚的水份，並且適合中性至乾性、成熟、敏感以及黯沉無生氣的肌膚。玫瑰具有清涼以及十分溫和的收斂效果；用於面膜、蒸臉以及濕敷，或為了它的效果與香氣將它加入任何美容用品中。與岩玫瑰調和時能形成一種抗皺紋的療

程，神奇地改善了岩玫瑰的香味。試著用它來泡澡，以達到放鬆及重新恢復活力，或者用在產後護理的坐浴中，或是做為沖洗劑或淨身劑，以達到奢侈滿足的有效個人衛生。

任何對於環境或化學藥劑過敏的患者可以將它當作芳香且能降低過敏反應的身體、衣服或是房內用香水。它的保濕本質令它成為旅行者的好選擇，而且它溫和的殺菌消毒以及清涼特性讓它成為好用的急救用品。假如你只能帶一種純露出門，一個不錯的配方裡包含了等量的玫瑰、薰衣草以及任何一種洋甘菊的純露（按照你自己的香味喜好做調整），這能讓你處理大部分的一般健康問題，從壓力與失眠到晒傷與傷口護理都可以。

有些人宣稱玫瑰在任何精油中能展現出最高的振動量。玫瑰與心臟及身、心、靈的情緒層面之間具有一種親和力。然而我們塗敷它或服用它，它能促進體內平衡、協助情緒運作，並且支持你作決定與完成手上的計畫。玫瑰讓你喜愛自己，但是要注意的是，真正的情緒療癒以及敞開心懷在短期內會令你更加容易受傷與脆弱。當你尋求醫治自我生命本質中的這些情緒、以心為中心的部分時，必須確定你有要求並擁有身旁親友的支持。

試著將玫瑰純露加入甜點、飲料或香檳裡享用。

Rosemarinus officinalis CT1 ／樟腦迷迭香 Rosemary camphor pH 4.6～4.7

香氣與口感

樟腦迷迭香純露給人的第一印象幾乎是花香，緊接而來的是柔和、非樟腦般的迷迭香香氣，非常令人驚喜。它的口感也比一般人想像中的花香還要濃，帶著非常柔和不尖銳的迷迭香口味。

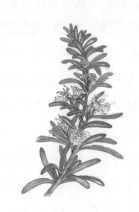

穩定性與保存期限

樟腦迷迭香純露十分穩定；應該可以保存十八到二十個月。雖然所有的迷迭香都被認為是非常強效的抗氧化劑，但其他化學類型的純露反而較為容易氧化及孳生雜質。樟腦化學類型的迷迭香純露具有最長的保鮮期。

特性與使用方式

樟腦迷迭香純露是精神與生理方面的提振劑，對於那些想要降低咖啡因攝取量的人來說是很好的咖啡替代品，並且可以給予同樣的提振感覺。使用樟腦迷迭香純露來刺激肝臟及膽囊，促進膽汁分泌並幫助消化油膩的食物。在禁食或進行體內淨化期間也能降低飢餓感並且

協助身體排毒；試著將它與鼠尾草純露搭配使用。溫和的利尿作用能增加尿液分泌，部分原因可能是它提振肝臟效率的特性所造成的結果。

　　不論外用或內用，樟腦迷迭香純露都是強效的抗氧化劑。在日本的研究中，迷迭香全面性的抗氧化功能得分比金縷梅還要高，但是卻只展現出低度的抗過氧化特性（防止添加了它們的其他物質氧化），這或許能解釋為何桉油腦類型與馬鞭酮類型的迷迭香純露保存期限較短。在皮膚療程中，所有類型的迷迭香純露都表現得非常傑出，而樟腦類型的溫和香氣讓它成為對中性至油性膚質非常有用的調理露。樟腦迷迭香能促使頭髮健康、閃亮，並且與雪松純露調和時，對於輕微掉髮的現象有不錯的功效。處理頭皮屑或皮脂漏時可以搭配一枝黃花純露。將迷迭香純露加入洗髮精與潤絲精中，或不加以稀釋，直接當作兩次洗髮期間頭皮調理液使用。

　　迷迭香純露是溫和的循環刺激劑，能幫助從肌肉中沖出尿酸與乳酸，與一枝黃花純露調和做為外用濕敷時可以幫助關節炎、風濕症以及痛風問題。在過敏季節中進行為期三週的內服計畫會幫助對付胸悶及呼吸困難的問題，雖然桉油腦類型的迷迭香純露在這方面的效果更佳。

　　樟腦迷迭香能成為一種可口的冷飲，並且在廚房中也是主餐與甜點不可或缺的成份；很值得嘗試實驗用於冰淇淋中。

　　高血壓患者以及懷孕頭三個月期間的孕婦請避免使用。

　　桉油腦迷迭香純露十分罕見。它的保鮮期比樟腦或馬鞭酮類型的還要短很多，而且它的口感與香味較為尖銳、有著明顯的樟腦味，十分刺鼻，與新鮮的植物本身很像。蒸餾過程中只要求保存一開始流出的百分之二十，甚至更少的純露，因為後面部分的純露將會嚴重地稀釋整批純露。所有以桉油腦成份為主的純露都有著短暫的保存期限，而且相對地似乎全部都具有較高的 rH2 係數，表示它具有較高的導電性與反應活性，這也或許解釋了這種產品的特色。桉油腦迷迭香純露是非常好用的分解黏膜組織劑；當你看見好的廠商有賣的時候，不妨買回來用用。

香氣與口感

　　沒有刺激味的迷迭香香氣。起初的香調是一種甜美、柔和的青綠香味，然後接著經典的尖銳迷迭香香氣，只是較為清淡些。未稀釋時的口感十分強烈、像香藥草般，青綠的感覺帶著薄荷般清涼的效果，很快地就充滿了整個口腔，比其他化學類型的迷迭香較為清淡。稀釋過後，整體的口感效果是甜美清涼的，並沒有那麼尖銳。

穩定性與保存期限

馬鞭酮迷迭香純露的穩定性稍微差了點。平均壽命介於十四到十六個月之間，這樣的保存期限對於這種化學類型的純露來說，在為數極少的生產商之間還算是個滿穩定的數字。

特性與使用方式

馬鞭酮是一種毋需擔心的酮類分子，令它對於任何年齡層的人都非常有用且安全。內用這種純露對於處理呼吸系統以及鼻塞和黏膜方面的問題非常有效。單獨使用或與土木香調和後，一次服用一至二茶匙的純露，一天之內可以服用到十次，使肺部與鼻竇裡的痰黏液得以鬆動。冬天時，每天早晨直接吸入幾滴純露，能夠保持氣道清爽濕潤，並且能對抗因中央空調所造成的鼻塞。三週的內服計畫能幫助黏膜自消化道清除，促進肝臟功能與消化，並且使皮膚狀況好轉。

以熱敷的方式在皮膚上使用，來處理耳朵感染，加速膿液引流並且淨化消毒；請勿將純露直接倒進耳道裡，應該在耳朵上和周圍濕敷。接著將一或兩滴檸檬尤加利和醒目薰衣草或穗狀花序薰衣草精油，以50%的濃度稀釋後，塗抹在耳朵周圍及後方，並且延伸到頸部，每天重複進行三或四次。病發的第一天及第四天可以使用耳燭。這個療程的效果非常奇妙，甚至對於常見於小朋友身上、連抗生素都無法解決的復發型耳部感染都有效。對於疏通退化的攝護腺方面的內用及外用法，目前仍在實驗階段。

馬鞭酮迷迭香是美容師的好朋友，能作用於皮膚的中間層（即真皮層），能鎮靜皮膚的刺激不適、腫塊、面皰、甚至由內而外粗糙的

皮膚。以蒸臉或熱敷的方式使用，能幫助皮膚將污垢帶到表面，並且疏通阻塞的毛孔，具有緊實和增加皮膚細緻度的效果。它能潔淨並增加各種膚色的亮度，並且可以和玫瑰天竺葵、香蜂草、洋甘菊、檸檬馬鞭草以及胡蘿蔔種籽純露調和，成為使皮膚恢復活力的計畫中重要的工具。所有種類的迷迭香都呈現強力的抗氧化特性，而這種類型的迷迭香也不例外，而且它清除自由基的特質似乎更為明顯，不過目前這方面的數據仍尚未確定。

它對於皮膚的抗氧化特性似乎並無法令自己的保存期限更久，或許正是因為它具有較高的 rH2 係數。

Salvia apiana ／白色鼠尾草 White sage ／ Dessert sage pH 3.6

白色鼠尾草具有壓倒性的香味，像是濃馥的鼠尾草與迷迭香調和，卻比任何其中一種都要強烈得多。但是它的口感卻恰好完全相反：非常溫和，甚至連稀釋過後也是如此。比鼠尾草（*Salvia officinalis*）來得甜，既沒有藥草味也沒有花香般的口味。非常獨特且可口。

穩定性與保存期限

不詳。

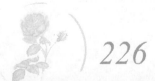

226

特性與使用方式

雖然它的口感很不錯，我並不建議內服白色鼠尾草純露。它的功效主要在於能量層面上。這是美洲印地安人自古以來就用於祭祀、薰香以及療癒工作的沙漠鼠尾草。這種純露所具有的能量磁場實在令人不可置信；測量能量的單擺幾乎是以水平的方式劇烈地擺動著。可以當作靈氣磁場的薰香或噴霧，潔淨並設定水晶和其他療癒工具，以膏抹身體氣輪與能量點的方式使用，甚至向空氣噴灑以消除療癒室或你家裡的負面能量。避免直接使用於上了光的金屬製品，因為可能會影響其拋光效果。白色鼠尾草可以說是最奇妙非凡且強效的純露。

Salvia officinalis ／鼠尾草 Sage
pH 3.9～4.2

香氣與口感

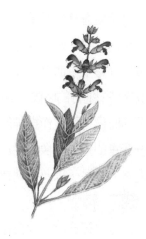

鼠尾草的香氣與口感一直是我最喜愛的。濃馥的藥草香卻不刺鼻，而且讓人立刻就能辨識出這是鼠尾草。未稀釋的口感是極為強烈的，帶著一種粗糙且較為強勢的鼠尾草香，很像是在使用高劑量的乾燥鼠尾草植物。稀釋後，所有的粗糙口感都消失了，口中留下的則是一股香薄荷般的藥草

香味，極為美味順口。

　　鼠尾草純露的穩定性很高，很少出現問題，也很少孳生雜質，並且香味還能持續到最後。能維持兩年或兩年以上的壽命。

特性與使用方式

　　鼠尾草是最具有害性的精油之一，因為某些種類含有可能超過60%側柏酮的關係，所以通常被貼上具有高度毒性的標籤。有一種小葉品種的鼠尾草，常以 *S. officinalis* 或 *S. angustifolia* 的名稱售出，含有少於12%的側柏酮，通常介於 7%左右，應該較為人熟悉並且更容易取得；適當使用時，兩種都具有傑出的療癒效果。這兩種純露的特性相同，然而小葉品種在增高血壓方面的效果比一般品種來得弱，而口感也較甜；我會比較偏向選擇這種品種來使用。

　　鼠尾草純露是極佳的循環刺激劑，能調理靜脈系統，不論外用或內用都能促進身體循環。它也具有溫和的利尿效果，對於排毒或節食很有幫助。它能改善消化，同時也能抑制食欲或解除飢餓感，所以在減重的計畫中可助以一臂之力，特別是當與飲食節制、運動及生活方式改變搭配進行的時候。對於心理與生理方面都具有十分提振的作用，需要的時候可以當作提神飲料，或是以三週內服計畫達到恢復活力與精神能量的效果。像慢性疲勞症候羣的疾病可以藉由鼠尾草的立即增加能量的效果，以及長期持續的抗菌、抗黴菌、抗病毒與修護功效獲得益處。

　　鼠尾草純露能平衡自律神經系統，減少排汗量，特別是腋下與腳

底因交感與副交感神經不平衡所引起的排汗過多。鼠尾草也是知名的荷爾蒙平衡劑，能使月經週期規律、減輕經前症候、經痛、脹氣以及水份滯留等現象，甚至直接噴洒在下腹部也有效果。同樣地，它也很適合以內服或是與其精油合併外用的方式來處理更年期症候。針對不孕的問題，連續三週內服鼠尾草純露，並且用浸泡了大車前草（*Plantago major*）的基底油，以外用的芳香療程搭配使用。鼠尾草會再次以平衡自律神經系統以及直接平衡生理荷爾蒙的方式呈現它的效果。鼠尾草純露從未展現出通經的特性，甚至在連續使用了好幾週之後都一樣。除了月桂純露之外，鼠尾草也是淋巴的最佳提振劑與清淨劑，頸部的腺體剛開始會產生腫脹現象，通常正是感冒或受感染的前兆開始時就可以使用。

透過濕敷或沐浴的方式，鼠尾草純露能幫助移除關節中的液體與酸性物質，並且與一枝黃花純露合併外用，以及與絲柏或杜松果純露合併內服時效果更佳。鼠尾草是一種非常強效的抗氧化劑，在抗皺與抗老化的療程中效果非常好，可以在日晒、風吹之前噴洒在皮膚表面。它也具有輕微收斂的效果，可以做為中性或混合性肌膚的調理水，與其他純露調和後對油性肌膚也有很好的效果。與雪松純露調和能成為刺激頭髮生長的潤絲劑（使用後不需沖洗），或是單獨使用鼠尾草純露，使黑髮或紅髮光澤亮麗。傳統的藥草使用方法推薦以鼠尾草減輕牙齦發炎的症狀，並且可以與義大利永久花純露調和做為保持口腔健康的漱口水，或是單獨使用來對付牙痛。

在廚房裡，鼠尾草美妙、鹹鹹甜甜的口味能給大多數重味肉類或肥美魚類的醬汁、麵食、醃泡汁與主菜增添更佳的風味。

高血壓以及懷孕頭三個月內應避免使用。鼠尾草純露比它的精油

229

還會更明顯地使血壓升高；劑量越輕，效果反而越強。這是任何種類的純露都具備最獨特的使用禁忌；要是刻意忽視，後果可是要自己負責的。

Salvia sclarea／快樂鼠尾草 Clary sage
pH 5.5～5.7

香氣與口感

聞起來像是一杯真正的好茶——更準確地說，應該像伯爵茶，因為它的香氣中帶有明顯的佛手柑香。純露本身讓人很明顯地就知道是快樂鼠尾草，但是香味較其精油來得柔和許多，沒有那麼刺鼻。它的口感也很像伯爵茶，其中佛手柑的柑橘口味比它的香氣還要濃馥。稀釋後的味道，不論冷熱或何時都十分出眾。

穩定性與保存期限

快樂鼠尾草純露並不穩定。它的保鮮期變化很大；有的批次保存不到十二個月，有的則可以保存到兩年甚至更久。快樂鼠尾草植物本身可以是兩年生或四季皆有，而這或許與它的保存期限變化有關，因為植物本身受到至少兩年的氣候與環境影響，進而影響到其純露的保存期限。一般來說，我會將它的保存期限定在十六到十八個月之間。

特性與使用方式

快樂鼠尾草精油不應該與酒精合併使用，因為這兩者之間會產生

有害的交互作用。但假如有要飲酒的話，可以很安全地使用快樂鼠尾草純露，而且事實上在德國的傳統中，五月酒裡通常會加進快樂鼠尾草純露。

　　這是「女性專用」的純露，而且在任何時候飲用時，它能給予肯定人生價值的感受。用來對付與荷爾蒙有關的經痛、經期脹氣、水份滯留、情緒起伏不定以及其他經前症候羣。連續三週的內服計畫可以幫助月經週期規律、減少經血過量排放，並在停止服用避孕藥之後能幫助重新整頓月經週期。更年期症狀也能得到很好的果效，特別是與鼠尾草純露一併使用時。試試看將這兩種純露以 50：50 的配方調和，或是一天使用快樂鼠尾草純露、一天用鼠尾草純露交替，進行為期三週的療程，如此能降低熱潮紅的現象。假如你有高血壓的問題，則請勿使用鼠尾草純露。在分娩過程中，以 250 毫升未經稀釋的快樂鼠尾草純露、3 滴快樂鼠尾草精油以及 3 滴藍艾菊精油製成熱敷布；在陣痛期間置於下腹部及背部，能有效地舒緩疼痛。假如分娩過程是在水中進行，可以不使用精油；直接將純露加入浴缸中，並且加一點在產婦的飲用水中。

　　快樂鼠尾草純露噴霧在臉上的感覺很好，與歐薄荷、玫瑰以及（或）玫瑰天竺葵純露調和，能給予肌膚濕潤如晨露般的光澤。單獨使用時，它對於油性膚質具有收斂與調理的效果，並且可以和羅馬洋甘菊純露調和成為卸妝液。不論外用或內服時都具有溫和的抗痙攣與消炎效果，對於許多身體系統都有幫助──循環系統、內分泌系統、消化系統、肌肉系統、以及神經系統；並且可以與西洋蓍草純露一併飲用，以達到整體健康的助益並且能改善原有的口感。

　　快樂鼠尾草是一種欣快劑與抗憂鬱劑；有的人發現它還具有催情

的功能。不論從哪個方向來看，它都提供了情緒上的支持並且給予人安寧幸福的感受。它能成為那些戒酒者的最佳飲料並且可以鎮靜戒酒期間產生的某些症狀。快樂鼠尾草純露還能深層地增進能量；搭配上任合一種能量工作，針對情緒方面的創傷與傷心欲絕特別有益。

快樂鼠尾草純露可做為美味的馬丁尼或白酒雞尾酒，並且淋在新鮮水果及冰砂上更是風味美妙。

Sambucus nigra ／接骨木花 Elder flower
pH 4.0～4.2

香氣與口感

它的香味非常出眾。有著花朵的香氣，卻一點都不甜，香味與口感都精緻典雅卻又帶著奇妙紮實的特質。稀釋後的口感更是令人回味無窮。

穩定性與保存期限

接骨木花十分穩定。應該可以保存到十八個月不出問題。

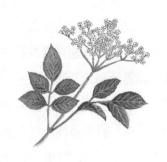

特性與使用方式

接骨木花純露目前仍在實驗階段。不同於接骨木的精華或果實含有高量的維生素 C，目前並沒有確切的

證據顯示這種維生素存在於接骨木花純露中，因為維生素 C 屬於水溶性維生素，並且受熱即被破壞。但是它與維生素C之間具有協同作用，而且似乎具有滿不錯的提升免疫力特性。當感冒症狀剛開始發生時，每個小時服用一茶匙，而你將可能不會被感冒壓倒。接骨木花是一種溫和的循環系統提振劑，可以濕敷於肌肉疼痛或運動傷害的部位，或者你也可以把它當作飲料來喝，以調理靜脈系統。它也具有溫和的利尿效果，是腎臟的特效藥，能解毒並修復腎臟功能，針對減輕與關節炎、風濕症、關節腫脹以及組織中酸性物質沉積相關的疼痛效果，目前仍在實驗中。

接骨木以其對於神經系統的效果而出名；它能減輕生理上與精神上的壓力，並產生平靜感。它也能成為一種可口的冷飲；給小朋友們飲用時可添加蜂蜜增加甜度。可用它來製作冰塊、雞尾酒或含酒精類飲料；還可以加入甜點、果醬、果凍以及淋在新鮮水果上。

Santalum album ／檀香 Sandalwood
pH 5.9～6.0

香氣與口感

不論氣味是多麼微弱，檀香柔美、苦澀的芳香絕對不會讓人錯認。檀香必須處於室溫下才能散發出他的香氣。它的口感比香味更為明顯，這是所有木質純露共通的特性；有著苦澀卻宜人的味道，稀釋後依然如此。

穩定性與保存期限

檀香純露十分穩定。保存期限應該在十八到二十四個月的範圍內。

特性與使用方式

檀香純露的療效特性仍在實驗階段，而且這種純露十分罕見。理所當然地，市面上有些檀香純露其實是加了精油或人工合成香精的水；真正的檀香純露和它的精油一樣罕見，所以購買時要特別留意。多年來在印度，受政府控制的森林是唯一可靠的精油來源，因為濫墾已經造成世界上絕大野生地區的檀香木瀕臨絕種，包括印度本地。然而近年來，澳洲地區已經開始生產品質優良的檀香精油，但這是原精萃取而非蒸餾萃取的。另外，也有所謂的西印度檀香（*Amyris balsamifera*），品質很不錯，但是和真正檀香科的印度檀香完全沒有關係。你偶爾會在市面上看見這些產品。

檀香純露的許多療效特性與矢車菊相似，而它們在外用時相互替代使用，然而男性和許多女性都比較喜歡使用檀香純露，只因為檀香聽起來比矢車菊更具有異國風情的味道。切勿將檀香純露滴入眼睛。

外用時，檀香對於皮膚保養的效果非常優越。具有輕微乾燥及收斂的效果；將它以濕敷的方式用在脆弱及成熟肌膚上，用於眼部周圍處理乾裂的眼皮，對於粉刺、酒糟發紅、微血管破裂的肌膚、濕疹以及牛皮癬等症狀都各有不同的效果。針對這些症狀，不妨調和其他合適的純露使用看看；通常複方的效果總是比較好。將檀香純露加進你的洗髮精、或是使用與雪松及（或）一枝黃花調和的複方純露來潤絲油性髮質並且對付脂漏問題。

檀香純露具有溫和的消炎效果，能做為極佳的鬍後水，幫助你預備好面對嶄新一天的開始。將它與義大利永久花純露混合做為治療牙齦炎或牙齒手術後的漱口水。印度阿輸吠陀療法處理陰道炎及陰道念珠球菌感染時，將檀香純露當作栓劑使用。使用檀香純露進行三週的內服計畫已經證明它對於復發性膀胱感染及膀胱炎十分有效。

Satureja montana ／冬季香薄荷 Winter Savory
pH 4.1～4.2

香氣與口感

聞起來具有強烈藥味，像是一杯強效的咳嗽糖漿或漱口水。未稀釋的純露口感非常強烈、刺激、一點點熱熱的、在舌頭上刺刺的以及在口腔裡麻麻的感覺，令人很明顯地感到「很具療效」。稀釋後，原本溫熱的感覺消失了，但是麻麻的感覺與藥味依然存在。並不是很順口，但你會感覺到它的效用。

穩定性與保存期限

冬季香薄荷純露十分穩定。應該可以保存到兩年沒有問題。我曾經有過一批來自加州的香薄荷純露，是在銅製的蒸餾器中蒸餾的，顏色像是鮭魚肉般的粉紅，而且在舌尖上的溫熱感更強，而有些在不銹鋼製蒸餾器裡蒸餾的純露顏色也是粉紅色，但是口感和溫熱感都在正常的範圍之內。歐洲品種通常只帶有一點點顏色。所有這些品種的香薄荷純露的保存期限都維持得不錯。

　　冬季香薄荷純露比它的精油來得安全，它的精油很少為人使用，除了在醫療的芳香療法中，會以內服的方式使用，它的價值在於高量的酚類成份以及傑出的抗感染特性。外用時，香薄荷精油會造成皮膚刺激，引發燒燙感、皮膚發紅以及皮膚不適感。令人開心的是，雖然它的純露還是會給人熱熱的感覺，但不會造成任何問題。使用在破裂的皮膚上之前，先進行貼布測試，確定是否有敏感反應。

　　香薄荷是非常強效的殺菌消毒劑、能抗菌及抗黴菌，可以完全不稀釋或是以高濃度的純露做為皮膚感染時的沖洗劑，或是稀釋於沖洗劑或坐浴中用來處理陰道或尿道感染的問題，甚至搭配對抗性的藥方，聯手抵抗性病。試著將它與沉香醇百里香及馬鞭酮迷迭香或土木香純露調和來處理陰道念珠球菌感染的問題。以香薄荷純露進行灌腸，能幫助對抗感染，並且在不傷害到健康的腸道菌叢的條件下排除寄生蟲。將它與西洋蓍草或德國洋甘菊純露調和來對抗可能因為感染而引起的發炎性腸道症狀。用於漱口水中時，香薄荷對抗喉嚨痛、扁桃腺、牙齦感染、膿腫、口瘡以及口臭都十分有效。用於蒸氣吸入法時，將它與精油合併使用以對抗呼吸道及鼻竇部分的感染。如果你使用冬季香薄荷精油來進行蒸氣吸入法，只需要用 1 或 2 滴的精油，並且整個過程中雙眼都要閉上，因為精油可能會令眼睛感到不適，即使在蒸氣裡也是如此。和野馬鬱蘭、各種百里香以及各種香蜂草（*monardas*）純露一樣，這種純露是處理身體各部位任何嚴重感染的第一把交椅。但是，絕對不要將純露滴進眼睛或耳朵內。

　　持續規律地使用能提振免疫功能，特別是針對那些衰弱的身體系

統或太過敏感而無法承受精油療程的部位。針對脆弱的身體系統，將15毫升的純露稀釋於1公升的水中使用。感冒流行季期間，將純露以水稀釋百分之五十後當作噴霧，以保護身體免於受到感染；這是種很美妙的感覺。它能增進身體功能，並不會過度刺激。香薄荷也是消化方面的好幫手，具有溫和的刺激肝臟作用，能促進膽汁分泌，消散腹絞痛與脹氣，並且快速地舒緩因暴飲暴食所產生的後果。對於腎上腺，特別是腎上腺皮質的功效仍在實驗當中，這部分或許能解釋它能提振免疫力的效果。能提振精神並增加精力，對於虛弱無力的精神狀態很有幫助，可以與肉桂和野馬鬱蘭純露一同使用，而且還能夠增強性慾。

冬季香薄荷是極佳的早晨飲料。由於口感可能較為強烈，少量用於烹調的效果會比較好。

> ## *Solidago canadensis* ／一枝黃花 Goldenrod
> ## pH 4.1～4.3

香氣與口感

它的香味非常青綠，淡淡的草香像是潮濕的飼草。它的口味也是一樣，然而它卻會在口中留下一股苦澀的感覺，透露著它利尿的本質。稀釋後，口感則失去了原有的發霉飼草味，而變成了有點說不上來的味道。不是特別令人感興趣的純露，但是它的療效特性很值得利用。

穩定性與保存期限

一枝黃花的穩定性很高。很少出現什麼問題，且通常能保存到兩

237

年而沒有什麼腐壞的情形，但是它的口感會比第一年的時候稍微苦一點。

特性與使用方式

一枝黃花可說是芳香療法中的「睡美人」之一，因為許多對極容易引發過敏症的豚草會產生敏感反應的人經常搞不清楚這兩種植物。一枝黃花其實很少造成過敏反應。

一枝黃花是一種強效的利尿劑，內服時能幫助腎結石的治療與預防，並且能清潔整個肝腎系統，而且並不會有像杜松果或絲柏的那種「壓榨」感。雖然它並不具有助消化的本質，卻能阻止腹瀉，不過要視造成因素而定，而且它對於處理壓力或飲食有關的腹瀉也非常有幫助。外用時，以濕敷的方式處理體液滯留以及關節和組織中的尿酸囤積，或是加入浴缸中以舒緩風濕痛及關節痛。這種純露對於肌肉痠痛、頸部僵硬、肌腱炎以及重複扭傷都具有強力的消炎及適度的抗痙攣效果。假如在健身或進行身體勞動之前與之後用來按摩，它也可以預防肌肉發炎。

一枝黃花的精油以其調理心臟的特性著名，而在純露中的效果似乎呈現地較為溫和。一枝黃花純露對於高血壓及低血壓的人都有降低血壓的效果，血壓極低的人應該避免內服。它作用於心臟的效果似乎是本身消炎特性所造成的結果，而這個部分正如同魯道夫‧巴爾茲所建議的一樣，應該更進一步地針對像心內膜炎（endocarditis）與心包炎（pericarditis）的症狀加以探索。在體表局部使用時，一枝黃花能減輕靜脈曲張的腫脹與微血管破裂的現象。

對於這麼「平凡」的植物來說，一枝黃花具有非凡的增強精力效

果，它帶著光和熱的強烈能量；能開啟太陽神經叢與橫膈膜，帶來安詳鎮靜的感覺。針對情緒及內心以及在幫助釋放舊時憤怒方面有著極奇妙的能量療癒功效。

　　低血壓狀態下應避免內服，而且假如你有肝臟、腎臟或心臟的疾病，在內服前應請教你的健康專業人員。

Thymus vulgaris CT1 ／牻牛兒醇百里香 Thyme geraniol pH 5.0～5.2

香氣與口感

　　明顯的天竺葵香味在這裡是佔盡了上風。它的口感在未稀釋前也非常充滿花香與甜味，但是你也可以嚐到百里香的滋味。稀釋過的純露則失去了大部分的甜味，但仍保有花香的元素，這時候百里香的口感開始變成主味。

穩定性與保存期限

　　牻牛兒醇百里香純露十分穩定。通常能保存至兩年。

特性與使用方式

　　這種純露很難取得，但不時都會出現。我會用管香蜂草（*Monarda fistulosa*）代替這種化學類型的

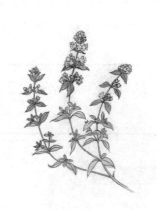

239

純露，因為這種純露的供應量比較受限。

　　這種純露是用來處理各種黴菌感染時很好的選擇。不稀釋時可做為皮膚和外陰部周圍的沖洗劑；作用溫和卻很有效。足部的黴菌感染將會透過規律地使用牻牛兒醇百里香純露沖洗或浸泡雙足，接著塗上未經稀釋的玫瑰草和（或）茶樹或綠花白千層精油而獲得助益。當疱疹要開始現身時，以濕敷的方式使用這種純露來處理，能夠預防疱疹的發作。

　　牻牛兒醇百里香純露很適合用於小朋友身上，因為它的香味很甜，純露本身又很溫和，而且它的效果也十分出眾。將它用於受感染的切割傷、擦傷以及創傷傷口上，不加以稀釋或稀釋到 70%的濃度使用。青春期的粉刺可以透過每天以不稀釋的棉花球塗抹而得到消緩；輕輕擦拭整個臉部，不只是長粉刺的部位，也可以考慮內服一些純露試試：每天早餐時將兩茶匙的純露加入一杯果汁或白開水中飲用。對於很容易蛀牙的孩童來說，它也是很好的漱口水：將一湯匙半的純露加入一小杯的水中，並且每天兩次刷牙後用它來漱口。也可以將它製成茶飲來處理幼兒期的各種感染，因為它能提升免疫系統功能並且幫助殺菌，而小朋友們並不介意它的口感。

Thymus vulgaris CT2 ／沉香醇百里香 Thyme linalol
pH 5.5～5.7

香氣與口感

　　甜美，有點水果般的花香，但著微乎極微的藥草般的「後味」。

未稀釋時，可以嚐得出百里香的口感，而且後味有著一點點清涼及麻醉的感覺，但是仍保有水果般的花香味。稀釋後非常可口，而且很難辨識出這是百里香的純露。

穩定性與保存期限

沉香醇百里香純露很穩定。通常能保存到兩年。

特性與使用方式

這是一種具有溫和的殺菌消毒、抗病毒以及有效抗黴菌效果的純露。可以用來清洗傷口，預防並清除感染，而且還能舒緩昆蟲叮咬。以蒸臉或不稀釋直接沖洗的方式來處理粉刺、膿疹及皮膚感染等問題。它抗感染及促進療癒的特性，讓它成為專門處理褥瘡的良方，而且其溫和的程度，讓重病患者也能使用。在體表局部使用於中性至油性肌膚上，以達到平衡的深層清潔效果；它的pH值與皮膚本身的天然酸性平衡值非常相近。與橙花和岩玫瑰調和後濕敷於粗大的毛孔上。內服時，沉香醇百里香純露能幫助消化並清潔小腸；做為灌腸劑的效果也非常好。能平衡精神與身體狀態，是一種健康的每日調理飲料，並且可以當作像維他命一樣的健康輔助食品。

當嬰兒與幼童們需要較為強效的療癒力時，這種化學類型的純露是既安全又有效的選擇。將它加入小寶寶的洗澡水中，來對付洋甘菊或薰衣草都沒有辦法處理的尿布疹；較深層的咳嗽與感冒症狀則可以沾一、兩滴純露在腳上，或者在 100 毫升的飲料裡加入一滴純露。清洗寶寶的床單、衣物、尿片等時，也可以將它加進洗衣機的清水裡。我把它加入自己所使用的肥皂裡。在動物的療程中，將它加入飲用水

中以解決口臭的問題，或是當作動物們平時的天然食品之一。

沉香醇種類的純露是所有百里香純露中最甜的一種，不論熱飲或冷飲都很好喝，而且在湯品、燉品之類的餐點中也能創造出奇妙非凡的滋味。百里香酚百里香用於料理時較具有傳統百里香的口感。

Thymus vulgaris CT5 ／側柏醇百里香 Thyme thuyanol
pH 4.6～4.8

香氣與口感

它的香氣讓人一聞就知道是百里香，與新鮮的百里香植物香味非常接近。其口感也是充滿著濃馥的百里香味，但是並沒有溫熱的感覺。柔和、香甜，近於花香的百里香口味。稀釋後的口感則變得非常溫和。

穩定性與保存期限

側柏醇百里香純露的穩定性非常高。我的側柏醇百里香純露從來沒有變質過，即使是保存了三年以上。

特性與使用方式

這是最罕見少有的的百里香品種，必須藉由插枝或無性生殖的方式才能繁衍出正確的化學類型。很不幸地，這表示這種純露的製造商為數極少，但至少當你找到它的時候比較能確定那瓶純露是真品。這種化學種類的純露非常好用，在對抗感染、細菌甚至病毒的能力方面與百里香酚百里香一樣強效，但是它也和沉香醇百里香及牻牛兒醇百

里香純露一樣溫和。能得此物，夫復何求？

針對嚴重症狀，可以選擇側柏醇種類的純露，特別是處理慢性疾病，需要長期抗戰的時候。復發性的感染症如支氣管炎及其他呼吸道疾病、系統性念珠球菌感染、以及無法診斷的熱帶地區性感染等，透過內服此純露都能達到神奇的效果。療程可以按照需要，以每三週為一週期，持續進行幾個月。免疫系統將會恢復活力，而慢性感染症對免疫系統的傷害特別大。假如懷疑是寄生蟲的問題，側柏醇類型的純露會是很好的選擇。記得要選在新月時開始療程，因為寄生蟲們在月亮漸盈期間活性較強，而當月缺時較為缺乏活力，也比較難以驅除。動物們也可以用這種純露，搭配精油或傳統西藥治療寄生蟲問題。

過敏和因過敏引起的氣喘也能從這種純露獲得益處，然而其作用機制仍不清楚。或許是由於它能提振免疫系統的效果，也或許是因為它在呼吸系統充滿黏膜組織的時候，還能降低二期感染或機會感染的發生機率。不妨在過敏季節時，嘗試每天 2～3 次直接吸入幾滴純露；真的會有所幫助。

在感冒或流行性感冒症狀一開始出現時，每兩個小時就服用一湯匙未加以稀釋的純露，然後將 30 毫升的純露加入 1 公升的水中稀釋後整日飲用；通常這樣就足夠阻止感冒情形繼續發生。用玫瑰草精油搭配「living embalming 活體塗香」的方式，即使最糟糕的感冒也無法久留。當幼童（非嬰兒）不小心感冒時，將 50 毫升的側柏醇百里香純露加在他們的沐浴池中，或在洗玩澡之後用未經稀釋的純露按摩身體，然後讓他們就寢。

Thymus vulgaris CT6 ／百里香酚百里香 Thyme thymol pH 4.5～4.6

香氣與口感

這就是百里香！它的香氣與口感毫無疑問地就是百里香的味道。強烈的百里香香味，就像是從地中海夏日陽光下剛採收的新鮮百里香植物一樣。它的口感很濃，未稀釋時滿辛辣的，讓嘴巴幾乎有灼熱的感覺。稀釋之後則變得十分宜人，雖然它的口感依然是很明顯的百里香味，並且有著微微的溫熱感。

穩定性與保存期限

百里香酚百里香純露非常穩定。即使放了將近三年，這種純露還能維持在最佳狀態。

特性與使用方式

百里香酚百里香純露具有抗菌、溫和的抗病毒、抗黴菌以及清潔殺菌的效果，是百里香家族中的第一把交椅。正如它的精油一般，這種純露屬於熱性物質，顧名思義就是它在未稀釋的情況下，會在舌尖上引起灼熱感，然而純露本身並不像精油那麼容易引起皮膚敏感反應。當你需要病菌殺手時，選擇百里香酚種類的純露準沒錯。

這種純露能做為治療喉嚨痛、扁桃腺炎、咽炎或任何喉嚨部位感染時所用的漱口水。按照你所能承受的口感與灼熱感調整使用濃度，

一天當中使用 2～3 次；通常只需要幾天的時間，而就像舊時的廣告所形容的，李斯德霖（Listerine）漱口水的味道很糟，但是的確有效。事實上，李斯德霖漱口水本身就含有百里香酚。針對一般感冒、流行性感冒、以及呼吸道和腸胃感染，在急性階段時，每小時服用一湯匙60：40 純露兌水比例的混合液直到晚間六點，需要的話可以加入蜂蜜增加甜味。效果頗為戲劇化，但是的確有效，而針對那些即使自己已經生病了還不願意休息的人來說，這是一種加分，因為百里香酚類的純露十分具有提振作用——這也是為何你必須在晚間六點前就停止服用的原因。

身為預防感染以及提振免疫系統功能的預防劑，將百里香酚百里香純露與香蜂草、甜蕨、以及（或）紫錐花調和後以一般正常濃度稀釋飲用（30 毫升純露加入 1 公升水），每星期進行三～四天。低濃度或調和後的它也是良好的助消化劑，能清潔結腸並且被推薦當作處理對抗生素具抗藥性的腸胃感染時所使用的灌腸劑。

對於嚴重粉刺、膿疹或皮膚感染，將百里香酚百里香純露與其中另一種百里香純露調和，並且每天以蒸臉或洗臉的方式使用；不要在破裂的肌膚上使用未經稀釋的百里香酚百里香純露，因為會產生刺痛感。動物的皮膚問題也能藉由這種純露獲得幫助。以濃度百分之七十的純露溶液清洗切割傷、叮咬傷、紅熱發燙的部位以及痠痛處，並在替你的狗兒洗完澡之後，將兩茶匙的純露加進清水中沖洗毛皮。避免使用於貓咪身上，因為這對貓來說太過強烈；改用側柏醇百里香醇露或管香蜂草純露。對付口臭或排氣的問題，將一茶匙的純露加入寵物的晚餐中，並且以未稀釋的純露清洗消毒所有的餵食器皿。

此純露是極為可口的飲料，並且非常適合用於湯品、燉品以及素

食餐點的料理。

Tilea europaea／菩提 Linden／Lime flower
pH 4.3～4.6

香氣與口感

它的香氣很難形容：有一點花香但卻又帶著一股小麥啤酒的新鮮氣息和前調，令整個香味變得幾乎像香藥草一般。它的口感棒得不得了──更濃的花香、較少的啤酒香，但是依然清新舒爽，並不像玫瑰或橙花般的濃馥花香。稀釋後變得十分溫和，但是仍然保有明顯的香氣特色，是熱天裡的宜人飲品，熱飲時能做為好喝的茶飲。與菩提花蜜調和的口感特別出眾。

穩定性與保存期限

菩提純露有點不穩定。菩提的口感在十二到十四個月後就開始消退，但一般來說孳生雜質的情況會較遲發生。

特性與使用方式

歐洲有一個香藥草茶的名詞叫做「tilleuil」，這也是菩提的名字，來自於拉丁字「*tilia*」。菩提香藥草茶很容易變質，所以通常被建議趁新鮮時享用，較老的產品會產生影響精神的效果，這或許是因為茶包中某種孳生的黴菌而引起的。它的純露能成為其茶飲極佳且有效的替代品。它在北美通常被稱作「椴木」（basswood）。

菩提具有顯著的鎮靜安撫及真正的抗壓效果；用它來對付失眠、焦慮狀態以及神經衰弱等現象。當身體想要停下來休息但腦筋卻不斷地往前跑時使用它非常有用。它是眾純露之間的「媽媽」，能給予情緒上的撫慰，使它成為非常適合嬰兒與動物們的產品。與羅馬洋甘菊純露之間的協同作用更是不同凡響。不論內服或外用，它對於神經都具有安寧作用，可以用來處理帶狀疱疹。試著將它與迷迭香精油和菩提浸泡油或菩提原精調和，並在疹子或搔癢一出現時就加在敷布上濕敷。

在皮膚的療程中，它對於乾性濕疹及搔癢的發疹很有效，並且可以與西洋蓍草、金縷梅（或兩者）一併調和，來處理牛皮癬和濕疹的症狀。使用未加稀釋的純露於額頭及頭皮的敷布上以對付頭痛和偏頭痛，或是與薰衣草或德國洋甘菊純露調和來處理中暑的情況。它具有輕微的消炎效果，並且適合用於浮腫或暗沉肌膚的面膜與療程裡。在炎熱氣候下，菩提能使身體與心靈沁涼舒爽。在炎熱潮濕的天氣裡，將它加入冷水浴或噴灑於床單、枕頭以及皮膚上，讓自己睡個舒服的一覺。菩提在能量方面非常靈活，幾百年來，許多文化都認為它是一棵具有魔力的樹。它能促成意識清晰的夢境工作，特別是當它與香楊梅調和時，而且15毫升（1湯匙）未稀釋的菩提純露能幫助達到更深層的冥想境界。

菩提純露不論是熱飲或冷飲都很可口，與其他純露或茶飲搭配飲用時也很美味。在料理中，它能替主菜或甜品加入一股精緻的口感。

新興的純露

我終於可以幫櫥櫃裡新到的幾種純露加上幾句了。我對這些純露的瞭解程度大概只有一個針頭大，但是很值得知道它們的存在。這些都是真實、真正的純露，以蒸氣或水汽蒸餾的方式，特別為了它們的療效所萃取而成的……不論它們的療效究竟為何。在我撰寫本書的過程中，它們都給了我許多的樂趣。

中文名稱	英文俗名	拉丁學名
洋茴香	Aniseed	Pimpinella anisum
奧地利黑松	Black Austrian pine	Pinus laricio
黑底尤加利	Black butt eucalyptus	Eucalyptus pilularis
藏茴香籽	Caraway seed	Carum carvi
（無中譯名）	Katrafay	Cedrelopsis grevei
白玉蘭	Champa	Michelia alba
丁香	Clove	Eugenia caryophyllata
蒲公英	Dandelion	Taraxacum officinale
蒔蘿籽	Dill seed	Anethum graveolens
葫蘆巴葉	Fenugreek（leaf）	Trigonella foenum － graecum
小白菊	Feverfew	Chrysanthemum parthenium
緬梔	Frangipani	Plumeria apocynaceae
薑	Ginger	Zigiber officinale
薑草	Gingergrass	Cymbopogon martini var. sofia
三葉鼠尾草	Greek sage	Salvia triloba
牛膝草	Hyssop	Hyssopus officinalis
蓮花（粉紅、白、藍）	Lotus，pink，white，and blue	Nelumbo nucifera
獨活草	Lovage	Levisticum officinale
薰陸香	Mastic	Pistacia lentiscus
香菇	Mushroom	Boletus spp.
沒藥	Myrrh	Commiphora molmol
蕁蔴／咬人貓	Nettle	Urtica urens
橙花叔醇／沉香醇綠花白千層（薰衣草茶樹）	Nerolina	Melaleuca quinquinervia CT nerolidol and linalol
桉油腦綠花白千層	Niaouli CT 2	Melaleuca quinquinervia CT cineole
肉荳蔻	Nutmeg	Myristica fragrans
橙皮	Orange peel	Citrus aurantium（z）
廣藿香	Patchouli	Pogostemon cablin
大車前草	Plantain	Plantago major
穗狀花序薰衣草	Spike lavender	Lavandula spicata
晚香玉	Tuberose	Polianthes tuberosa
纈草	Valerian	Valeriana officinalis
岩蘭草	Vetiver	Vetiveria zizanioides
野薑花	White ginger lily	Hedychium coronarium
大根天竺葵	Zdravetz geranium	Geranium macrorrhizum

第四章
鐵一般的事實

「科學在敘述上是強而有力的；我們並不清楚科學家們在凡他們所見之處都進行發現的動作。但每一項發現幾乎都更突顯出我們狂妄自大的程度。」

——大衛·鈴木《神聖的平衡》

純露與大部分的精油不同，它們的壽命有限。雖然有些精油，特別是松柏科和壓榨萃取的柑橘類精油可以保存兩年左右，然而大部分的精油假如適當地保存的話，都可以一直保存下去。有些精油如廣藿香、岩蘭草、檀香以及樹脂萃取物的乳香和沒藥，會像好酒一樣越陳越香。但是純露可不一樣，我們必須對它們建立一種新的思考模式。

直到現在，對於純露保存期限的數據建立和觀察一直都是靠經驗與猜測而來。結果是，假如純露蒸餾商或商家確實有標示最佳使用期限，似乎通常就不再考慮到裝瓶條件、儲存條件或植材來源為何。有些人說所有純露只能擺一年，有人說三年——他們都對，也都錯。每種純露都是非常獨特的，就像它的精油和植物本身一樣。每種純露都有獨特的壽命長短，並且深深受到儲存、分裝以及少部分化學因素條件的影響。

251

當我開始研究純露時，對於純露的壽命或污染問題並不太在意。我只向商譽良好的可靠廠商購買，而由於當時純露比現在更難取得，這些廠商可算是所有種類純露的唯一來源。我也會把它們放在冰箱裡，有人訂購的時候才裝瓶，而且將包裝材料一一消毒。我發現假如有任何污染的情況出現，絕對能從純露中看得出來。我的確有看過純露受污染的狀況，只是並不經常發生。但是月桂卻讓我開始思考純露的壽命問題——除此之外的同事們還經常好奇我是否從未發生過純露遭污染的問題。

起初，我因著芳香療法中最虛構的說法就是純露真的很不穩定，而且總是充滿黴菌污染物，而不去在意同事們所關注的問題。但純露的確如同不含防腐劑的天然產品一樣會孳生細菌，而且會變質。但重要的是，它們並不都是那麼不穩定。就拿羅馬洋甘菊來說吧。它是這麼地令人喜歡、這麼香甜，我以為我能夠在短時間內統統賣完，如此一來也能讓自己想一次進大量純露的決策被合理化。不用說也知道，我可是大錯特錯。第一加侖的洋甘菊純露賣得很快，但是第二加侖卻花了十八個月才賣完，而在那期間，它沒有絲毫的改變：口感、香味、外觀或是 pH 值都沒變。所以我在想究竟這個污染是怎麼一回事。然後，月桂葉純露就出現了。

無論何時，每當我買來一種新的純露，我總是給自己進行三週的內服計畫，看看會發生什麼變化，並且衡量內在心理、情緒和能量上的反應。三個禮拜下來，喝了 630 毫升的純露：二十一天中，每天都喝 30 毫升。所以我每次都至少買一、兩公升來進行三週內服計畫。但是輪到月桂的時候，效果是那麼地好，而且它對健康的幫助那麼美味可口，所以我一口氣買了一加侖，卻眼睜睜地看著它在冰箱裡冷藏了

五個月後，開始孳生雜質。我打了通電話給供應商查明蒸餾日期，結果是十個月前才蒸餾的。我實在很好奇究竟發生了什麼事。為什麼洋甘菊能好好地，而月桂卻變質了呢？

我必須重新思考每件事，很快地我就明白，其實原來在考慮到穩定性的時候，我把所有的純露都混為一談了，就像我們同樣試圖將大部分的精油也混為一談一樣。我發現要理解整個問題，各個純露的酸鹼值才是重點。

正因為如此，決定和測試純露壽命長短最簡單有效率的方法就是測量其酸鹼值。每種純露都有獨特的酸鹼值或酸鹼值範圍。這個數據每年都會有所變化，並且和精油一樣都受到氣候、緯度、採收時間等因素的影響。它們也和精油一樣有化學結構、口感與香味之分，這一點一定要牢記。然而，酸鹼值是顯示純露新鮮度的可靠指標——但這並非唯一的相關因素，對家用者或小型經銷商來說卻是最簡單的檢測方法，並且除了少數例外之外，酸鹼值是十分可靠的檢測標準。

我希望在未來，蒸餾商們能開始在蒸餾過程中測量純露的酸鹼值，讓每年生產的每一種純露都能被授予一個確切的數字。這對生產商、經銷商和治療師來說將會是非常有價值的銷售工具，當你讀完本章後段便會明白。觀察同一年中，各地不同蒸餾商或是同一個蒸餾商在不同時節所生產的純露酸鹼值的差異，以及因此而造成在療效、香味、口感等方面的不同，是一件非常新鮮有趣的事。在能夠實際體驗之前，不妨使用第三章裡所附的酸鹼值一覽表做為參考。上面的數據來自於我在過去三年半以來所進行的測試，可以做為判別高品質有機與野生採收的療效性純露的參考。

註：如果你對酸鹼值有點概念，應該知道每 0.1 的數值就代表一個

10 的倍數；所以有些純露酸鹼值的範圍所表示的實際酸鹼度差異其實很高。化學家或許會認為這些酸鹼值範圍太廣，就某些層面看來，我也是這麼認為，但是由於這些數據是根據過去四年來多供應源與植物品種的純露中所測量到的平均值，我想這是目前所能得到最準確的數據。此外，由於這些純露都是天然的成份，它們的數值在每一季、每個國家、甚至因為每一種不同的蒸餾方法都會有所變化。有個正確的酸鹼值範圍做為開始的依據，總強過一個無法與你的純露對應得上的有限數字。

關鍵在於 pH 值

　　當我開始測量純露酸鹼值的時候，我是一點概念也沒有的。我手上有的只有一台哥哥送的 pH 值檢測器，一本《L'Aromatherapie exactemente》上面所列出少數幾種純露的pH值，還有強烈的好奇心。除此之外，這也是我唯一能在自家廚房裡進行的「科學實驗」。

　　那時候的我知道水的酸鹼值是 7.0，也認為純露不只是水那麼簡單，與當時某些人的想法不同。它們具有芳香和口味，與蒸餾水不同，所以至少還可以跟香草茶相比。測試的結果顯示純露跟水和香草茶根本是南轅北轍。雖然純露是蒸餾出來的水，但沒有一種純露的酸鹼值是 7.0——而且差得可遠了。我那時候可是興奮得不得了。

　　假如我們觀察其他幾種日常用品的酸鹼值，就會發現純露具有酸性本質，雖然並非立刻明顯呈現，但這點非常重要。試將各種純露的酸鹼值（參見 132、133 頁列表）與以下所列各種物質的酸鹼值相比。檸檬汁的酸性非常高，醋也是一樣，而我們可以透過口舌與自己身體

的反應嚐出並感受到這種酸度。岩玫瑰純露的酸度與某些醋的酸度十分接近，但我們卻無法藉由同樣的方式品嚐或感受得出來。番茄汁對某些人的口味來說太酸，所以人們通常在番茄醬或番茄汁中加糖來降低酸味的效果。接骨木花、德國洋甘菊、橙花、茴香以及其他幾種純露的酸鹼值與蕃茄汁的 pH4.0 相等——但是我們卻嚐不出來它們的酸度；相反地，它們的口感反而還滿甜的。然而這並沒有改變它們本身的酸性本質，這也是我們如何使用、為何使用以及何時使用它們的重要顧慮。只有歐薄荷與菩提花純露的酸鹼值接近我們唾液的酸鹼值，相當接近於中性。

幾種物質的酸鹼值比較表物質

物　　質	pH 值
唾液	6.5
番茄汁	4.0
醋	2.5～2.9
檸檬汁	2.0
人體的眼淚	7.2
乙醇	6.9

　　我將自己第一次所測量到的純露酸鹼值與法蘭寇姆和皮尼爾的數據相比，並沒有完全令我失望。有些數字完全相同，但有些卻相去甚遠。我想差得太多就表示其中有錯誤。於是我在每一批新鮮純露抵達時，就趕快先測量其酸鹼值，也沒去想究竟這些數字所反映出的意義為何。但我真的很納悶，為什麼自己所測量的數據跟手邊唯一能參考的數據差這麼多。有趣的是，我自己測量的數據通常都十分相互接近；也就是說，天竺葵純露的酸鹼值總是介於 pH4.7～4.9 之間，跟法蘭寇

姆和皮尼爾所發表的 pH3.3 不同，但相對地在我自己的測試結果中卻很穩定。另一個差距甚遠的是綠香桃木，法蘭寇姆的數字是 pH3.95，而我的卻是 pH5.8；桉油腦迷迭香的酸鹼值則是 pH3.7 比 pH4.2；而野馬鬱蘭則是 pH5.2 比 pH4.2。

然而在我所測量的數據中，有些純露，特別是橙花的酸鹼值變化很大，可以低到 pH4.0，也可以高到 pH5.5。這些純露來自不同國家與供應商，而我那時候都會特別註明這些變因。我現在相信有些橙花純露含有防腐劑，可能是酒精。乙醇或 95% 藥用酒精的酸鹼值為pH6.9～7.0；蒸餾水的酸鹼值也有到 7.0，代表中性酸鹼度。沒有任何純露的酸鹼值會在 7.0 以上；它們全都屬於酸性——即使只有一點點偏酸，如純正薰衣草（*Lavandula angustifolia*，pH5.7），或酸性非常高，如岩玫瑰（*Cistus ladaniferus*，pH2.9）。根據數據資料顯示，純精油的酸鹼值大約在 pH5.0 左右，最高可達到 5.8。我還沒有測量過每種精油，但是滿確定每種精油的酸鹼值應該都在一個範圍之內。巴爾茲與其他人不斷聲明精油的酸性本質給予了它們抗菌的特性，因為一個酸性的環境會抑制細菌生長，並且甚至能殺死某些菌種。可想而知，當我們研究純露範圍廣大的酸鹼值時，以這種觀念來判斷適合的療效特性是十分重要的。我們明白這種方法一定行得通。

大部分的情況下，每瓶純露的酸鹼值我只測試一次，通常在一收到或收到後很短的時間內進行。然後我決定要測一測那桶長了漂浮物的月桂純露——果然，它的酸鹼值簡直差太多了，比原先的數值偏鹼性得多。我將它用濾紙過濾，雖然之後再量酸鹼值降低了 0.15，但還是跟正常的數字差得很遠。很明顯地，細菌會造成酸鹼度改變。（這對化學系的學生而言可能一點也不稀奇，不過對我來說可是一大發

現！）經過無數次的類似測量後，我建議一旦發現酸鹼值有所改變，就表示純露已經在某種程度上受到了污染。我現在每三、四個禮拜就會把每種純露都測量一次。

純露使用於天然、無防腐劑產品時的穩定性非常高。正如在第二章中所談過的，許多產品，包括啤酒（百威啤酒的保鮮期只有110天）的保鮮期都比純露短。不論我們之前的想法為何，倘若我們想要接受這種新式的芳香療法，這是第一個必須接受的觀念。它們不會永遠保持新鮮，但穩定性也不盡然很低！污染可透過許多方式發生，未經消毒的瓶子、運輸過程的條件、在瓶中產生沉澱物質、來自蒸餾過程的植物碎片或殘渣、陽光與熱能的損害、直接打開瓶蓋嗅聞的動作等等都有可能是罪魁禍首。甚至在裝瓶時的空氣污染都會令你之前所做的消毒、準備工作全部功虧一簣；這種情形並不常發生，但確實有可能遇到。我所認識的一位蒸餾商會在收集好的純露裡放進一小片植材，擺個兩、三個月，為的是要使純露「起死回生」。雖然以能量的角度來看，這是個不錯的主意，但也會令污染的機率大為提高。

就譬如說有一瓶純露裡長了雜質。你會看到瓶子裡有些沉澱物。那可能是細小的漂浮物，有的像是毛毛的海藻、有的像青蛙卵般的螺旋狀物質、像幽靈般的模糊物質——每一種似乎都會發展出自己獨特的形狀，但是你一定可以看得到。即使香味和口感並沒有變，你會看見它們在瓶子裡漂來漂去。這是個很容易辨別而且屢試不爽的證據。但是假如純露已經受到污染卻還沒開始滋生雜質該怎麼辦？這並不表示它就比較沒問題；只是直到目前為止，你仍然無法得知究竟它有沒有受到污染。

任何批次純露的酸鹼值與一開始所測量的數據相差 0.5 以上就表示

有細菌污染的反應。應該至少每兩個月（60天）就測量一次，假如你要販賣純露的話，測量的次數應該更頻繁。目前我只能進行自己的基準測試，但我相信未來的五年以內，純露的酸鹼值應該會在蒸餾完之後就被測量與標示，讓每個經手的人在測試污染和判定療效上都有個準確的參考。

那麼到底有沒有關係呢？假如我們用肉眼無法辨別雜質是否產生，它們是否依然安全？這些問題實在有點難度。我曾經喝過有雜質的純露，當時我只用了咖啡濾紙過濾，看看會有什麼事發生。到目前為止還沒有過什麼問題。我很確定我的朋友們、同事、或許甚至有些顧客都曾經喝過受污染卻沒有雜質生成的純露。我當然絕對不會在已知的情況下給任何人喝「已污染」的純露，但是當沒有雜質出現、還沒測量酸鹼值之前，我們怎麼會曉得呢？我十分確定任何研究純露的人都喝過已污染卻沒有雜質的純露，次數可能還不少。但是水龍頭所流出來的水或許也一樣糟（審譯者按：加拿大的自來水可以生飲），端看你所居住的地區而定。我所知道的是我還活得好好的，而且從來沒有因為任何一種純露生過病。但是，還是有一些不受歡迎的生物會污染純露，所以當然最好還是不要輕易飲用或使用受到污染的產品。

最重要的是我們現在有了一種監控純露是否遭污染的簡單方法，並且可以按照自己所有的知識決定對策。測試純露的酸鹼值所觀察到的不只是細菌污染的現象；在下頁的表中你會看見，假如純露裡有添加酒精以防細菌孳生，其酸鹼值也會改變。

讓我們以岩玫瑰為例，因為它的酸鹼值很低，可做為討論的開始，並且在療效方面也十分具重要性。

假如你現在進行了項測試，並發現酸鹼值是pH3.6，而不是正常的

2.9～3.1 的話，你可以假設兩種情況：這當中若不是細菌的問題，就是已經加入了酒精。

	標準 pH 值	加入 5%乙醇	加入 10%乙醇	加入 15%乙醇
岩玫瑰 *Cistus ladaniferus*	2.9～3.1	3.2～3.3	3.4～3.5	3.5～3.6

要確定究竟是哪一個問題，你可以聞一聞或嚐一小口看看是否察覺得出酒精的味道。雖然酒精含量在 5%以下時，很難從氣味中判別得出來，但假如你夠敏銳，在喝下未稀釋的純露時，通常都會微微察覺到酒精進入血液時的那股「勁」；然而，倘若是細菌的問題，就不會感受到相同的酒精效果。但是你會想品嚐可能帶有細菌的純露嗎？應該是不會吧。你也可以將純露噴在皮膚上；如果有含酒精，皮膚會感覺比較乾澀，假如酒精含量超過 5%或 7%，通常會在皮膚上留下一點白色的印記，但是低於這個濃度時就比較難察覺。不管怎樣，你都會知道純露有問題，應該將它加以過濾，退還給店家，或是用來洗地板。

酸鹼值也提供我們有關純露潛在療效特性的科學資料。之前所討論的岩玫瑰是酸度最高的純露，酸鹼值為 pH2.9～3.1，所以具有輕微的收斂效果。這會使細胞收縮並且減少流血量，這也是為何它在芳香療法中被用來處理子宮肌瘤的部分原因。

同樣的理由也說明了它為何能淡化皺紋，因為它能收縮並調理毛孔，減少可見的細紋。也正因為相同的收斂效果，岩玫瑰會減緩或停止流血的情況；可以用於嚴重的切割傷，像是手指或動物腳掌上的傷口；加入男士們的鬍後水中效果很好。當然，假如傷口很深，就必須

就醫治療了，但是它可以在你開始慌張之前先派上用場。岩玫瑰的精油也有相同的功效，只是效果更強，但是以每 5 毫升要花 40 元加幣的代價來說，與每 120 毫升只要 15 元加幣的純露相比，可能你會比較想買純露。岩玫瑰還有其他獨特的特性，在第三章中有較詳細的敘述。

建立保存期限與穩定性

pH 值

　　一般來說，pH 值在 5.0 以下的純露保存得比 5.0 以上得久。粗略地來說，我將那些 pH 值在 5.0 以下的純露保存期限歸納成兩年，而 pH 值超過 5.0 的純露保存期限則歸納為十二個月到十八個月。當然這其中也有些例外。我將月桂（*Laurus nobilis*）的保存期限定為只有八至十個月。雖然它的 pH 質介於 4.9～5.2 之間，月桂純露卻十分不穩定，而且容易變質，即使在密封冷藏的條件下也是如此。我很想取得法蘭寇姆和皮尼爾所列出 pH3.9 的月桂純露，看看它是否能保存較久。這種現象或許是植材本身的關係，也或許是蒸餾過程的關係，但月桂純露實在是很容易壞。要取得一瓶品質優良的月桂純露也非常不容易。我曾經擁有來自四間不同供應商的月桂純露，而其中兩家的品質卻差得要命：霉味重、嚐起來比較像樹枝或雜草的味道，毫無原本應有的辛香與層次感，一點都不像我所鍾愛的那種植物。其他兩家的月桂都不錯，但只有其中一家的純露堪稱得上優勝之作。現在我都盡量向這間廠商購買月桂純露，而這也是我之前提到，處理淋巴結腫脹具有傑出效果的純露廠牌。這種純露的香味和它的精油非常相似，而嚐起來就像剛

從樹上摘下來的新鮮葉片一般。我在英國的家附近，曾經有一棵古老的月桂樹，每當家裡的月桂葉快用完的時候，我們就會漫步走上小山坡，摘一些回去放在廚房裡備用。我相信那棵樹是具有魔力而且上面住滿了精靈的，然而我已經很愛用這種香草來烹調食物，對於這棵樹及它所給予的香氣之禮也產生了特別的共鳴與愛。如果你很幸運地居住在適合月桂生長的氣候區域，就趕快種一棵吧！你絕對不會後悔，雖然它長得很慢，但是壽命卻很長——比你長壽多了。

另一種容易變質的純露則是杜松果。說也奇怪，因為杜松的pH值通常介於 3.3～3.6 之間，所以保鮮期應該很長，但實際上卻並非總是如此。如果你讓杜松果純露孳生細菌，它會長出一種灰色、像青蛙蛋一般的螺旋狀霉；這種發霉的情況與其他任何一種純露有著很明顯的差別。觀察不同種類的發霉現象總是令我嘆為觀止，但其中以杜松的灰色螺旋狀霉最為獨特。不知道為什麼，從螺旋狀的形勢來看，我覺得杜松純露在能量方面與其他純露很不一樣。螺旋狀是一種強力的幾何形狀，從樹葉如何出現於枝子上，到貝殼的旋紋，到水流的波動，它在大自然中以許多形式存在。別忘了杜松的能量特性，或許它之所以會產生這種類似DNA的螺旋狀物質並不足為奇，而我並不那麼在意假使因為忘了測量追蹤pH值的變化而使得一些杜松純露發霉；因為這實在太吸引人了。

我的兩位杜松純露的供應商都有販售杜松枝果以及單單杜松果的精油，但他們只提供杜松果的純露，所以我假設他們所言屬實，在蒸餾純露的過程中沒有加入樹枝或綠色植材。杜松枝精油的化學結構與杜松果精油大不相同，所以價格也有所差異。杜松果精油的單萜烯含量低很多，而在療效使用上，如果你會考量到腎臟健康的話，會是比

較好的選擇；然而，杜松果精油的價格是杜松枝果精油的兩倍，所以大部分的人都不會使用它。純正杜松果精油的香氣純淨多了，我個人也比較喜歡。我從未見過來自杜松枝或杜松枝果蒸餾的純露；我也不明白究竟是為什麼，只能假設是由於其精油含有大量不溶於水的萜烯分子，令這種純露從療效的角度看來並沒有太多價值。不論原因到底為何，這是最「脆弱」的純露之一，而我通常將它的保鮮期歸納在十二個月。

反常份子

而在另一方面，有些 pH5.0 以上的純露的確有著很長的壽命。綠香桃木（*Myrtus communis*），特別是高緯度生長的綠香桃木的穩定性非常高，即使它的 pH 值在 5.7～6.0 之間（《L'Aromatherapie exactement》列出綠香桃木的pH值是 3.95）。這是否與它的化學結構有關？我想並不是，因為高山綠香桃木的植物富含桉油腦，而桉油腦含量高的純露似乎壽命都比較短。那麼是與高緯度的生長環境有關嘍？或許是，因為高山薰衣草的pH值比中緯度薰衣草低很多。但我想恐怕目前仍未有確切的答案，這只是人們拋出的各種想法。而這也正是我希望能在接下來幾年間，從研究中獲得解答的問題。另外，好消息則是綠香桃木能被保存得好好地，因為這是四種被推薦可以用於眼睛的純露之一。驚訝嗎？還是嚇了一大跳？的確，有人真的將純露滴在眼睛裡，就像生理食鹽水或眼藥水般地使用，而且它們的效果也極令人滿意。更多這方面的資訊請參閱第三章純露檔案一節。

我們寶貝的強生長力植物——薰衣草的pH值介於5.6～5.9之間，野生高地品種的 pH 值可以低至 4.5，但是它在架上可以擺上兩年不會

有問題——如果你可以供應這麼久的話。由於人們對純露的興趣持續攀升，越來越多人都正在進行實驗，但幾乎每個人都是從薰衣草開始著手，因為他們對它是如此熟悉。最近我很難保留足夠的存貨，好讓我渡過季節的更迭期，雖然我依然認為法國的純正薰衣草純露是最棒的，但我在加拿大的蒸餾商所生產的產品也非常好，而假如需求量持續增加的話，我也會將加州所生產的薰衣草純露納入存貨單裡。（直到目前為止，美金兌加幣的匯率令這產品在相較之下顯得格外昂貴。）但是我們也要在此進入植物品種與化學結構分析的複雜世界。

我的法國純露和精油都來自同一位製造商。那是有機的法國純正薰衣草（*Lavandula angustifolia*），而我也見過生長地與蒸餾的地方。我把精油拿去分析過，而由於精油和純露的批號都一致，我可以確定它們所帶來的療效特性也會在預期之中。我在加拿大的蒸餾商也會把精油的分析報告與純露一併寄來，雖然它的植物並不是生長在海拔1000公尺以上，但是化學分析的結果也符合期待中的範圍。這是你購買純露時所需要的。純露是精油萃取過程的另一產物，你必須知道過程中所產生的精油是具有真正療效的，才能確定同批的純露也具有療效特性。不光是聞聞味道就可以。我仍然相信有生產精油而非只生產純露的蒸餾過程中所得到的純露品質還是比較好（假設該種植物的確含有精油）。

前面已經提過很多次，植物的品種對於精油的萃取或任何植物療效使用方面是極為重要的。即使如此，植物本身的化學結構還是會有所變化，而其中的活性成份在來自每一年、每個不同的生產商的產品中都有十分明顯的變化。因此人們一直在爭論標準化萃取的話題，至少只是略談其毛皮。直至實驗室可以將純露像精油一樣地送進氣相層

析質譜儀檢測的那天來臨之前，我們在購買純露時仍必須依賴這種交叉比對的系統。目前還沒有人能提供純露的分析報告，但這個計畫已經在著手進行，我希望這能很快地改變現在的情況。

但是，我有點離題過頭了。回到穩定性的議題：正如我之前所說過，pH5.0 似乎是純露保鮮期開始改變的一個轉捩點；較 pH5.0 偏酸性的純露擁有較長的壽命，較之偏鹼性的純露則壽命較短。為什麼會是這樣呢？

其他因素

我查閱醫學上有關方香療法的文獻並沒有獲得很多答案，甚至對於為何我的小小「理論」總是會有例外出現也都找不到任何解釋——似乎這才是真正的「理論」。之後我在強·瓦涅醫生著名的《實用芳香療法》一書中找到了幾段文字，讓事情瞬間出現了曙光。他提到了酸性與鹼性物質如抑菌性媒介（即停止或中斷細菌的生長）的重要性。他說：「維生素呈現出酸性 pH6 或 5 以下的反應——而 pH 值較低的水果或果汁都是維生素的來源。酒麴是一種酸性的媒介物，而牛乳轉變成優酪（強效的小腸抗感染劑）時也呈現酸性。另一方面，腐壞的雞蛋與肉類則會產生鹼性反應。這也是為什麼我們將醃漬物保存在酸性的醋裡，而非鹼性的維琪瓶裝水中的原因。」

瓦涅醫生的意思是，越偏酸的物質——即這裡所討論的純露——可成為越好的防腐劑，並且具有更多潛在的療效助益。那麼，為什麼別人這麼常告訴我們要多攝取鹼性食物，讓消化道保持偏鹼性呢？有趣的是，許多酸性物質，如檸檬汁，會在消化道形成一個較偏鹼性的環境，所以恰好符合這兩種說法。這也解釋了為何偏酸性的純露保存

得較久；它們是更為天然的防腐劑，甚至能幫助自己防腐。然而還不止如此。瓦涅之後繼續討論 rH2 係數，這個係數表示某個 pH 值下所含的負電子量；瓦涅說：「一個 pH 值的 rH2 值是無限大。」答案似乎越來越清楚了！

簡單一點地說，rH2 係數是用來測量某一種物質的導電性，與「氧化的潛在力」，也就是啟動或還原氧化反應的能力有關。換句話說，抗氧化劑或「還原劑」的 rH2 值較低；這是它們之所以具有抗氧化功能的部分原因。它們的 pH 值也偏向酸性的 5.0 以下。我們都知道精油與純露的質變是因為它們氧化而造成的，所以或許反常份子存在於 pH 值理論中的部分原因是源自於 rH2 的測量值。我想這正是月桂與杜松果純露的穩定性會成為例外的關鍵所在：它們都有較高的 rH2 值與低 pH 值，所以容易在瓶內產生氧化；而薰衣草與綠香桃木具有較低的 rH2 值，即使它們的 pH 值在 5.0 以上，也能保存較久。

接下來就要討論到電阻（resistance）的問題，電阻能創造出容易造成感染的環境。瓦涅醫生指出：「一般來說，天然精華具有酸性 pH 值，而且重要的是它們具有很高的電阻。比方說，丁香的電阻大約在 4000 左右（是人類血液的 20 倍），百里香的電阻在 3300，薰衣草的大約在 2800，而薄荷的電阻則是 3000。混合過的精油透過在空氣中的霧化具有強效的殺菌特性，這一點我們都親身經歷過，而它們具有高達 17000 的電阻——所以複方精油的電阻比其中成份的電阻高出許多，而複方精油的 pH 值也呈現頗為酸性的 4.6。鹼性環境有助於微生物的迅速繁殖，而酸性環境則相反，於是植物精華具有殺菌的特性。高電阻也會促使感染與毒素蔓延。」我們知道純露的電阻值是多少嗎？還不曉得，但是我們正朝著這個目標努力。

迷迭香萃取物被用作一種天然防腐劑，並且被認為是一種活性抗氧化物質。然而迷迭香純露按其化學類型的不同，只有短至中等的保存期限，並且屬於不穩定的純露種類。日本測試植物萃取物之抗氧化特性的研究發現，雖然迷迭香能抑制過氧化的反應，且呈現出強大的抗氧化特性，它的「活性仍比左右旋維生素 E（dl-x-tocopherol）的標準抗氧化劑來得低」。研究人員繼續說明：「迷迭香（*Rosemarinus officinalis*）和鼠尾草（*Salvia officinalis*）都曾被通報具有抗氧化的效果，但是在我們的實驗中卻發現，迷迭香對於含氧物質與過氧化程序呈現出較低的活性反應。」這些測試中都沒有包括植物萃取物的 pH 值和 rH2 值的因素，這很可能正是迷迭香的抗氧化效果這麼差的原因。一定會有人好奇迷迭香的偉大名聲究竟是從哪兒來的。然而，同一個研究中卻發現迷迭香「清除超氧化負離子」的活性最高，所以答案就很明顯了！在現實中，金縷梅、鼠尾草、甚至藍膠尤加利純露做為抗氧化劑的效果都會遠超過迷迭香，然而實際上馬鞭草酮化學類型的迷迭香效果與鼠尾草齊名。

有關純露的混淆觀念還有很多，而只有透過運用它們才能教導你究竟是怎麼一回事。之前我建議你用一只酒杯來分裝新批的純露。酒杯的形狀是為了增添紅酒本身芳香成份而設計的，對於純露也有同樣好的效果。它也能讓你仔細觀察純露的色澤與清澈度，這兩種特質都帶著重要的訊息。有些純露會帶著一點點顏色；而其他的像是粉紅色、以銅製器具蒸餾的冬季香薄荷，色澤則是十分鮮艷。藉著紅酒杯寬廣的表面積，你也會注意到水面上是否有可見的油塊或油滴。鼠尾草經

常帶有可見的油塊，未經重複蒸餾的香蜂草和玫瑰純露也有。

　　有時候這些徵象也很令人憂心且令人混淆不清。最近正當我迫不及待地在等一大批橙花純露時，廠商打了通電話來，認為純露可能有問題：它有可能已經遭受污染，並且已經被測試過。被質疑的純露容器邊上和表面長了些「東西」，但是分析之後發現那是浮上水面的殘餘精油，那是在蒸餾過程結束、純露漸趨成熟化的過程中氧化而成的。那一批純露的品質很好，但我很欣慰廠商警覺心很夠，能留意到不尋常的地方並加以處理。

　　我也會考慮純露的濃稠度與表面張力的問題。正如人們說紅酒會長腳，在酒杯裡的細流被旋轉搖晃之後便變回液體狀，所以有些純露會展現出相似的傾向。表面張力可以透過凸面的形狀而察覺，也就是說，你也可以藉用大拇指沾一沾倒在手背上的一點純露來觀察表面張力。有些純露的表面張力大到它們會形成一整顆幾乎圓球型的水滴；其他的表面張力則是小到它們根本無法停留在手上，似乎就要滴落地面的樣子。我還並不完全瞭解表面張力是什麼，但我相信當純露裡含精油比例較高時，表面張力也較高，因為精油比較容易出現在較難分離的純露裡。精油的含量在較為穩定的純露中也較高，不論 pH 值為何。關於純露為何變質、如何變質、以及在何種條件下會變質，至今仍有許多是需要學習的課題，但我們正朝著這個目標邁進。

過濾

　　兩年前，我所購買的純露標籤上有註明過濾資料。上面有過濾的日期和過濾網的大小——0.3 微米。出貨日期明列在帳單上，正好是實

際過濾後的第三天,於是我第一次收到了從出貨到我家門口一路上都保持乾淨的產品。由於我在他們出貨的第四天就收到了,這也令我有了最佳的基準測試數據。

他們所使用的過濾技術稱為逆滲透法。雖然極少數的蒸餾商會對純露使用任何特殊過濾方法,逆滲透可能是目前有在進行過濾程序的人所使用最普遍的方式。然而也有其他的選擇,所以讓我們來看看過濾程序中的要素。

- 純露在過濾前、過濾期間、以及過濾後的溫度
- 過濾系統的可用性與操作簡易度
- 過濾器的效率
- 過濾器的速度
- 容器的消毒
- 成本考量

純露的溫度

正如同之前所提到的,純露在儲存與運輸過程中,穩定的溫度和實際溫度是一樣重要的。假如儲存溫度在攝氏 13 度(華氏 55 度),那麼在理想情況下,過濾的手續應該在大約相同的溫度下進行。所以最好是過濾的器材實際上與保存純露的冷藏區是同一個。假如過濾手續在不同的地方進行,最好是能在與儲藏室相似的環境下進行,而假如兩個地方環境條件不同,那麼過濾程序應當在純露的溫度還來不及攀升到新的環境溫度之前就盡速完成,只有在回到冷藏室後才下降。在較高溫度待上短短的時間並不表示純露就會完全毀掉,而是將溫暖、乾淨、已經過濾的純露放進較冷的環境時,可能會促使瓶內產生凝結

現象，而凝結現象可能會導致一些問題。

凝結現象會令水分子從純露中被分離出來，並在容器的上半部形成水珠。當凝結物「蒸發」時，這些純水分子會回到純露中。純露則是將這些凝結的水分子當成外來的新鮮水。正如同我之前所說，以水稀釋純露會縮短它們的保存期限，而凝結的水同樣也會令其壽命減短。我目前的估算是，不論是什麼種類，稀釋過的純露保存期限大約不超過四個月，有的還更短。

所以設計冷藏器材時可以加入含一套過濾系統，做為設備的一部分。任何乾淨的室內空間都可以做為冷藏室；無塵、總是緊閉的門扇，具有工作檯以進行消毒、過濾、以及裝瓶的程序；並且具有大桶與小瓶裝的儲存空間，以及一個可控溫控濕的環境。當然這很像是在冰箱裡工作，但是這真是我夢想中的空間。

過濾系統的可用性與操作簡易度

光是談我們無法取得或太複雜昂貴、只能在實驗環境下使用的過濾系統其實根本無濟於事。糟糕的是，地區水源所遭受的不幸已經令水過濾變成一種有賺頭和創新的行業。水公司林林總總，包括了那些販售瓶裝水和那些提供水過濾系統的公司。從桌上型過濾器到一般碳到活性碳過濾器都有。可以使用紫外線，並且使之成為淨化游泳池水時的氯氣替代品，但這種方式對純露並不管用。有些過濾器會將水旋轉，以形成靜電荷；其他器材如 Brita 濾水器能移除氯、鉛及某些微生物並改善味道，但是基本上該地區需要有乾淨的水才做得到。最棒的過濾系統之一中，有著一大缸活性碳，並且在水管進入房屋處連接著水源。由於水在進屋處被過濾，即在進入熱水槽之前就過濾，於是能

解決大多數過濾系統所面臨的熱水問題。

　　但是對於我們的特殊目的，有什麼樣的過濾方式可供選擇呢？過濾器應該簡便、能夠方便運送。組裝與維修應該簡單以預防污染物掉進過濾器，並在過濾器中淤積，而並非之後才將它們從純露中移除。過濾器本身與所有維修和使用上必須用到的零件都應該在當地就能夠取得。假如要等四週才能拿到換新的過濾器，你最好提早訂貨，不然會有好一陣子沒生意可做。過濾器的使用方法也應該簡單易懂。Brita 牌淨水器成功的部分原因就在於它的操作方式很簡單。它不需要安裝──連小朋友也會用。過濾的速度適中，而 Brita 藉由推出濾芯偵測器解決了維修的問題。現在當你的濾水器需要換新時，濾芯上的一個小箭頭便能提醒你。這個就連傻瓜也會用！但純露並不是水，而我們想要的是對我們來說有用的東西。

過濾器的效率

　　有時候將純露與飲用水相提並論也說得通。我喝的純露有很多種，許多人也是如此；這是從它們的療效特性中獲得益處最好的方法之一。純露也必須能遵從任何與化妝品銷售、美容、健康食品以及療效產品或食用產品相關的法令。並非所有的國家對於純露都有特別制定法規，但有些國家的確有，而且倘若要將產品上架的話，任何過濾系統都必須按照法規證明足夠恢復所過濾的產品。

　　懸浮物很容易被過濾掉，而且用咖啡濾紙或一般濾紙就可以做到。但是你無法看見的東西該怎麼辦呢？細菌的大小通常在 0.1～0.8 微米之間。病毒可能會小於 0.03 微米，但它們通常會與其他比較大的物質結合在一起。所以我們需要一個可以至少將 0.2～0.4 微米的物質移除

的過濾器，這相當於美國對瓶裝水所制定的 0.1 微米 EPA 標準。過濾的效率可以透過實驗室的測試來決定；然而，在家中進行的測試則是純露的pH值在過濾完成後回到基準測試值點。就像之前所提到的，不論可由肉眼察覺其變化與否，pH 值增加就表示呈細菌反應。過濾之後，假如污染物已被移除，pH 值想當然爾地會回到它原本的數值。

對於純露，不像飲用水一般，過濾的目的並不在於改善純露的口感或是減少臭味。事實上，重要的是整個系統不會改變純露本身的口感或香味；它只會移除我們不想要的成份。如果純露的香味與口感程度下滑，我就不會進行過濾——反而會直接丟掉。當你懷疑的時候乾脆就丟了。

損失率是面對天然產品時的部分現實面，我很慶幸自己不是賣草莓的。

過濾的速度

相對來說，過濾系統的速度應該要很快。時間就是金錢，而倘若你有在使用純露的話，可能一次會經手好幾公升的純露。大部分我所使用的容器都是 20 公升的超大玻璃瓶，有時候也有 5 公升裝的瓶子。假如過濾系統每小時能過濾 1 公升的純露，那麼要過濾一桶大玻璃瓶就需要二十小時，而假如你和我一樣，庫存了四、五十種純露，可能會經常都在過濾它們。過濾系統速度緩慢的另一個問題就是它們必須與外面的環境隔絕，不然在過濾的過程中，已過濾好的純露會有可能重複受到感染。二十個小時對於沒蓋蓋子的收集瓶來說是很長的一段時間，而且唯有在最清潔和控管的條件下，才能讓你不需要再去保證這種不蓋蓋子的過濾過程不會有空氣污染的問題發生。但是誰又有這

麼多時間去做這些呢？

擺在蒸餾器前收集純露的瓶子在使用前先消毒會很有幫助。純露流出來的速度相對很慢，每小時大約 2～4 公升，按照所蒸餾的植材而有所不同，所以這裡的問題和緩慢的過濾速度一樣：你的瓶子和純露在收集期間都可能會受到污染。但是藉著使用經過消毒的容器與一些基本的灰塵過濾器來避免特定物質掉落，就能將風險大大地降低。我自己在收集純露前，都會徹底消毒所有器材，並且會用一張濾紙包住收集瓶的瓶口。我們都已經留意到這些小小的改善所造成的不同之處。

每一個瓶子在純露的每個保鮮階段都應該是消毒乾淨的，蓋子、噴頭、滴管以及任何會接觸到純露的部分也是一樣。這是種簡單、卻能使儲藏期更耐久的控制因素；但是在寫這本書的時候，我可以確定並沒有人在做這些事情。有些簡易的消毒方法在第二章中已有討論，而我會鼓勵蒸餾商、出口商以及經銷商特別將這做為他們平時制式化步驟的一部分。至少也應該將包裝純露的瓶子用洗碗機洗過或用沸水燙過；能用酒精或食用過氧化氫消毒更好。包材的所有配件一定需要消毒，不光只是瓶子而已，雙手也必須戴上手套，於是不論多清潔的手指都不會與乾淨的零件或純露接觸到。

我希望能透過管道接觸一些尚未受到政府機關控管的純露。假如受感染的產品持續地充斥於市面上，不論它們的用途為何，我們都在冒著影響到我們取得這些純露及許多其他天然產品的風險。我們必須自我規範，我們必須小心翼翼。歐盟已經要求任何以「化妝品」名義販售的純露，都必須加入13%的酒精。在歐洲，與美國和加拿大一樣，

「醫藥」一詞意味著一個充滿規條的僵化世界，於是健康食品通常也被當成化妝品、香水、食用香料以及食品來販賣。我不會想要將酒精用在自己的皮膚上，而且我寧可選擇蘇格蘭威士忌而不要選擇乙醇，所以我不再飲用歐洲架上所賣的純露了。在任何時候都能保持所有包材的清潔是處理純露的最低標準。

成本考量

　　大部分純露在其產地的價格，依然相對地較為便宜，有些甚至非常廉價。可惜的是，這些產地可能是保加利亞、摩洛哥、土耳其或像馬達加斯加這類的島嶼。在純露空運到其目的地之前，每公升的成本就跳升了兩、三倍、甚至經常是四倍。因污染所造成的損失，不論是為何原因，也會令成本上升。而那些負責任到會過濾、消毒、以及進行任何額外手續的公司都有絕對的權利替他們的產品收取更多的費用。在選擇過濾系統時，你必須將系統的成本考量到純露的最終售價中。直到消費者願意多付出一些，以取得不含防腐劑的純露、零售商也開始學習果汁公司的榜樣去裝設冰箱的那一天來臨之前，很不幸地，我們在市場中將繼續會發現被混損、加了防腐劑、受到污染以及品質低劣的產品。

　　過濾器價值在十元到一萬元之間，而你必須按照自己的生意規模、經手量、產品的最終用途以及產品線等方面來做選擇。如果我只賣五種純露，我可能只要用到比市面上更好一點的 Brita 牌濾水系統即可。同樣的機制原理，卻是更有效率的過濾器。假如我是德國 Primavera Life 公司，一年能銷出 2 公噸的玫瑰水，加上其他幾種純露，我就會尋找較少人工操作又能同時兼顧所有過濾要素的機械化設備。

接下來所探討目前市場中各種的過濾系統，以及它們用於過濾純露時的使用方法。

過濾器的種類

濾紙

乾淨、未經漂白的咖啡濾紙可做為針對過濾來源不詳的純露時「確保安全」的過濾法，這些純露看似透明，但是——你永遠不知道那裡頭有什麼。它們也可以在正式過濾前移除沉澱物，或是在非內服使用時單純地進行過濾的手續，端看消費者的意願。濾紙在蒸餾的時候是一種有效的配備。漏斗裡的濾紙能將收集瓶的瓶口範圍縮小，任何進入收集瓶的物質都必須能通得過濾紙。這令裝滿容器的時間長短變得較不重要，因為純露受到污染的機會較少。實驗器材行有賣消毒好的可棄式濾紙，可以透過郵購取得，甚至是擠奶過程中所用的乳製品濾紙，對純露來說都很好用。咖啡濾紙可以放進微波爐中消毒，但是要小心——你可不想引起火災；只要短短幾秒鐘就夠了。

蒸餾器

家用蒸餾器通常能輕易製造出純淨、pH 值 7.0 的飲用水。但是蒸餾水太乾淨了，以至於原本水中有益的礦物質和微養份隨著污染物質一併被移除。假如你每天都喝蒸餾水，建議最好能加添膠狀礦物質或特殊水養份。否則長期下來，蒸餾水反而會將這些養份從你的體內瀝濾出去，而非像一般水一樣地供應它們。家庭式蒸餾器也很慢，並且

按照蒸餾器材的不同，通常六～十個小時，只生產不超過 5 公升的純露。

　　重複蒸餾純露也不是個好選擇。這種方式的成品比較像平淡無味的水，而不像原本的植物純露；pH 值偏向 7.0；而且雖然有些純露的香味與口感仍然存在，但是濃馥感都大大降低了。我也相信將純露重新煮沸會摧毀水溶性的成份以及懸浮其中的精油。

逆滲透

　　逆滲透（RO）是為了駐守在船上的海軍及軍事人員必須將海水去鹽份而發明的。這個系統將水擠壓過一張能鎖住雜質、溶解物質及污染物的半滲透薄膜，只允許純水通過。有很多比逆滲透還要好的過濾系統，技術也十分精良

　　逆滲透的問題在於速度──甚至毫無「速度」可言。雖然市面上有許多不同類型的滲透薄膜，按照各種污染物的本質與水產品的最終用途而有所區隔，這仍然是一種極為緩慢的程序。要過濾 5 公升（大約等於 1 加侖）需要花上數個小時，像蒸餾一樣久，有時還要花更多時間。水幾乎可以算是一次一滴地通過薄膜。就目前看來，一套令人滿意的家用逆滲透系統必須有一個足夠大的儲存缸來盛裝過濾好的水，而讓整個系統持續運作著。但是當儲存缸裡的水用完的時候，等待他再次裝滿可就沒完沒了了，這期間最好沒有人喊口渴。

　　大部分的逆滲透系統也屬於封閉式的，表示在系統入口與出口之間並沒有任何暴露於空氣的開口。水主要是與過濾器直接接觸，直接滴進密封的儲存缸，輸送到水龍頭。從污染的觀點來看，水在過濾系統內究竟是一滴一滴，還是形成一小條水流並不重要。儲存缸的蓋子

是密封起來的，所以每一滴水都能保持乾淨。

　　利用逆滲透法來過濾純露可又是另一回事了。密閉式的系統並不合用，因為每次當你要換另一種純露過濾時，都必須打開清洗。另外，過濾薄膜本身又容易產生味道，也比收集瓶難清洗得多。有的逆滲透系統具有反覆沖洗薄膜的功能，這麼做就能處理味道殘留的問題，但是整個系統依舊是開放性的；也就是說，純露還是透過一個開放式或需要大費工夫的封閉式系統滴進你的收集瓶中。

　　接著則是維修的問題。如果你不讓薄膜保持乾淨，經常更換它們，甚至換得比廠商所建議的次數還勤，並且對其他的系統部位進行維修，你所得到的會是滿載著一堆毒素的產品，比你一開始到進過濾器裡的純露還差得多。別忘了過濾薄膜會鎖住純露中的「髒東西」；總有一天會塞滿，而所有的污染物將會開始滲入最終的成品。真是令人連想都不敢想！

　　逆滲透也顯示了移除純露中天然水溶性療效成份的潛力。這些因食品及香水工業而研發的濃縮純露可以輕易地進行化學分析，並且被宣稱儲存較為簡單；因為它們的體積較小，比原本體積少了四、五倍，而且保存期限似乎較長。這種觀念有著明顯的優勢與缺點。第一，濃縮的產品具有較強的特性。我們必須從療效的角度來探討它的效用究竟有多強，好讓我們在發展療效計畫表之前就能建立適當的稀釋比例。這麼做相當困難，因為每一個過濾系統可能會製造出不同程度的濃縮品，而這樣很難訂定稀釋標準。

　　再者，舉例來說，假如百里香酚百里香純露在標準狀態下的口感是熱熱的，那麼濃縮的版本將會有多熱，而使用時的潛在效果又會有多少的改變呢？假如保存期限因此而延長，那可是加分，但是能延長

多久呢？我們都清楚嗎？我們是否可以從它的濃度去推斷，或是需要三到五年進行實際的測試？

濃縮的最大優勢是能減少運輸費用，因為量比較少。但是濃縮的產品會比較貴，因為濃縮手續的成本也必須納入價格的考量，所以我猜消費者最後所佔到的便宜將會是微乎其微。

一位使用這種濃縮方式的蒸餾商告訴我，這種觀念「一點破綻也沒有」。假如純露在濃縮的過程中移除了 4 公升的水份，只要在拿到純露時再加回 4 公升的水就好了。不幸的是，加水到純露裡立刻就會減短其壽命，所以使用濃縮純露唯一有效率的方法就是在使用前才加水。將純露濃縮，毋庸置疑是可行的，我們也是如此處置精油的。但是你不會想往自己臉上噴灑濃縮的純露，而稀釋過的純露比你一開始使用未經濃縮的純露更不合適。我也懷疑一瓶被「重新改造過」的純露的「能量」與療癒特性是否還會與其他原始產品一樣。我的直覺會說「不一樣」，但我還沒有空地對這些產品進行適度測試。

雖然創造一瓶濃縮純露的過程仍在實驗階段並且罕見，但是已經有人對此探討研究，至少給予了我們分析純露化學檔案的更佳方法。

活性碳

除了 Brita 系統之外，許多水龍頭以及蓮蓬頭濾水器都使用活性碳做為過濾的媒介。活性碳具有許多細孔，能給予大量的接觸表面積。水會通過這些表面，將雜質和污染留下。活性碳過濾器有著不同的大小和價格範圍，從五金行買來 30 元加幣的連接水龍頭裝置，到 2000 元加幣的潛水瓶（scuba tank）、椰子活性碳（coconut-charcoal）、point of entry 系統都有。任何活性碳系統的整體效能都與正確的維修和設計

有關。

　　活性碳過濾器按照其用途，在壽命上會有所限制。活性碳的表面會變得被污染物塞滿；而當這些表面被完全填滿或阻塞的時候，它們會開始將髒東西重新釋放到過濾好的水中。過濾熱水的蓮蓬頭濾芯，壽命估算大約在十二～十八個月左右，但實際上通常很難撐得過一年，因為熱水中含有三鹵甲烷（THMs），會迅速地阻塞濾芯。然而，活性碳過濾純露的效果只能達到一定的程度，較大型的過濾系統則會需要面對其他技術上的問題。你是用幫浦將純露推擠過濾心的嗎？那麼你必須找到不銹鋼製或惰性塑膠製的幫浦，並且必須確定潤滑劑不會接觸到純露。如果你是利用重力的原理迫使純露通過濾芯，那麼只有 1 公升純露的時候該怎麼辦呢？流失率會很高。又假如你有 50 公升的純露，你需要將容器放置在多高的地方才能給予你足夠重力去產生剛好的壓力？在過濾兩種不同純露期間，你如何清洗過濾器？你會用水洗、並且明白加入純露中的水會縮短其壽命，而且在水洗之後，基本上是無法去除過濾器中所有水份的嗎？雖然活性碳的確能在純露方面派得上用場，我卻還未尋獲一個能夠符合理想條件的活性碳過濾器。

Brita 濾水器

　　由加拿大人所發明的 Brita 濾水器是 1990 年代最成功的產品之一。Brita 目前在十幾個國家銷售，是處理適合飲用卻不好喝的自來水時的應急辦法。Brita 使用到一個活性碳濾芯，壽命大約在四～六週之間，按照使用的水質與水量而有所增減。Brita 能移除某些重金屬和將近所有的氯和三鹵甲烷，以及像是梨型鞭毛蟲（giardia）和隱鞭孢子蟲之類的病毒。

倘若純露的 pH 值只稍微改變了一點點（0.2～0.3 的幅差），而且也沒有沉澱物或雜質生成，Brita 濾水器有時候可以重新使 pH 值與產品品質恢復。如過你想要使用 Brita，每次過濾一種純露時，你必須使用新的濾芯，或是以乾淨的水沖洗幾次。過濾之前，你也必須先將濾芯浸泡在一些所要過濾的純露中。Brita 並不適合代理商或經銷商用，但一般消費者或是不清楚自己所買的純露貨源的人可以藉助它來確保自用純露的安全。

陶瓷濾水器

市面上有幾種陶瓷濾水器，不但效果顯著，也合乎成本效益。陶瓷可以過濾到 0.2 微米之細，其過濾器有不同的大小尺寸，從掌上型到工業用型號都有。不論在醫院、製造工廠都有使用到陶瓷過濾器，在科技工業的多重系統過濾程序計畫中也是常見的一部分。

有的陶瓷過濾器中裝有硝酸銀，這是一種膠質銀，能提升過濾器的效果。膠質銀在幾年前曾經躍上醫療界的舞台，成為抗生素的另一種選擇，處理對抗生素產生抗藥性的感染十分有幫助。許多書籍也寫到有關膠質銀的效用，而使用者的見證都賦予它極高的評價。銀能促進陶瓷的過濾功效，因為它甚至能夠作用在陶瓷本身無法處理的微小病菌上。裝置含有銀的過濾器也能同時防止細菌在陶瓷過濾器的間質中繁殖，這個重要的益處讓維修的工夫更為簡便。

舉例來說，康迪（Katadyn）淨水器就是加入了硝酸銀的成份，能幫助殺死任何小於 0.2 微米的物質，像是病毒，並是同時保持過濾器本身不受污染物的侵害，免去水洗過濾器的需要。

康迪淨水器

掌上型的康迪淨水器據說每分鐘可以過濾 5 公升的液體，然而實際上似乎是每分鐘過濾 1 夸脫到 1.5 公升的純露，即使如此也會令你汗流浹背。跟上述的幾種系統比較起來，這種過濾器的效率還是快得驚人。最小的型號也是一樣，這是專門為了旅行而設計的機種；較大的商用系統速度更快，並且是透過重力或以機器操作的。

清洗時的拆卸很容易，只要將螺絲鬆開分解成幾個零件，這些零件都可以個別清洗風乾。陶瓷／銀製的濾心在更換之前，可以過濾將近 5 萬公升的水，但仍要按水中物染物質的多寡以及每次使用後的清潔工作是否徹底而定。唯一的困難在於如何使揚水管內風乾。

濾水器本身有一條 3 呎長的水管，在置入水源的那一端有一個圓錐形的濾網。假如你是身在亞馬遜雨林中的話，這張濾網能防止大塊物質和魚類或其他水生物進入濾水器中。這個部分幾乎是無法拆卸的。另一端則是接到濾水系統的基部，也就是水進入濾水器的地方；而這一端也是幾乎無法拆卸的，假如你真的把它們拆下了下來，要再裝回去可需要花上好一段時間。所以水管的部分必須在原封不動的狀況下進行乾燥——但它可是有 3 呎長呢！剛開始的時候，我發現即使將它放入烤箱中十二個小時也無法烘乾裡頭所有的水珠，而我對水珠可是有點偏執。後來我開始以向水管內吹風的方式試圖將水珠移除，因為我明白任何因此而帶進去的病菌到最後還是會被過濾掉，但是這種方法並不合乎衛生，而我現在是將罐裝的受壓空氣擠過水管。當我需要將濾水器收藏兩個星期以上時，我會把濾芯、水管以及所有零件都放進石油氣爐裡，只將母火點著四到八個小時，直到它們徹底乾燥為止。

當我學會如何使用這種濾水器之後，我必須不斷提醒自己，假如我在喜馬拉雅山脈徒步旅行，旅途中可能根本沒有任何機會好好清洗它，更別談乾燥了。但這正是這個機器本身在設計時所考慮到，可能將會面臨的處理方法和環境條件。對於這些情況，這種機器可算得上是最高等級的濾水器，所以任何我所交予它處理的純露，對它來說可是小事一件。我自己購買康迪淨水器的過程中發現了許多令人難以想像的意外驚喜，甚至在交易的過程中還接到一位濾水專家的臨時來電給我線上即時諮詢，所以我知道自己的選擇是正確的。

假如你有給自己的產品設置一個冷藏室，可以輕易地架設固定式的過濾系統，或是隨時隨地需要時再設置。康迪淨水器替我改變了很多事情，讓我現在可以完全確信自己並沒有賣出受感染的產品。有 pH 測量器和過濾器作我的後備支援，我很開心今年倒進堆肥裡的純露將會比過去幾年都來得少。

測試

當然康迪淨水器也需要經過測試。最先進行的是 pH 值測試，結果顯示康迪淨水器的功效真是神奇。即使純露裡漂滿了懸浮物，超過百分之八十五次的過濾結果都是晶瑩剔透般的乾淨純露，而 pH 值也都正中指標，回到原先的指數。有趣的是，雖然我認為自己身邊的幾家優良供應商都很瞭解純露，而且很重視純露的問題，但大部分仍然不會消毒他們的容器。去年我曾經收到一批天竺葵純露，測量到的 pH 值為 5.6，而六個月之內，裡頭就開始形成小毛球形的雜質。我們將純露以濾紙過濾，移除其中的懸浮物之後，透過康德淨水器再裝進消毒過的瓶子裡。後來清澈透明的純露 pH 則降回 4.8，而且口感和香味也棒極

了。

　　我將有過濾和沒過濾的天竺葵純露送去分析，結果如下。樣品一是孳生了雜質、未經過濾的純露；樣品二則是過濾過的純露；樣品三是另一批新鮮乾淨的天竺葵純露。

參量	單位	樣品一	樣品二	樣品三
異營菌碟計數	CFU／毫升	> 57,000	0	0
酵母菌	CFU／100毫升	< 2	< 2	< 2
黴菌	CFU／100毫升	> 400	2	< 2

CFU（colony-forming units）＝羣體生成單位

　　每種參量小於2的數值，對於植物萃取物來說是個很平常的數字，因為這部分也代表著對於水溶性成份的測量，也就是一般人所認為的植物性碳水化合物的含量多寡。我從實驗室那裡得到確認，數值在2以下的純露是可以內服的。

　　當然也有些時候，有些純露的狀況實在糟糕到無法透過任何過濾的方法拯救。去年我曾收到一些土木香純露，才剛蒸餾成兩個月，但是到我這邊的時候已經呈現出「朵朵白雲」的乳白色狀態，一塊塊小小白白的髒東西漂浮著。我很驚訝這樣的東西竟然還被裝瓶出貨。pH值落在6.3；而土木香純露的pH值應該在4.6到4.8之間，甚至更低。土木香純露實在很難取得，而且極具效用。由於當時正是嚴重流行性感冒季節的開始，我心裡的沮喪不是三言兩語能形容的。我很需要這種純露；我的顧客也需要這種純露。這種特殊的流行性感冒病毒會直接攻擊肺臟，而土木香正是你對抗這種問題的最佳利器。這下子，即使康迪淨水器也無法使pH值恢復了，雖然他的確有將純露過濾得清清

潺潺。最後，我只好向尤加利、香蜂草和香薄荷求助了。

假如純露的香味已經改變了，即使過濾也無法挽回。如果污染物小於 0.2 微米，它們是無法藉由這種方法被過濾出去的，縱然銀質或許能殺死細菌。倘若純露真的正在老化當中，那麼濾水器能做的實在有限，而有時候嘗試救回這些純露還真是不划算。但由於純露相對地比較便宜，偶爾其中一瓶被用來清洗地板或澆花，甚至丟到堆肥裡也無傷大雅。

後續照顧與包裝

雖然我在第二章裡談過裝瓶與儲藏，我認為還可以在這個部分做更深入的探討。純露的包裝與照顧是促成它們保存期限長短的重要因素。也由於我本身支持內服純露的做法，這也成為我所重視的議題之一。

在蒸餾的時候，純露與精油通常會在過程中被一種名為佛羅倫汀瓶的裝置分開。純露流入一只收集瓶或是流回土地裡，而較為珍貴的精油則留在佛羅倫汀瓶內，漂浮在剩餘的純露之上。對於這種油水分離的重要性，各家蒸餾商之間有著不同的看法，但是在那些以精油做為主要產品的蒸餾商來說，他們之間大部分的人都同意盡速將精油與純露分離的重要性，最好是一蒸餾完就立刻分離。當過程結束時，精油──和只有一丁點的純露──就收在另一個瓶子裡。這種瓶子通常是某種實驗室專用的玻璃瓶，會讓精油浮在上面，讓純露留在下半部，只要扭開底部的接頭或水龍頭就可以排放出去。精油會留在這個瓶子裡，待上六到三十六個小時不等，按植物種類而定，而在這期間任何

懸浮在精油裡的微量純露將有機會沉到底部，然後再被移除。一旦完全與純露分開之後，精油則可以擺在空氣中，繼續坐上一會兒，讓它更「乾燥」些，並且讓香味和其中的化學分子能在經歷蒸餾的衝擊驚嚇後，有個重新回復平衡的機會。這在芳療蒸餾中是最重要的過程，缺乏技術的蒸餾商卻通常未能執行。我曾買了 1 公斤的廣藿香精油，由於瓶內精油的發酵作用，它的蓋子是從我手中爆飛出去的。而它的香味則是難聞極了。很明顯地，從精油混濁、發泡的情形看來，這批精油中仍含有滿多量的水份，而且蒸餾之後一定沒有被放置乾燥過。

　　有人告訴我，有些精油在足夠「乾燥」裝瓶之前，不加蓋子放置的時間需要花上兩週或更久。但是有哪一位技術純熟的蒸餾商會將一瓶新鮮的精油不加蓋子就擺上這麼長的一段時間呢？我們被教導的每件事都說瓶子應該隨時保持蓋子緊閉，但是假如精油的香味告訴我，它們並沒有完全「乾燥」的話，我經常會將大桶精油的蓋子打開擺著。我的學生們最近向我抱怨一批新到的羅勒精油，聞了味之後就明白問題所在。在將蓋子打開，放置了二十四小時之後，羅勒的香味變得棒極了——而我們也都學到了一些新東西。

當濕的變成乾的

　　但是精油並非純露，那麼同樣的道理是否適合套用於純露身上呢？那是再當然也不過了，然而我們卻是將蓋子蓋上，讓它們「醞釀成熟」。非常新鮮的純露具有一種非常潮濕的氣味。你或許會說它們都有著潮濕的氣味，但這種氣味是真的潮味，如全身濕漉漉的小狗般的潮濕味。純露中的成份需要花點時間互相產生共鳴，彼此認識，就好像在說：「嘿！你好，你是從馬達加斯加來的吧，是肉桂嗎？我的名

字叫 H_2O，我來自後院的那座小水泉，你好嗎？」或類似這樣的境界。純露的氣味與口味要開始趨於穩定，需要花至少一週的時間，並在大約兩個月之後達到最圓滿的狀態。它們的確會像精油一樣地「乾燥」，並且雖然它們總是濕的，卻會漸漸失去原本剛收集完畢時所具有的發霉潮濕味。在這之前你都可以使用它們，但假如你肯等待的話，它們的口感與氣味會變得更好。

　　但革命的時刻也已到來。由於專門為了純露所進行的植材蒸餾已經越來越普遍，不論是家庭規模或商業規模，這方面的理論也發展出許多分歧。這種理論認為蒸餾過程應該在純露收集量最高時，所有精油量被蒸餾出來之前就停止，因為純露才是主要的產物。（或是所有的純露及所有的精油量都被收集儲存。）任何在蒸餾過程中收集到的精油都可以任由它漂浮在純露表面，所有的產物都被收集在一個底部附有插口龍頭的玻璃容器裡。有人相信浮在水面的精油能防止氧氣直接觸及純露，進而減緩或預防氧化反應的發生。之後純露將從容器底部排出，不會打擾到上面的精油。

　　有些蒸餾商說它們能夠藉由這種方法將純露儲存好幾年而不變質，但我對此有些懷疑。就因為橙花精油從純露裡融合出來，就令我的供應商懷疑因為這是細菌的關係，於是許多蒸餾商都說乾燥不當的精油將不只會發酵，正如我們所見的，精油假如沒有乾燥或接觸到純露的話還會氧化得更快。至少我所知道的是，瓶子裡浮在純露上頭的精油無法延長純露的壽命。這是個有趣的想法，但我相信只要更多的蒸餾商在這些領域中多加實驗，我們將能更確切地證明其中之一的說法。

塑膠 v.s. 玻璃

　　然後就是儲存容器的問題。大部分 1 公升以上，運輸用的容器都是塑膠製的。用玻璃器皿運送幾加侖的東西畢竟不可行；既笨重又容易打破。但是人們對於塑膠的看法卻有所衝突，從某些角度來看，這是一種透過學習而做的選擇。玻璃其實是以非常緩慢的速度流動的液體。基於這個原因，實際上大部分的玻璃瓶應該都能盛裝比人們口中所說更多量的液體。它們的設計就是為了當內部盛滿時，瓶子頂端會留有一點空間，這麼一來，在玻璃瓶裡的液體熱帳冷縮時將不會導致瓶身爆裂。精油就如同大部分的液體一樣，體積經常膨脹和縮小，而且過滿的瓶子即使因為氣壓的變化，也可能會爆裂。同樣的道理也應用在純露身上。一批結凍的純露，在前往亞伯達省的途中就已經有可能會讓玻璃瓶自動爆裂了。所幸堅固又耐酚類分子的塑膠瓶，在具有足夠瓶內空間與有效氣墊式瓶蓋的情況下，能讓純露在冰凍的狀況下膨脹而不破裂導致整批貨報廢。

　　如果你想要以水面浮一層精油的方式來保存純露，你一定要用玻璃瓶，因為大部分塑膠瓶，即使是耐酚類分子的那些都會因為接觸到精油而產生分解現象。但假如你所保存的純露已經小心謹慎地分離過，那麼這些耐酚類分子的堅硬塑膠瓶對任何純露似乎都不會產生危險。極少數的供應商，不論規模大小，都將純露裝在玻璃瓶裡販賣。其他大部分的廠商，即使是 100 至 200 毫升的小量純露也不會裝在玻璃瓶裡，反而選擇這些耐久的塑膠瓶。它們有各種尺寸、形狀和顏色；我見過幾種不同的色澤，藍色、紫色、紅色、綠色、橘色、甚至深褐色裝純露的塑膠瓶。但是有沒有想過純露們是怎麼想的？

　　我們要再一次踏入充滿廣泛意見的領域。許多大量使用純露的優良蒸餾商及治療師聲稱塑膠可以當作良好的儲存容器。假設我們所用的是經過消毒的容器，塑膠似乎不會縮短某種純露的壽命，至少在我的測試中是如此。深色的塑膠瓶所提供的保護僅比透明塑膠瓶多一點點；塑膠的種類在抵抗紫外線方面的能力比顏色更為重要。塑膠本身的種類不同，而任何供應商都會提供你有關各種他們所使用的塑膠瓶在紫外線保護、氧氣滲透、化學反應以及抵抗化學物質等方面能力的資料。至於 1 到 5 公升的桶子，我買的是一種高品質、耐酚類以及耐醇類的堅固塑膠桶，還具有低氧滲透力及良好的抗紫外線功能。這種塑膠桶並非完全不透明，它的蓋子上有一個能膨脹縮小的氣囊，似乎能幫助減少沉澱物。

　　也有另一種塑膠可以選擇，那就是 Nalgene。Nalgene 是美國太空總署專為太空人所研發的產品，是一種完全惰性的塑膠，能經受得住最嚴苛的環境條件……就像太空一樣。

　　Nalgene能耐得住大多數的化學物質與溶劑，並且對所有純露都不會造成危險。通常都帶有一點顏色，而且具有良好的抗紫外線能力，氧氣滲透的量也極低。Nalgene分成各種密度，從非常堅硬到可擠壓的柔軟材質都有，而它不產生化學反應的特性讓它為許多科學及醫學實驗室中儲存各種化學物質的事務上定下了新的標準。如果你可以找到成本合理的Nalgene容器，它可以成為天然產品的最佳非玻璃保存瓶。

　　接下來的幾年中，將會有許多其他類型的容器進行測試。其中一種是為了流體食品所設計的，具有非常堅硬的塑膠外殼及複雜又柔軟的多碳化合物內襯袋。這種容器的設計理念是將液體置於真空的內袋裡，並以硬式外殼保護。當液體從內袋中流出時，外殼會塌下以防止

空氣滲入接觸到食物，降低變質的機會。另一種創新發明則是化妝品包裝公司所推出的真空噴瓶。當人們摻入更多的天然成份，壽命與產品質變變成了化妝品的大件事，而真空噴霧就是為了預防原本一般噴瓶內的氧化過程（不論蓋子卸下與否）發生而設計的。大部分這些真空噴瓶都是塑膠或橡膠製的，而有些塑膠的品質非常高，所以我們不妨看看這些玩意兒能提供芳療師與純露使用者什麼樣的選擇。

黑紫晶玻璃瓶

但我還是要問，純露們會怎麼想？當然它們還是偏好玻璃，而在所有的玻璃顏色中，它們最喜歡藍到紫之間的顏色。深褐色玻璃是很好，但只因為人們的反應比較傾向水代表藍色，而較不傾向深褐色，我想純露也是一樣，有著顏色上的偏好。它們希望我們會喜歡它們——先不談什麼科學不科學的問題。大部分藍色玻璃都不再以鈷（cobalt）製造——只是給染上了藍色——雖然真正鈷製藍色玻璃仍然可以買得到，但價格已經跳升了一倍。真正的鈷製玻璃似乎對純露的能量健康有所影響，當同一種純露被放進幾種不同材質的瓶子裡測試時，經過探測，我們發現真正鈷製玻璃瓶會明顯地使能量磁場增強。有趣的是，塑膠瓶削弱能量磁場的程度並不比深褐色玻璃瓶來得多，而兩者影響純露壽命的程度也都差不多。

但是有關玻璃的說法還不只這些。兩年前我收到一封e-mail宣稱，只要使用深紫色的瓶子，我的純露壽命就可以輕易地延長許多。當然許多人可能會認為這又是虛而不實的廣告手法。不過，可不盡然喔！黑紫晶玻璃瓶，或稱為深紫色瓶，早在西元 1800 年早期的德國就已經研發出這一系列的產品。這些產品在熾烈的地中海陽光下被「養」了

好幾個星期，甚至好幾個月之久，之後這些瓶子據說只會允許幾種特定頻率的光線穿透。人們相信這些頻率能增強植物療方的生物能特性以及它們所吸收的太陽能量。這種玻璃瓶的顏色深到看起來像是完全不透明或是黑色的，而它的深紫色來自於加入了許多成份，包括磨細了的紫水晶，故名為黑紫晶玻璃瓶。

但是當初的那個宣稱又如何了呢？在把純露裝入 Miron 紫色玻璃瓶之後，我可以說，純露壽命增加了不超過 10%～15%；今年我會再做一次為期長些的測試。然而我能說的是，純露們喜歡深紫色玻璃。將純露倒進這些瓶子後，十分鐘之內就可以透過探測法見識到能量場的增強，而且似乎會連續增強十八到二十四個小時，當它達到能量的極高點時就會停留在那兒。前後差別很明顯，比鈷製藍色瓶還要厲害，而假如你使用純露主要是用於能量工作，投資一些在這種瓶子上，用來儲存你的能量純露與複方，將會有很好的效果。

即使增加 10%～15%的壽命並沒什麼大不了，特別是脆弱如月桂葉的純露。一間德國公司將所有的純露裝在身紫色瓶子裡販售，並且發現對於其壽命有些許幫助。這些瓶子最大的缺點就是它們的價位及重量。正如同真正鈷製玻璃瓶比一般藍色玻璃瓶較為昂貴，深紫色玻璃瓶比一般玻璃瓶更為昂貴，而且它也比較厚，所以會增加運輸時的費用。但是單單對於能量磁場的特殊影響就令人值得嘗試使用了。

所以說，學習的曲線似乎沒有終點，因為它總是如此。針對於保存、儲藏、監測以及壽命各領域的每一項發現，都會延伸出一堆新鮮的問題。但是今天有關污染與質變的問題令我擔憂的程度並不亞於當初對純露天真懵懂時期的想法。是的，純露需要小心照顧。是的，純露會變質。但同時，純露也可以被監測。純露可以簡單地在家裡進行

檢測。是的,純露很安全、有趣而且有效。而最後,是的,純露絕對是可口美味,而且就因為它帶給我們生活中的單純樂趣,就值得你向它一窺究竟。

第五章

現在拿這些純露該怎麼辦？

「生命系統在這個星球上複雜程度是如此令人震驚，許久以後人類才慢慢的瞭解到這是一個精密系統而並非巧合所組成。」

——道格拉斯・亞當斯《最後觀看的機會》

（Douglas Adams《Last Chance to See》）

在純露檔案中，你會發現各種純露的特性及應用方面的明確資訊。然而，這其中也有些普遍性的規則、不同的劑量、和針對它們的使用方式而有所不同的設計方法。也有一些特別有趣的領域需要加以探索，特別是針對嬰兒及兒童身上的應用、美容方面的用途、身體排毒療程以及針對那些對於免疫系統特別關心的人們。

有趣的是，當我們開始在精油中、尤其是純露中尋找科學上的研究報告時，各種千奇百怪的資料都跑出來了。人們發現植物材料及植物萃取物中所含潛在的、可行銷的特性其實是個十分龐大的商機，值得投資好幾百萬元來進行研究工作。幸運的是，在我們一面探索新式芳香療法的真正功效時，也可以同時使用並建立這項資訊。

讓我們一起來看看一些這方面的調查報告吧！

「許多有關於紫外線輻射所造成的皮膚老化與活氧之間關係的報

告建議，可以藉由活氧淨化劑達成預防『皮膚老化』的目的。」在這項調查中，研究員不僅對六十五種植物萃取物的抗氧化、自由基淨化特性加以觀察，也測試了他們對於皮膚內形成膠原蛋白及彈性纖維的纖維母細胞受到損害的防止及（或）修復能力。最有效的植物是迷迭香、七葉樹（horse chestnut）及金縷梅，再來是地榆（common burnet）、紅橡木、掌參（bistort）、鼠尾草、藍膠尤加利、百里香和款冬（coltsfoot）。他們針對頭七種藥草的各種淨化功效做測試，也針對它們使細胞免於因紫外線照射而引發傷害的保護能力來測試。七葉樹和金縷梅在各項測試中並居首位，並且被研究員稱為「皮膚抗老化及抗皺紋的有效媒介」。迷迭香則在超氧負離子淨化活性（superoxide anion scavenging activity）的測試中排名第一，並且在其他測試中發現其許多廣泛的效果，而迷迭香已被公認是有效抗氧化的物質。鼠尾草在保護皮膚細胞方面，有著因劑量而定的不同效果，十分有趣。其中最佳的效果是在較低的濃度下達成的。當你細想純露時，這是個相當有趣的結果。

有一項針對精油淨化自由基效果的調查中發現，數種化學類型的百里香及含有丁香酚的藥草，如羅勒和丁香，是最有效的。酚類化合物抑制了被分離出來的細胞膜所催化的能量新陳代謝。將這些調查結果與之前所提過的日本研究結果作個比較看看。

金縷梅出現在大量有關抗病毒、抗疱疹、消炎以及從金縷梅樹皮及枝葉所製造的水與精油萃取液的文獻中。其中一篇提到，金縷梅的效果明顯超越了控制組的抗壞血酸（ascorbic acid）。

另一項研究顯示，不光是金縷梅中的單寧酸具有潛在的抗病毒效果及已被證明的抗疱疹特性而已。既然純露中單寧酸的成份很少，有

沒有可能是這些「其他」物質讓金縷梅成為一個可能防止泡疹及愛滋病的純露？同一項研究顯示金縷梅萃取物也能幫助減少在皮膚和黏膜組織上，疱疹所引起的潰爛處，因多形核甘酸（polymorphonucleoti-des；PMN）匯集所造成的傷害。

再來是我最喜愛的一個部分，有一份報告提到，雖然金縷梅純露不如外用的氫基可的松（topical hydrocortisone）療法一樣地有效，但是效果已經十分接近了。這些作者討論了許多使用糖皮質素所產生的不良影響，像是氫基可的松，「對人類生命的威脅程度可以從輕微到致命」，他們並且聲稱，「為了避免這些不利的影響，醫師和病人都盡可能避免糖皮質素療法。這對於異位性皮膚炎患者更是特別確實，因為其慢性病的本質和頻繁的復發性更需要長期的治療。」實際上，金縷梅在這兩項隨機的雙盲測試（double-blind）中顯得十分有效，遠超過德國洋甘菊，作者更建議它應該被考慮做為發炎性的皮膚疾病，特別是異位性皮膚炎的另一種無害的治療選擇。在我自己的研究中發現，德國洋甘菊和金縷梅純露有助於清除異位性皮膚炎，甚至可使用在非常幼小的嬰兒身上。

再來是有關於西洋蓍草的報告。針對五種蓍草屬（*Achillea*）植物的原始含水萃取物和親油性萃取物（茶、純露、及油品）所進行的抗水腫活性測試中，以巴豆油（croton-oil）耳朵測試的結果，以西洋蓍草（*A. millefolium*）的效果最好。作者們聲稱，「所有倍半萜內酯分子呈現出表面性抑制水腫的效果……。當所有物質調入藥草茶時，他們必須被當作是西洋蓍草中消炎特性的一部分。」這就是為什麼西洋蓍草純露之所以能在濕疹及牛皮癬的外用方面有著如此顯著效果的原因嗎？這是為什麼它非常適用於排毒計畫的一部分，幫助身體自動排

除多於體液、清洗腸道與平衡分泌系統的原因嗎？這其中肯定是有關聯的。

外用

　　純露很溫和，卻十分有效。他們可以不經稀釋就進行大部分的外用，也不會發生問題。在某些方面，你可以像用水一般的對待它們，例如說清洗切傷或擦傷，但必須記住它們和水之間有著許多不同之處。純露確實包含一些精油的特性，所以不論你選擇哪一種純露，它都具有部分的精油特性，而並非全部；而你也將會得到像是使用該種精油所能得到的益處。純露的酸鹼值和水有著很大的不同；它們不是微酸性（像薰衣草；pH5.6～5.9），就是極酸性（如岩玫瑰；pH2.9～3.1）。純露的酸鹼質大大地影響了其做為療癒物質的效用。以岩玫瑰為例，因著它極酸的酸鹼度，令它屬於高收斂性，並且會壓縮該處細胞的純露。這意味著它很適合用來止血；它還可以有效的緊縮毛孔和減少皺紋。另外像薰衣草，具有接近中性的pH值，或許適合處理含塵土或膿液的傷口，因為它能更輕易地洗滌切面傷口的死細胞，尤其當細胞仍在流血且維持開放的狀態時皆有助於傷口的清潔。

　　使用未稀釋的純露時，以噴霧的方式較為容易；這讓小量的水能相當精確地噴在需要的範圍內。噴霧的使用功效大，不浪費純露，也能讓容器保持緊閉，以減少污染的風險。（更多有關貯存及污染的問題，請參閱第二章。）

未稀釋的純露可以噴洒在身上，能快速地恢復精神、刺激循環、或冷卻體溫，也可做為一種能量香水，減少因日晒造成的影響及損傷，甚至可做為體香劑。未稀釋的純露可以製作溼紙巾，做為成人及嬰兒的個人衛生用品；在寒冷季節中也可以當作噴手劑，以防止細菌的傳播；還有許多其他你能想像得到的用途。

未稀釋的純露最適合用來處理皮膚狀況。皮膚炎、溼疹、牛皮癬、野葛中毒、一般切割傷和創傷都對局部外用的純露有良好的反應。如果你正在治療上述狀況的皮膚，每日數次的局部治療會比只有一、兩次大面積的治療有效。一般的規則是，一天進行最少三次，最多十二次的局部治療，每天使用直到症狀完全消除為止。以溼疹為例，純露通常能大大地改善皮膚發癢、疼痛和發紅的狀況。它們能減緩脫皮的過程並加速皮膚底層癒合，即表示當皮膚剝落，露出的組織是較不生嫩、較不敏感、也較不疼痛的。而野葛的問題，純露和精油的搭配則可以使通常會蔓延至全身的疹子感染減緩甚至停止，所影響的面積比原先受到植物毒素影響的地方還要大。茶樹是處理野葛問題時的最佳選擇，應該以外用和內服的方式雙管齊下地使用純露和精油。

以溼疹及牛皮癬的情況來說，我真希望說純露是一種解藥，只可惜，它們並不是。這些複雜疾病的治療分成許多不同的層面，而且以整體生理機能來說，溼疹、牛皮癬和氣喘都被認為是一種體質上的失衡症狀，而並非需要被直接治療的疾病。然而，充分地使用未稀釋的西洋蓍草和金縷梅純露，仍然可以有效地緩和發癢、疼痛及脫皮的狀況。

某些收斂性非常好的純露對於敏感型肌膚來說可能負擔太重。橙花是另一種酸性較強的純露，可能使得已呈乾性的皮膚變得更乾燥。

若是每小時使用一次，十次以後，將會導致前臂皮膚被測試的區域微微變白。以一位五十五歲、更年期後的婦女為測試對象，她具有極度乾燥的肌膚，而且膚質紋理呈現縐摺，皮膚也因長年受過度陽光曝晒而受損。以同樣的貼布，使用玫瑰天竺葵純露測試進行一個星期，總使用共十次後，測試部分的皮膚顯得比較柔軟、有彈性，皺紋比之前用橙花純露時減少許多，並沒有出現由較具收斂效果的純露所帶來的白化現象。

要記住這一點，我們很容易就能明白採用無防腐劑純露的重要性。如果純的橙花純露在乾性皮膚上可能有這樣的反應，若是像某些製造商一樣，在當中添加了百分之十四的酒精或是綜合防腐劑時，後果又會是如何？假如你在健康食品店或是零售店裡採購純露，發現它們並沒有被冷藏起來時，要記得向賣方要求品質保證，並且詢問為何這些純露既然沒有加以冷藏，還能真的不含防腐劑。商家或許沒辦法答覆你，但是如果每個客戶都問這個問題，店裡的人事部將會開始要求供應商在未來給予關於產品更加詳盡的的資料。

外用濃度

純露並不昂貴──事實上，我認為它是很便宜的。但是有些人就是不夠重視自己，不願意為了自己的健康花點錢。沒有比用未稀釋的純露噴灑全身更享受的事了，但是並非每個人都會替自己這麼做。而實際上，稀釋過的純露和未稀釋的純露是一樣有效的，而且也可以幫你省點錢。

濕敷

在一個碗中，將三到五湯匙的純露稀釋於 1 公升的水中（水溫依個人喜好）。若是給兒童使用，則稀釋二～三茶匙於每一公升的水中。將一塊乾淨、不含棉絨的布浸在混合液中，然後敷在感染的部位，直到溼布的溫度改變，也就是當熱布變冷或是冷布變溫的時候。重複這個步驟直到碗中的水溫也改變了。我之所以說「水溫依個人喜好」是因為有時候或許你想要用熱敷、有時要溫敷或冰敷。這都取決於你所要治療的狀況為何。記得一定要先將水分別加熱或冷卻，然後才加入純露，絕對不要使用微波爐進行任何療癒工作。

使用敷布是一種絕妙的治療方法，可以用以處理各種各樣的問題，從肌肉疼痛、拉傷，到感染的傷口、疤痕組織、靜脈曲張、經痛及耳朵發炎。當你認真地思考時，你會發現敷布治療適用的情況實在很多。若是考慮溫度應用的問題時，加入有療效性的植物製劑即可創造出一種具有療效的協同作用。一般來說，發炎時以冰敷為佳，冷敷或溫敷適用於有較高溫度產生時（特別是發燒時），當身體感覺緊繃或缺乏靈活度時則使用熱敷，但仍要記得詢問顧客哪種方式感覺起來最舒適。

坐浴

將 100 毫升的純露稀釋於水溫適宜的小型水池或是專門設計的坐浴盆中；在浴缸中，每 3 至 4 英吋高的水加入一丁點純露，並且坐浴十五分鐘。這看起來好像需要用到很多量的純露，而實際上也正是，但是坐浴經常使用於某些特定或是嚴重的狀況，像是痔瘡、產後的損傷癒合、嚴重膀胱炎、陰道念珠球菌感染以及陰道傳染病等，而你並

不會想要胡亂處理這些問題。

通常人們會建議你同時準備兩個坐浴盆，一個冷，一個熱，然後進行冷熱交替坐浴，每兩分鐘交換一次，依序至少重複四～五次。這樣的做法會在治療區域形成大量的循環，這是個穩當可靠的治療法。如果你接受這種雙效坐浴的療法，將純露平均分散在兩個坐浴盆中，每盆 50 毫升，每次當你要切換坐浴時，將溫水盆再加熱一些，冷水盆再冷卻一些，重複步驟直到兩盆的溫差增大，並且是在你能承受的舒適範圍內。

沐浴

為六個月大的嬰孩沐浴時，將一茶匙純露加入嬰兒用浴盆，再加入兩茶匙在水量適合嬰兒使用的成人浴盆中。給十二歲以下的兒童使用，每一歲加一小匙，最大限量是八小匙。成人劑量可由 30 毫升到 250 毫升不等；用量取決於個人喜好，端看目的是用於治療或純屬享受（事實上它們同時都能具有這兩項功能的）、以及浴缸的尺寸大小。一般「正常大小」、一次可浸泡半個成人的浴缸可使用 30 毫升，按摩浴缸一次可容納約四個成人，則需要 100 毫升到 250 毫升。

註：純露不像某些精油會危害到按摩浴缸內的泵浦。

稀釋媒介

當我們想到要稀釋純露，第一個想到的媒介就是水。但它們終究是水，所以……。

不過，純露可以加入任何除了油之外的媒介中，並且產生極佳的結果。有些產品含有極高的油量，要加入純露幾乎是不可能的事，這

對於任何含有礦物油或是凡士林為基本成份的產品（譬如含鋅軟膏）也都屬實。如果不是很確定，試著在手中放上一些想要使用的稀釋媒介，滴幾滴純露在上面，用手指試著混合兩者，若是可以混合，則可嘗試混合一批看看；若是有水滑在上面，那麼就不妙了。通常你可以從純露與稀釋媒介之間的反應得知混合是否能成功，因為珠狀的小水滴特別顯示出這個基質含有大量的油份。

以下是一些可做為稀釋媒介物的建議：

蘆薈膠或蘆薈汁（Aloe vera gel or juice）。蘆薈常以外用的方式做為治療燙傷、疹子和其他皮膚狀況的物質，它能減輕發癢程度和覆蓋傷口。內服的時候，蘆薈能清潔並療癒消化系統，且能有效促進排便。依據所治療的狀況選擇適當的純露，並且稀釋蘆薈至百分之二十到五十，盡量使用純淨的蘆薈產品。

急救療方乳霜（Rescue Remedy cream）。可以將巴赫花精療方乳霜（Bach flower remedy ointment）擠入一個乾淨的容器中，滴入純露並以調拌用的刮鏟或是湯匙攪動。在呈現太過液化或是水乳分離之前，加入大約百分之十的純露都不會有問題。我曾使用這一支外用軟膏治療發炎的皮膚，尤其是當皮膚較脆弱時，不適合用黏性太過的軟膏塗抹拉扯，加入純露後，更是格外具有療效。

個人專屬乳液及乳霜（Proprietary lotions and creams）。市面上有許多的產品能做為純露的基質，有些是天然的，有些則不是。我有一個客戶堅持使用Lubriderm的乳液在她過度乾燥的皮膚上，卻發現加入百分之三十的純露後，並沒有降低Lubriderm的效用；事實上，它還加強了皮膚的保溼能力。在這個個案中，使用的是玫瑰天竺葵和玫瑰純露。在乳霜或乳液中，最多可以加入百分之五十的純露，但是你可能

會發現百分之三十到四十的比例是最佳的稀釋範圍。即使只有百分之五的純露，也能產生十分卓越的效果。

爐甘石乳液（Calamine lotion）。爐甘石乳液是被用來處理曬傷、發癢、野葛中毒、水痘和各樣的皮膚問題的典型工具。它是一種舒緩、清涼的粉紅色液體，在皮膚上乾掉後會留下粉狀物。純露在爐甘石乳液中最多可以加到百分之二十五的濃度，並根據所使用的目的來選擇純露。

過氧化氫（Hydrogen peroxide）。常常在市面上販賣，用來消毒傷口、殺菌和治療受感染的症狀，使用在兒童或是寵物的身上時，劑量可以用百分之十到十五，甚至百分之二十五的純露來稀釋。純露可以減低過氧化氫的刺激性，而稀釋液的效用也不會降低。我只加了百分之二的過氧化氫在百分之九十八的純露或是純露與水的混合液中。絕對不要將超過百分之三強度的過氧化氫用在皮膚上。這非但不必要，而且也會漂白或是燒傷皮膚組織。你也可以在一些健康食品店裡找到一些食用等級、濃度在百分之十一的過氧化氫。這種產品是用來替身體補充氧份和治療某些感染病狀的；與先前提到的百分之三的外用過氧化氫不一樣，而且千萬不要將兩者混淆，因為它對於皮膚還是具有刺激和漂白作用。純露可以加入食用等級的過氧化氫中，其濃度可以達到百分之七十。

無香凝膠（Unscented gels）。市面上有出售許多不含香料的凝膠，有一些歐洲品牌甚至會製造專為添加精油使用的凝膠。這些以水為基本成份的凝膠可以做為純露的基質，你必須加以實驗後，才能取定各種品牌的混合量。通常最安全的做法是加入百分之十的純露，然而有些凝膠卻可以添加至百分之五十。有個客戶曾經將玫瑰和橙花純露的

複方加入某抗菌凝膠內，並且宣稱這東西給她的性生活帶來了奇蹟。（嗯……實在不予置評。）

牛奶（Milk）。即使是脫脂牛奶都含有少量的脂肪，然而全脂牛奶是調和純露時的最佳選擇。牛奶特別適合用來泡澡。同時使用沐浴油和純露在浴缸中時，牛奶也可以幫助精油溶解。在睡覺前，你也可以飲用一杯加了幫助睡眠的純露熱牛奶。

廚房用紙巾（Paper towels）。廚房用紙巾其實不能真的算是一種稀釋媒介——但是可以用來自製溼紙巾。選擇品質優良、在潮溼狀態下仍不會糊掉的廚房用紙巾。如果可能的話，取掉中間卡紙作的捲筒，橫著切一半。將半捲的紙巾直立放入一個適合的容器中，在其中加入兩大匙的純露，並且用額外的兩大匙噴洒在上面，使得紙巾可以充分的上下吸收，將容器蓋上，然後——瞧！這就是溼紙巾啦！這些自製的溼紙巾不能承受被拉扯的力量，因為紙巾會被撕碎。因此現在歐洲有一些公司正在生產一些迎合大眾、添加了藥草配方或是精油、並且使用和一般溼紙巾相同材質的溼紙巾。

外用方法

美容方面

許多年前，Erno Laszlo 化妝品公司曾經在一則廣告上闡述他們的護膚哲學。我當時只有十歲，卻對它深深的著迷。它的基本理念是單單用水來保養。每天早晚，在臉上及脖子上噴三十下乾淨的水，不要太冷也不要太熱。對一個十歲的小孩來說，這是可以負擔得起而且相

當有趣的，而我也從當時起就遵照此舉。水對於經常嚴重大量失水的皮膚來說，無非是一項最棒的治療法。但可惜的是，現在的自來水再也不純淨了。氯化物、氟化物和現代水無法去除的許多化學殘留物，使得自來水不再像當年Laszlo公司時代那上天恩賜般的純淨了。當然，使用過濾水是有幫助的，淋浴或是泡澡會在第一天就對頭髮及皮膚帶來不同凡響的效果。但是純露也是一種有效的幫助。

在水槽中加入適量的水並添加適量的純露，用這些水潤澤你的臉，或是噴洒純露在已經洗淨的皮膚上，並且讓它自然風乾。

這裡還有一些使用其他純露保養皮膚的方法：

卸妝液（Make up remover）。羅馬洋甘菊、矢車菊和天竺葵依序是最有效的卸妝液。使用方法就像任何其他的卸妝產品一樣，將純露倒在化妝棉上，輕輕地擦拭皮膚，在臉部以向上的方向移動。洋甘菊甚至可以卸下一些防水的睫毛膏，接著輕輕噴一下——或三十下——乾淨的水或是水和純露的混合液。

肌膚調理液（Toner）。橙花、岩玫瑰、西洋蓍草及鼠尾草是最具收斂性及調理性的純露選擇。它們也具有抗氧化的作用。就像使用任何其他的調理液產品一樣，將純露倒在化妝棉上，輕輕拍在乾淨的皮膚上，或是輕輕噴洒在全臉，讓它自然風乾。許多純露都有調理的功效，所以參考酸鹼值和個人需求來量身訂做適合自己皮膚的調理液。

蒸臉器（Steams）。記得曾經流行的蒸臉工具嗎？它們是圓錐形的，你可以把整個臉放在裡面，底下會冒出溫和又不會太熱的蒸氣來幫助打開毛孔和清潔肌膚。以同樣的蒸氣方式，在滾水中加入百分之五十的純露稀釋，然後將這個熱的液體倒入一個碗中，在頭上蓋上一條毛巾，將臉對著蒸氣。這是對於清潔毛孔和去除頑強雜質的絕佳方

法，而且不會傷害皮膚組織。接著以冰涼的純露來潤澤皮膚並收縮毛孔。將滾水以室溫的純露稀釋，所產生的蒸氣就不會太燙。最多大約蒸十分鐘即可。使用酸鹼值 4.5 到 6.0 的純露來蒸臉，然後接著使用酸鹼值不超過 4.5 的純露來收縮毛孔。

面膜（Masks）。面膜可以用許多不同的物質調製，不過礦泥是最普遍且廣受喜愛的。其顏色有綠色、紅色、藍色、灰色和白色的礦泥，也有來自古老海底化石的彭潤土（bentonite）和巴斯卡礦泥（pascalite）。由於它細緻的結構和高礦物質含量而深受大眾喜愛。在第六章將針對特殊的皮膚狀況給予一些面膜處方。用滿滿一大匙的礦泥，加入適當的純露或純露混合物，一滴一滴地加進去，直到達成所需的濃度。黏土不能太硬，否則很難在臉上抹開，也不能太稀，不然無法停留在臉上。你也可以加入幾滴精油，可以選擇對應所使用純露的精油，或是不同性質的精油以達到協同作用。燕麥片、酪梨泥、蛋、蜂蜜、甚至香蕉都是可以做為面膜的基本成份，許多其他的美容書籍也有一些面膜的配方。不論如何調配，記得添加的純露要能均衡地達到最終所需的濃度，否則即使你的皮膚在美容後看起來再美妙，敷臉面膜滴得到處都是也是很糟糕的！

磨砂膏（Scrubs）。去角質和磨砂膏適用於身體的任何部位，而且它們能為身體帶來絕佳的循環、去除已經死去或是乾燥的表皮細胞、促進排毒、並留給你柔嫩光滑的皮膚。除了某些處方要求使用海鹽外，一般來說，純露也可以做為自製去角質磨砂膏的添加成份，海鹽特別對於腿部及脂肪團有良好功效，當使用海鹽時，先用純露潤溼皮膚，然後再將海鹽或是海鹽加精油的混合物塗敷在微溼的皮膚上，最後再以冷水沖洗。

臉部或是肩頸部使用的去角質磨砂膏必須是比較柔和的，以較細緻的碎杏仁、細小或磨碎的燕麥、粗玉米粉、磨碎的米（不是稻米粉）、甚至是磨碎的海紅豆（雖然我比較喜愛使用海紅豆於腳部磨砂）。先加幾滴基底油，如榛果油、蜜桃核仁油、荷荷芭油或胡蘿蔔浸泡油到乾燥的基質成份中，再加入些許精油，最後一滴一滴地加上純露，直到整個混合物具有一定的溼潤度即可，不要弄得像湯一樣稀。再來可以參考其他的配方，想想其他的點子。我最喜愛的磨砂膏是一家在多倫多的Aroma-Terrapeutics公司製造的，其中使用了一些異乎尋常的添加物，如火山灰、沼澤泥、甚至絲瓜或是浮石，按照使用身體部位調整。Aroma-Terrapeutics將會在第六章提供一些其他的配方。

濕敷（Compresses）。黃瓜片是我們的母親年代用來敷臉的成份，我們現在有純露。皮膚組織浮腫、發紅或是腫脹，特別是臉部的，可以輕鬆的以純露敷臉而減輕症狀，用適當的純露浸溼棉花球或是化妝棉，記住不要濕到會滴水，然後躺下十分鐘、腳抬高、敷在臉上，這個給人充分休息的治療，可以用在疲勞的眼睛、常盯著電腦的眼睛、結膜炎，或是來個化妝前五分鐘的放鬆。使用岩玫瑰、金縷梅和德國洋甘菊，敷於雙頰和鼻子來治療酒糟、微血管破裂和發紅的情形。使用迷迭香、鼠尾草、杜松或沉香醇百里香純露來治療油性皮膚，並且加入一些歐薄荷、香蜂草（bee balm；牻牛兒醇類型）或百里香酚百里香純露來治療面皰和斑點。在心情不好的日子時，試試玫瑰天竺葵純露，之後你將感到無比的順暢。這些的治療最好能固定成一星期一次的習慣，來對抗冬天的時候因暖氣導致的皮膚乾燥。

保濕霜（Moisturizers）。可直接用純露，不論單一使用或是混合使用，在擦上任何油品或乳霜前先噴在臉上，將幫助皮膚維持較長的

保溼功能，並且幫助平衡整體的狀況和結構。根據你的活動情形、生活習慣和當地氣候，按照季節調整所使用的純露。多數的乳液是水加油的混合物，因此你可以自創，將充足的純露噴在臉上，然後以適合的基底油加精油的複方擦在溼潤的臉上。這兩種物質將被乳化且迅速地在過程中被吸收。

保濕噴霧（Moisture mist）。任何時候，當你的皮膚受到乾燥、潮溼、壓力、吸菸、疲勞或因氣候而變化的空氣影響時，使用純露噴霧可以舒緩。輕微的噴霧不會弄壞彩妝，並且使用後你會感覺很好，也看起來更好。某些純露如肉桂是不適合用來作噴霧劑的。詳情參考前面專文討論的章節和所需的情形來選擇最適合的純露。

頭髮的保養

純露可以加入任何一種自用的美髮產品中，並且能產生絕佳的功效。

洗髮精（Shampoo）。將洗髮精加入純露稀釋到百分之五十至七十。這或許看起來稀釋很多，大多數品牌的洗髮精的濃度都比實際上洗淨頭髮和頭皮所需要的濃度高很多。將洗髮精稀釋到百分之七十的濃度時，仍然可以產生泡沫（如果這是人們所擔心的問題的話；雖然有泡沫產生通常表示含有一些不良的發泡劑），你會覺得頭髮洗得很乾淨，而且你的頭皮也會保留著酸性保護膜，頭髮光亮柔順，也能供給頭髮及頭皮毛囊一些養份。一般的髮質可以選擇雪松、迷迭香（任何化學類型）或天竺葵純露，鼠尾草純露適用於油性或深色髮質，洋甘菊適用於金髮，加了雪松或迷迭香的一枝黃花純露則適用於乾性髮質、細小頭皮屑或是大片頭皮屑的問題。

潤絲精（Conditioners）。將潤髮乳加入純露稀釋到百分之二十到三十。選擇有保養功能的純露，或是你喜愛的香味的純露。橙花、玫瑰和玫瑰天竺葵都會讓你的頭髮留下淡淡的清香並且柔柔亮亮。任何上述適用於洗髮精的純露都可以加在潤髮乳中以達到相同的功效。

　　潤絲液（Rinses）。純露可以在洗髮潤髮之後當作免沖洗的潤髮露，或是當作頭皮保養素，可以在每天造型頭髮時加入使用。針對特別的頭皮問題如皮脂漏、嚴重頭皮屑、掉髮或是生長不均等，在淋浴時，加入 30 到 50 毫升（1：1 或是 1：1.5 盎司的比例）的純露來潤髮，不用再沖洗，最後像平常一樣吹乾和造型。每天的保養可以由純露直接噴霧在頭皮上來達成（不論乾濕），或是可以取少量於手掌上，抹在頭髮上後，再用指腹按摩頭皮來吸收。一枝黃花或加了迷迭香的西洋蓍草是最有效治療皮脂漏、頭皮屑和發癢、大塊頭皮屑的頭皮的組合，雪松和迷迭香純露適用於掉髮，德國洋甘菊純露適用於敏感性頭皮，而加了迷迭香或橙花的鼠尾草純露則是針對特別油性的頭皮。

　　任何上述的療法不僅適用於頭部，也適用於身體任一部分。只需花少少的時間，將會大大改善你的外表和你的感覺。

內服

　　水中加入純露後不僅可以變得更加可口也有益健康。如果你想試著多喝水卻不喜歡水的味道，選擇三到四種可口美味的純露，在你喝的水中噴一點點，只要足以產生一些味道即可。更換不同的純露好讓你的味蕾有不同的嘗試，直到你找到最喜愛的組合，足以讓你時時都想喝水為止。

口腔使用

飲料（Beverage）。只要在水中添加微量，足以增味的純露，以增加你每日攝取的水量即可。

療效性飲料（Therapeutic beverage）。在 1 公升的水中加入兩大匙的純露，做為全天的攝取量。純水可以和純露水交替飲用。在療程中每天飲用 1.5～2 公升的水是最好的方法。運用相同的純露或純露混合物，並且天天重複，使用三個禮拜後，休息一個禮拜，讓身體可以順應療程的改變，在休息一個禮拜的最後一天，再次重新評估你的狀況。.

漱口水（Gargle ／ Mouth wash）。以一比四的比例將純露和水調和做為一般用的漱口水，可以幫助保持口腔衛生和口氣清新。對於三歲以上的孩童，則以一比十的比例的水來稀釋純露。如果是用來治療成人特殊的口腔或是牙齦疾病，如口瘡、潰瘍、牙齦炎、喉嚨痛或發炎等，一次用 20 毫升的純露含在口中，特別是在傷口部分。若用於漱喉，則每次用 15 毫升，共漱兩次。記得漱完後要將純露吐出，不要吞下。每日重複二到三次。

調理劑或「療方」（Tonic or「Remedy」）。每日服用半匙到一大匙未稀釋的純露三到六次，或依據不同的目的和情況服用。比方說用茶樹或是尤加利純露來治療感冒或是咳嗽，針對消化可使用羅勒或茴香，而針對慢性疲勞或低血壓則用鼠尾草，失眠則可用德國洋甘菊或格陵蘭苔。

非口腔使用

洗眼劑（Eyewash）。綠香桃木、羅馬與德國洋甘菊和矢車菊是唯

一能直接用於眼睛的純露。其他的純露可以用在眼瞼上或是用來敷眼睛,但是只有這四種是可以直接接觸眼睛的。很重要的是,要確定你用在眼睛裡的純露是絕對新鮮而且未受污染的,而且它不含防腐劑、酒精或其他的稀釋液。假如不是很確定,千萬不要使用。黏膜是極其敏感的,絕對不可以直接對它使用精油,特別是眼角膜。然而,上述的四種純露可以被用作比市售眼藥水更溫和有效的替代品。或者你也可以將純露噴灑在眼部,再快速地將水滴眨入眼中,或是用消毒過的滴藥管直接滴兩、三滴到眼睛裡。這兩種方法對嚴重的結膜炎、敏感性眼睛或只是疲勞的眼睛都具有同等的效用。

滴耳劑(Eardrops)。這個部分目前仍屬於實驗階段。我對於將任何東西滴到耳朵裡都不太有興趣,特別是因為這三十年來,成人、孩童或是寵物的慢性耳炎病歷急遽地增加。然而,添加了純露的耳藥水在此時卻有非常奇異的功效,有個個案是對一個長期積聚大量耳垢且耳內皮膚已經層狀剝落的人,天天用特殊調配的滴耳劑(十滴金盞花酊劑加上十滴羅馬洋甘菊純露,一週之後,耳朵竟然被清潔乾淨了!每天滴入二~三滴,一天滴兩到三次;在第一、第三和第七天以光照檢查。

滴鼻劑(Nose drops)。阿輸吠陀療法建議天天用海鹽水清洗鼻子或鼻竇。你可能見過有人用沾溼了鹽水的繩子放入鼻子中,再由口中抽出,像是用牙線一樣。Fleurs de Sel 是一種極細緻、太陽晒乾的海鹽,特別針對這種情形所使用的產品,這種鹽能較易完全溶解,且對鼻子的刺激性比一般海鹽還小。1 至 2 毫升的純露可以用水稀釋到百分之三十的濃度,或是直接滴入或吸入鼻中,一次數滴,然後再擤出來,對鼻子同樣可以達到清潔的功效。一次吸入少量的純露,並重複這步

驟，要比一次吸入大量純露來得健康舒適，任何有被水嗆到的經驗的人都能瞭解我的意思。藍膠尤加利或多苞葉尤加利、土木香或香桃木純露都很適合做為滴鼻劑，可用來治療鼻塞或是過敏性鼻病。各種化學類型的百里香或香蜂草純露在感冒季節期間可當作增強免疫力的鼻藥水，而德國洋甘菊能幫助舒緩黏膜發炎或是環境太乾燥，像是在飛機上的不適。在使用未稀釋的純露來清洗鼻竇時，試著先稀釋，直接吸入高濃度及較強的純露其實是太刺激而且不必要的。

沖洗劑（Douche）。純露酸性的天然本質使他們成為陰道灌洗或沖洗的好選擇，畢竟這也是符合使用蘋果醋的部分理論。以一比四的純露配上溫的蒸餾水，在調配每份沖洗液時，總體積不要超過 500 毫升，這表示用 100 毫升的純露加上 400 毫升的水即可。如果你所處理的情況比較特別，像是膀胱炎、子宮內膜異位、黴菌性口炎時，你將需要用到濃度較高的純露或是加入較少量的水。第六章的配方有更詳盡的資訊。

特殊使用方法：嬰兒與孩童

在嬰兒的視力發展完全之前，嬰兒的嗅覺是他最重要的感官感覺，特別在出生後的頭幾天，當他在和父母和食物來源作連結時。在頭一年中，其他的感官慢慢發展適應時，嗅覺會漸漸地失去其重要性，但是嗅覺仍然保持高度的敏銳和敏感度，對成人來說極為清淡的氣味，對孩童來說可能卻是無法忍受的。

科學家針對這種感官互通（Synesthesia）的研究報告顯示，這種感官的連結是由於腦中神經元之間相接所產生的結果，嗅覺共感於聽覺

及視覺，聽覺有著感覺和味覺，觸覺會帶著色覺和聽覺，每一種感官都於其他感官相連，而且是同時產生感覺的。在出生的時候，我們都有這種感官互通現象，或是至少在有感官互通的成人的觀察下是如此顯示的，我們腦中的神經原都是相接的。而研究家發現，當說話能力漸漸發展時（通常是二到三歲時），這些感官互通會漸漸區別開來，直到所有連接都斷開並各自獨立。我們就無法再「聞到聲音」或是「感覺到視訊和味道」了，然而，直到一個小孩可以說話之前，我們都可以假設他是具有感官互通能力的。所以當一個小孩感覺到氣味時究竟是怎麼一回事呢？這很可能是一種刺耳的聲音、一種味覺、身體上的感覺或是強烈的視覺。所以觀察嬰兒對於感官中樞的感受和刺激所產生的反應是很重要的。

一個針對這種現象更抽象的解釋是，這些感官互通連結在說話能力發展時就終結了，因為這也是當我們四周的人的觀點開始對我們產生影響的開始。假設一個小孩被告知嗅覺是沒有視覺表現的，他／她會開始對自己建立這個概念，他／她會開始過濾原本平常會經歷到，嗅覺產生視覺的這種觀點，孩子常常能看到成人看不見的東西，通常是因為他們在理解認知上並不事先設下過濾的一環。從歷史學上來看，小孩常常是鬼魂拜訪的對象，像是電影「靈異第六感」一樣，並不是因為這些鬼魂想要傷害他們，乃是因為他們是唯一願意開放自己的視覺來接納一些看不見或是想像中的事物。有個小孩曾經告訴我，其實彩虹到處都有，只要當風吹過樹梢時，樹就製造出彩虹來。瑜珈修行者用盡一生試圖找回這種未過濾的洞察力。

因此，當考慮對嬰兒或是幼童作任何的治療或是健康上的選擇時，我們一定要確定自己能認清他們的需求和我們是大不相同的。這些治

療法要極其溫和，甚至精緻細微的。氣味要非常地輕，觸覺也要針對他們的脆弱而盡量地小心翼翼。純露在各方面來說，對於嬰兒或幼童是比精油要來得適當許多。它們比較安全，較易使用，不具刺激性也比較溫和，容易透過幼童能感覺到的振動狀態來與他作溝通。在孩童身上使用純露勢必比使用精油更不會產生任何不舒適的經驗。

當你第一次接觸純露時，可能對其強烈的氣味感到訝異。然而它們其實並不比精油來得強烈，但它們的確有強烈芳香的成份，而且在未經稀釋時，它們的香味可以像精油一樣地充滿整個房間。因此，未稀釋的純露像精油一樣，對嬰兒來說是一種太過強烈的香氣。然而，將一滴的純露稀釋在一杯水中，可以大大減低它的強烈氣味，比一滴精油產生的氣味要更微弱許多。純露不像精油一樣容易揮發，它們揮發的方式也和精油大不相同，因此當它們被稀釋時，所有的成份都會被強烈地稀釋，包括它的氣味。

考慮到兒童嗅覺的敏感度和共通連結性時，將純露的氣味降低到幾乎不能察覺的程度其實是十分必要的。雖然它靈敏的生理屬性也被稀釋了，但是嬰兒其實並不需要太強烈的劑量來達到效用。對於幼兒，極少量就夠了。純露含有一些微妙的能量，當受到稀釋時這些功效並不會降低，這些能量只是在整體中被重新分配過一次，但是能量是維持相同的。現在我們採取順勢療法的建議，推斷出當純露越被稀釋，它的能量其實是越增加的，不論如何，即使它也像氣味一樣被稀釋了，這種能量肯定是對孩童或是任何人有助益的一大成份。

但是有一個主要的因素要記得，那就是孩童是很喜愛學習和嘗試的，他們也很喜歡模仿身邊的大人。如果有個孩子看見父母使用芳香療法，他們也會很想要嘗試看看的，而純露恰好是一種很恰當也很安

全的方式。我的一個顧客告訴我，她為自己兩歲半的女兒製作了一套純露的配件，現在小女兒可以自己隨心所欲地玩著她自己的那一袋芳療產品。小孩可以依據他們個人對氣味的反應作決定，而且會很快地找到自己最喜歡用來玩耍、洗澡、噴香和睡前使用的味道。你可能需要事先將這些純露稀釋，然後將它們裝入噴霧瓶中或滴瓶中，然後讓孩子對自己的芳療用品有適當的控制權，也讓他們在一開始就培養「少量即足夠」的觀念。大人們也會因為充分瞭解這些產品的無害性而覺得安心，不像一些化學合成的香水或香精會對有過敏性反應、氣喘或其他敏感疾病產生影響，事實上，你的孩子從這些純露的芳療玩耍中所得到的助益將會令你嘖嘖稱奇。

「頑童之香」

要製作一份讓你的小孩可以盡情玩耍或研究的芳香組合，將百分之十的純露與百分之九十的蒸餾水或礦泉水混合，再將純露放在摔不破的瓶子裡，裝上噴頭，讓孩子可以盡情的玩耍。你或許也可以陪著孩子為每一種香味取一些有趣的名字。有個我認識的孩子給羅馬洋甘菊純露取名作「蜜糖水」，而且他極愛喝這種水，他給薰衣草取名作「安靜時刻」，替這些純露製作一些色彩豐富且明亮的標籤，當作是一種與孩子相處的活動，你可能會發現孩子們對於這些你很熟悉的香味另有一番不同的感受而大感驚奇。你大可放心，因為稀釋過的純露對地毯、家具甚至幼童是不具任何傷害力，即使孩子不小心把整瓶倒在頭上都不要緊。除了上述的一些香味，其他適合的選擇包括了玫瑰天竺葵、香蜂草、菩提、歐白芷、檀香、管香蜂草和苦橙葉，按照孩子的年齡和性別來決定用哪一種。

注意：不是每一種純露都適合孩子來使用，對於十歲以下的孩子也不建議以成人使用的方式來給予使用。對於兩歲以下的孩子，只適合使用薰衣草、羅馬洋甘菊和德國洋甘菊，對年紀更大一些的孩子，你可以依據自己的基本常識和孩子的喜好來選擇。孩子對於事實和自己的接受與感覺，比起我們來要少了許多的過濾程序，如果我們好好傾聽他們的想法，我們也將能從中學到東西。記得要核對一些有年紀限制的使用禁忌，有任何疑問時，千萬不要使用。

未稀釋時

是有一些特定的時候，可以將未稀釋的純露用在嬰兒或是幼兒身上，但一般來說這是不必要的。試著先使用一些非常稀釋的溶液，在需要的時候再慢慢增加純露的濃度。在還沒有嘗試過稀釋的溶液時，千萬不要用未稀釋的純露。

如果病況需要以未稀釋的純露作局部治療，應採取小部位且短時間的治療，與用未稀釋的精油局部治療成人的方式是一樣的。

未稀釋的外用法（Undiluted topical）。將一個棉花球或化妝棉沾純露，然後輕輕敷在患部約三十秒到一分鐘，重複此步驟時，換一塊新的棉花。這適用於一些特殊的情形，像是乳痂、濕疹、長牙或尿布疹。先試著用德國洋甘菊純露，如果情況太糟的話，可以試用金縷梅純露，但要先確定所使用的金縷梅純露不含任何酒精，否則將會使皮膚的情形更加惡化。一滴未稀釋的純露，可以直接塗在嬰兒的腳底用來治療感冒或是咳嗽，除了上頁所提及之外，管香蜂草和香桃木純露也是值得嘗試的。

未稀釋的口腔使用法（Undiluted oral）。只適合用在牙痛或是口腔

313

發炎時，將手洗淨，或是戴上拋棄式手術用手套或指套，滴一滴羅馬洋甘菊純露在指腹，輕輕在腫脹的牙齦上按摩，一天不要使用超過三次，試著先用稀釋過的純露，可以較頻繁地使用，一天約五到六次。

未稀釋的非外用使用法（Undiluted nontopical）。如上述一樣，寶寶特別倚重嗅覺，尤其是剛出生的寶寶。如果一位母親曾經照顧過這個孩子，那麼，在變換看護的過渡期間，若是能讓看護們身上有相似的味道，會使寶寶較容易適應。輕噴一些薰衣草或是洋甘菊純露在媽媽的身上形成一種香氣，將會創造出一個在嬰孩和這種氣味、食物、被保護被愛的感覺中的連結。如果所有看護這個孩子的人都噴上相同的氣味，那麼孩子在聞到這個味道時，將立刻能在這個不是媽媽的看護的懷中放鬆，且感覺安心。在寶寶的枕頭上輕輕滴一滴，也可以產生相同的效果，這三種純露都可能有助於寶寶的睡眠時鐘。

稀釋濃度

稀釋的外用法（Diluted topical）。你可以稀釋、稀釋、再稀釋。在一大匙的蒸餾水中加入一滴的純露，再取一滴的稀釋液加入一大匙的蒸餾水中，再將這第二次的稀釋液用在寶寶的身上。這最後的稀釋結果已經是百分之二十濃度的純露了，這大概是你可以開始使用的濃度，如果覺得效用不夠大，你可以再加一、兩滴第一次的稀釋液，直到達到你想要的濃度。但是也要給「療方」一點時間來發生作用，這些都不是藥物，因此也不應該期待他們的作用方式會相同。治療後，等候並詳加觀察再決定是否要用更多。你可以使用在不易入睡的寶寶的身上，加一點羅馬洋甘菊純露在奶瓶裡，或是滴些在腳上、手腕上或手臂上，再輕輕按摩。

屁屁噴霧（Bum spray）。取等量的薰衣草和羅馬洋甘菊純露，用水稀釋至百分之五十，再裝入一個消毒過的瓶中，裝上噴頭。噴一些在你平常用來擦拭寶寶屁股的紙巾上，如果你希望直接噴在寶寶的屁股上，記得稀釋液不要太涼，而且顆粒較精細的噴頭比較不會因為水柱噴力太強而傷了寶寶。在某些文化中，如果寶寶的尿布只有被尿溼，人們通常會再用尿布來擦拭寶寶的屁股，因此，要預防尿布疹，就要以微酸物覆蓋在寶寶的皮膚上，純露的微酸性正好適用於此。

沐浴（Baths）。加入四分之一到半小匙的純露在寶寶的沐浴盆中，與溫水混合；如果你是用較大的澡盆，純露的濃度也不要超過一小匙。薰衣草和羅馬洋甘菊純露都是對於細緻肌膚較好且具鎮定作用的選擇。

嬰兒乳液和乳霜（Baby lotions and creams）。加一至二滴的純露在1盎司的乳液或乳霜中，搖動使其混合均勻，然後以正常方式使用，在任何嬰兒用的產品中，千萬不可加入任何含礦物油的產品，像是石油化學製品類、凡士林等，因為他們都不是天然的產物。對於含有凡士林或是礦物油基底的治療尿布疹的軟膏，純露都無法與它們相混合。

濕紙巾（Wet wipes）。紙巾不算是一種工具，倒像是一種媒介，可以用來當作擦寶寶屁股的濕紙巾。選擇一種品質較好的紙巾，不容易因為潤溼就變成糊狀的，如果可能的話，取掉中間卡紙作的捲筒，橫著切一半。將半捲的毛巾紙朝上放入一個適合的容器中，在其中加入兩大匙的純露，並且用額外的兩大匙噴洒在上面，使得毛巾紙可以充分的上下吸收，將容器蓋上，然後——瞧！——就是溼紙巾啦！這些自製的溼紙巾不能承受被拉扯的力量，因為紙巾會被撕碎。（有人告訴我 Bounty 牌的紙巾是最好用的！）

洗衣添加劑（Laundry）。在洗寶寶的衣物時，在最後一次清水脫洗時，加入半杯的純露。如果為了確實的殺菌，你可以在加入三到四滴的精油在第一輪的肥皂沖洗中。當殺菌不是主要的考量時，在最後一輪清水脫洗中加入的純露，可以添加一種怡人的芳香。

特殊健康照護

今日的草本藥物在某些實驗室裡的研究和雙盲安慰劑實驗中（double-blind placebo trials）已經被質化和量化。確認草本植物中某些化學成份的方法是個大新聞，因為在我們的科學研究中相信，草本植物中的一、兩種化學成份可能就是令它具有治療效用的主因。如果我們能證明這件事，不僅能取得這些物質的萃取方法的專利權，甚至因此致富；這些物質本身，或是任何的複方，都可以依據它們的化學成份或合成的形式，以一些系統公式來說明。不再像幾百年前神農氏嚐百草般的確認法，要使用足量才能確定它對大眾的作用和安全性。在這個世紀初，終於有人願意大規模地投資在研發草本醫藥上，但是我們仍在觀察這些研究是否對大自然和人類都能給予助益，或者只是那些出資贊助的多國藥廠的賺錢手段之一。

大多數健康人的免疫系統都可以處理一般的健康問題，感冒或是咳嗽大概幾天就可以好了，一般的切傷或是傷口通常很快可以癒合且不留下太大的疤痕，消化不良或是腹瀉大概在一天的休息後即可恢復正常。一些草本藥物或是非醫藥性的補充品或治療物通常是以提振和幫助體內原有的免疫系統能力為前提，幫助它與疾病奮戰。這也是我們為何、以及如何使用草本藥物的原因，並不是要用來做為細菌的殺

手，乃是要喚醒身體天然的防禦能力，並且使我們的身體建立並保持一定的健康和平衡。我們必須牢記在以前天然藥物的歷史中，我們並不知道何為細菌，更不用說對病毒或是微生物有所瞭解。某些地方的人甚至認為，疾病的產生原因是因為風、雨或是邪靈的攻擊，而不是什麼病原體或是細菌。我們使用藥草並不是因為某個實驗室告訴我們說藥草有殺死某一種細菌的功能，我們之所以使用藥草是因為我們能看見並感覺它在身體內的作用及反應。我們感覺變得更強壯，因為藥草的幫助能痊癒得更快，我們使用藥草是因為當時它是我們唯一能尋求協助的對象。

「病菌」的發現和對於身體健康的一些科學研究，大大地改變了這一切。現在我們可以分析出病因，可以直接與它對抗。對於透過重新恢復整個生物體（單指人體）的治療觀念，反而覺得是落伍了。當我們確實從科學中發現神奇的療效時，必定是很振奮人心也很醉人的，但，或許我們也因此而受到傷害，如今，在清醒之後，我們看見這樣的改變其實是一種傷害的結果。人類需要被對待得像是人類，而不是光對待疾病而已。我們需要找出真正的原因，不是只找出一些疾病的症狀。體內的平衡是治療的關鍵，利用藥物將擺垂由一端移到另一端並不是真正的解決方法，擺垂需要在中央維持休息平衡的狀態，不受到任何極端的拉扯。這些擁護天然療法的人深深瞭解這是「溫和療法」基本的道理。一些專有名詞如「整合醫學」被用來形容其中的治療方式能整合全身、療癒的哲學，並且將現代醫學與天然療癒的方式整合在一起。即使像史丹福、耶魯或哈佛這些如此神聖不可侵犯的地方，都開始對這些概念進行研究，而且舉辦許多研討會或是開設課程討論針灸療法、療癒接觸、草本藥物及生物反餽等主題。該是他們做些改

變的時候了，太好了！

除了大眾的意見和花費之外，或許部分促成這項研究的原因是來自於藥物對嚴重低落的免疫系統的療效。有時候，當免疫系統受到嚴重的損傷，像是因為疾病、生活作息、藥癮、長期服用藥物、長期營養不良或是脫水現象，或是因為年紀稍長而造成它對增強效用或精力的刺激物不再有反應。系統在過度的刺激下也不再重振，事實上還可能會有負面的反應或是受重擊。這時，不論刺激物是天然或合成的，對身體來說都太過強烈了！

精油對於一個免疫力差的人來說，可能太強烈了。透過皮膚、嗅覺和口服的管道使用一些高濃度、香味濃馥和易吸收的精油時，對一個虛弱狀態的人而言都是太過強烈的。懷孕的婦女的嗅覺敏感度是意外地增強了嗎？或者這是一種保護胎兒，防止母體使用或是食入太過刺激的東西的方式呢？這會不會一種防止過度用藥的天然防禦系統呢？孕婦並不是病人，但她們的身體和免疫系統是非常忙碌的，而胎兒又是脆弱且易受刺激的。

雖然在英國的芳療學苑中，通常使用吸入法或局部治療法，並且用的是濃度很低的稀釋液（對於患重病或是年長的人，建議用 1.5% 的濃度）。而在法國，所謂的芳療專家所使用的方法則是採取濃度較高的稀釋液、或是純精油治療，在針對某些病變或是感染時，則使用內服法。即使在濃度小於 1.5% 的狀況下，精油仍然是一種強而有力的化學發送者，而且它們能和細胞的感受器連結並能跨越血腦屏障。它們也是屬於高複雜性的化學複合物。鼠尾草含有兩百五十種不同的化學物質，其中給予鼠尾草如此特殊氣味的成份尚未獲得驗證，而且這項成份似乎是含量十分微小且難以被偵測出來的。如果這麼微量的成份

能給予鼠尾草這麼強烈的味道，那麼其他的化學成份又夾帶了多少的訊息呢？

在我的精油教學生涯裡，我試著用較多的時間來解釋這些的化學成份，好讓它們被瞭解並獲得充分的利用。而當我可以將一些科學上的知識（終於充分瞭解這些化學物質和它們的應用）加入真正精油的某些可觸知的能量效用和證據後，我戲劇性地改變了我的教學。當我能真的看見並瞭解整個複雜的關係時，我真的「瞭解了」！正如我們對人體的瞭解必須有整體的分析，包括分析情緒、態度、信仰等結構和身體的關係，充分瞭解人體實際上是如何的運作；我們對於自己所使用的工具——芳香物質，也應該持有同樣的瞭解態度，知道它們的不同結構、調性、態度、傾向和喜好。在秋分時取出松柏科精油，一直使用到春分時節，因為這是它們的季節，針葉樹在其他樹木都凋零時，仍保持著青翠，彷彿是傳送出一個訊息說：「選我！選我！其他樹木都睡著了，只有我還在這兒！」松柏科精油的大量單萜烯成份使它們成為極適合用來治療支氣管疾病的精油。用來對抗感冒，能以空氣或是接觸的方式殺死細菌。這正是我們在冬天時最需要的。另一方面來說，落葉松是唯一一種會落葉的針葉樹（失去針葉的），它四季長青，香味較淡，比其他的針葉樹油都要輕，雖然它們的或學成份都是很相似的。

與藥物的交互作用

任何人不論是在服用任何藥物或是接受何種治療，都應該要考慮其化學性質。藥物的相互作用並不僅僅是發生在配置的藥物上。你想想，食物結合的理論是從哪兒來的？任何被人體吸收的物質，不論是

以何種吸收方式，都會與身體結合，進入身體自己的化學系統中。市面上有很多討論配置藥物的參考書籍，裡面有關於副作用、使用禁忌和在與其他藥物或化學物結合後可能帶來的影響等資訊。一些給高血壓患者的降血壓藥是不可以與任何含有香豆素（coumarin）的物質一起服用的。你可能發現，當你要使用一些幫助睡眠的精油時，這些精油中含有香豆素，因為香豆素含有鎮靜的功效，甚至在甜美的薰衣草中也有（第一章有提過）。所以，交互參照精油和配置藥物是很重要的。許多有關草本藥物的專文或書籍，在有關植物生藥學的討論會加入在不同的藥草或草藥配置品之間可能產生的藥物交互反應或是使用禁忌的資訊。美國植物學理事會提供了大量針對這個議題的相關書籍，這些都是很有價值的專文，而且應該成為大家的收藏書籍，特別是當你從事於多方面的治療、藥物或健康食品的工作時。

不論你選擇芳療的原因是因為它能改善個人心靈的狀態、生活的力量，進而達到治療的功用，或是你覺得精油中所含的屬性能治療疾病，殺死病原體，要記得，如果被治療者體質太過脆弱或虛弱，要用最最微量的精油濃度，或改以純露幫忙。

如前面在討論嬰兒和孩童的章節中所說的，純露提供一個較溫和的芳香治療法。它們是水溶性的，因此能輕易地流過身體系統，它們大多是不含萜烯類分子的，對體內的器官作用很溫和，也不容易在像是腎臟和肝臟等較含脂肪組織的器官中囤積。純露的氣味也是很溫和的，尤其在稀釋之後，極少數具有使用方面的禁忌——這就好比是「順勢療法」版的精油。

在第一章和第二章中。你能找到許多以順勢療法的純露方式使用的資訊和概念，但要記得遵照適用於任何健康狀況的至理名言：「少

即是多」。你隨時都可以在需要的時候增加劑量，但是一旦你用太多時，就很難再降低濃度或走回頭路了。純露可以輕易地稀釋到極微弱的濃度，只要一直加水就可以了！純露不會傷害皮膚或是黏膜，它們除了水之外，並不需要其他的運輸媒介，所以不必添加其他成份在這個治療的配方中。它們很方便，也容易使用，不太可能會與其他藥物引發任何的交互作用。

如果你在治療免疫系統功能較差的病人，不妨以純露來代替精油，而且以嬰兒和幼童的稀釋濃度開始。一定要記得和病患交換各種治療後的反應等資訊，越多越好，而且要好好作記錄。這並不只是為了專業上的態度，也是因為長期治療下來可能會有令人難以置信的好成果。將這些數據記錄下來，並與他人分享，那麼這項經驗將會有助於更多的人。

未稀釋時

就像對待嬰兒與孩童一樣，有些時候的確可以使用未稀釋的純露在一些較脆弱的個體身上，不過，一般來說這是不必要的。試著先用濃度很低的稀釋液，必要時再慢慢添加純露的濃度。千萬不可在還沒有試用稀釋液前就直接使用未稀釋的純露。

如果情況需要用到未稀釋的純露作外部治療，則一定要先試用在一個小範圍內，而且只先試用較短的時間。就像你在使用未稀釋精油在成人身上時，使用在非常特定和局部的範圍一樣。

未稀釋的外用法（Undiluted topical）。將一顆棉花球或化妝棉沾純露，然後輕輕敷在患部約三十秒到一分鐘，重複二到三次，每次重複步驟時，換一塊新的棉花。適用以下的狀況：褥瘡、靜脈瘤、起疹

子、感染性皮膚、痊癒較緩慢的傷口。可以將幾滴未稀釋的純露直接塗在腳底用來治療感冒或是咳嗽，或者香蜂草、土木香、尤加利或綠香桃木純露都可以用來做足浴。

未稀釋液的口服法（Undiluted oral）。針對口腔潰瘍、牙齦感染和口瘡，使用十毫升的純露來漱口四十五秒到一分鐘，然後吐出來。

未稀釋液的非外用法（Undiluted nontopical）。純露可用作床單的芳香劑，在床上留下淡淡清香，可以減低壓力並幫助放鬆和睡眠。噴洒少許在床的邊緣或是枕頭邊緣，不要噴得過溼。

稀釋濃度

口服稀釋液（Diluted oral）。加入四分之一到半湯匙的純露於一到一點五公升的水中，並在一天之中喝完，即使說這樣稀釋量的純露在水中嚐不出滋味，在還沒連續喝三天以上之前，也不要輕易增加它的濃度。如果三天以後沒有什麼效用出現，一次可以增加四分之一匙，每隔三天再增加劑量。評估每一次的結果，直到所期待的效用達到為止。

稀釋外用（Diluted topical）。你可以盡情放膽地稀釋。將一滴純露加入一大匙的蒸餾水中，然後取一滴的混合液，再加入一大匙的蒸餾水中。現在，這份第二次的混合液是你的基底，它的濃度大約是小於五百分之一。這是你剛開始應使用的濃度，如果效用不明顯或是無用時，你可以再多加兩、三滴第一次的稀釋液在其中，直到得到所期待的反應。順勢療法的療方絕對比這個還要再淡一些。

皮膚噴霧（Skin spray）。將純露以蒸餾水或去離子水稀釋至百分之五十的濃度後，放入一個消毒過的瓶中，加上噴頭。如果你想直接

322

噴在皮膚上，最好選擇一個顆粒較細緻的噴頭。一些研究報告和長期的歷史傳統證明尿液可以做為有效的皮膚清洗劑，用來治療溼疹、牛皮癬、卡波濟氏肉瘤和其他感染性皮膚病或嚴重的皮膚疾病，因為其中的酸性物質能重新平衡皮膚中的酸性覆蓋物。純露中亦含有不同程度的酸性物質，能達到相同的作用。西洋蓍草、香蜂草及金縷梅純露在實務上都被證實對皮膚特別有效。

沐浴（Baths）。一開始先將一大匙的純露加入澡盆中，可以慢慢增加直到所期望的濃度和效用達到為止，但是以一次不加入超過一大匙為限。通常兩、三大匙已經綽綽有餘了。

乳液和乳霜（Lotions and Creams）。以一盎司的乳液或乳霜加入十滴的純露，混合均勻，以一般方式使用。要先檢查一下成份，看有什麼添加劑或是藥用成份。乳霜有時含有藥物或是含有可的松（cortisone）、皮質固醇（corticosteroids），這些都是很強烈的藥物。金縷梅純露已經被證明是一種可行的皮質酮替代物。如果你是使用針對特殊皮膚的藥用配方，在添加純露之前，請先詢問你的護理師或是藥劑師，或是參考一些相關的書籍。不要用任何含有礦物油、石油化學製品或凡士林的配置品，因為這些都是有可能的致癌物質，而且會傷害免疫系統。純露和一些含有凡士林或含油性的軟膏是不能混合的。

漱口水（Mouthwash）。將 15 毫升（一湯匙）的純露加入 120 毫升（四盎司）的水中，漱口或漱喉約三十到四十五秒，重複二到三次。漱完之後不要吞下，特別是當你是治療齦炎或其他發炎等症狀時。

洗衣添加劑（Laundry）。在洗衣步驟最後一道清水潤洗時加入半杯的純露。若是針對病床衣物的殺菌用，則可再加五到七滴的精油在第一輪的肥皂清洗中。當殺菌不是主要的考量時，在最後一輪清水脫

洗中加入的純露，可以增添一種怡人的芳香。

芳香酊劑

幾年前的一個清早，我起床時突然對於自己的愚笨感到好笑，並且發現我們竟是這麼容易忽略一些顯而易見的事。

是什麼樣的想法呢？

將純露和酊劑混合，你將可以得到具有數種有微量生理效用的藥物，有從酊劑中來的酒精萃取物，也有從純露中來的水溶性和微油分子，這是一個真正含有植物中的所有的治療屬性和純露中的能量屬性的效益。

我馬上打電話給一個專門和我一起作純露蒸餾的朋友，我們一起大笑了起來，原來在不到兩天前她起床時，也曾經有過完全相同的想法。不到兩個月前，我發現在英國的 Avicenna 公司同時也開始發展了這個想法，並稱這個產品為蒸餾酊劑，這真是意外的巧合。

我稱自己所發明的純露—酊劑混合物為「芳香酊劑」，它們是很奇妙、令人驚奇且極端有效力的。它們也很容易能配製，即使是庫存的酊劑在加入純露後，也可以變成芳香酊劑，雖然你些許地削弱了酊劑，但是你加入了純露的治療效用，在最終的效果是平衡的。

芳香酊劑能讓你綜合具芳香性和不具芳香性的植物材料做成治療藥物。你可以創造單一植物的酊劑，也可以針對自己的需要、靈感組合不同的酊劑。例如以乳薊草（milk thistle）來說，在酊劑中是非常特別的，它不能被製成油類或是純露，但是它卻是唯一一種已知物質能改善肝臟損傷，防止因為某些菇類的毒液而造成的死亡，甚至防止因

為服用過量藥物（如鎮熱解痛劑 ibuprofen）而造成的腎衰竭。想一想利用這種酊劑加上格陵蘭苔，就成了一種解毒劑，效用之強，只需要用平時的一半用量就夠了，並且有促使肝臟細胞重建的非凡特性。當你合併兩者時所能產生的增效作用，簡直會像「魔法」一般！

配製方法

你需要 95%（標準酒精濃度 190）的乙基酒精（ethyl alcohol），有時稱之為乙醇（ethanol），來達到最大的效用，雖然你也可以用較低濃度的酒精或是加少量一點的純露或是做成較小量的成品。

兩種製造芳香酊劑的方法，第一種是用未稀釋的酒精來製造你要的酊劑，這最適用於木本植物、樹皮和根部材料。在一個乾淨無菌的罐子裡，加入洗淨並完全乾燥後的植物材料，以酒精覆蓋，並以上蓋密封。放置兩個星期，每天翻轉一次，並且在翻轉後在桌上輕敲兩、三下，或是輕輕的搖一搖、轉一轉，已確保裡面的空氣浮到表片上來。兩個星期之後，用細紗布過濾出酊劑來，再以純露將酒精的容積稀釋到最終產品容積的 60%（60 percent by volume）。你甚至可以稀釋到40%的酒精容積，並且可以維持大約兩年的保存期限。你也可以使用與酊劑相同植物的純露、或是多加一到兩種能和酊劑的植物達到共效作用的純露。

第二種方法是先用所選擇的純露將乙醇稀釋到 60%（標準酒精濃度 120）的濃度，然後再依據上面的方法製作酊劑，省掉最後再加入純露的部分就完成了！

如果你一開始使用 1 公升的乙醇，你一定要加 570 毫升的純露來達到60%濃度的酒精稀釋液，或是加入 1375 毫升的純露做成 40%的稀

釋液。

所有的可能性是無限的，當然你在酊劑中可以只加入相同植物的純露，這也是最好的起步方式。當我開始實驗時，我從濃度百分之六十的格陵蘭苔酊劑開始，加入格陵蘭苔的純露，將酊劑稀釋到百分之四十。

除了突發奇想製作芳香酊劑之外，我也開始尋找使用格陵蘭苔純露的方法，這是一種十分強效的物質。結果所產生的產品是很令人興奮的，我相信這是純露使用在藥物學上一個很重要的位置。

Avicenna 公司提供了一份業界間關於蒸餾酊劑範圍最廣的有用清單，並且全心全意地在發展利用這個概念。雖然他們現在只有銷售單一植物的酊劑，在我和他們有過一番談話之後，綜合的酊劑很快就會上市。

而且我發現有趣的是，Aviccenna 的主要顧客都是植物學家和懂得使用傳統中國醫藥的人。這一項產品至今仍被英國芳療領域的人所忽略，因為它被詮釋為一種內服的應用，因此是超過英國芳療師的領域之外的，但我相信當純露越來越受到大眾使用之後，這個情形將會有所改變。

建議配方

酊劑用植物	純　露
香蜂草（Melissa）	橙花／德國洋甘菊 （Neroli ／ German Chamomile）
乳薊草（Milk thistle）	格陵蘭苔／菖蒲 （Greenlanel moss ／ Calamus）
紫錐花（Echinacea）	黑雲杉／月桂葉 （Black spruce ／ Bay laurel）
格陵蘭苔（Greenland moss）	香楊梅 （Sweet gale）
金山車（Arnica）	永久花 （Immortelle）
聖約翰草（Saint John's wort）	香蜂草／玫瑰／橙花 （Melissa ／ Rose ／ Neroli）
黃耆（Astragalus）	歐白芷 （Angelica）
白毛茛根（Goldenseal）	土木香／藍膠尤加利 （Elecampane ／ Eucalyptus）
西洋杜荊樹 （Vitex agnus-castus）	快樂鼠尾草／鼠尾草／玫瑰 （Calry sage ／ Sage ／ Rose）
蒲公英（Dandelion）	艾草／絲柏 （Artemesia vugaris ／ Cypress）

寵物與居家小動物

　　像嬰孩一般，動物的嗅覺也是極為靈敏的。有人說，狗的嗅覺能力比人強三十倍，而貓的嗅覺則再比狗強十倍。鳥類能偵測電磁波的頻率，並靠著這項嗅覺器官的傳感器，引導牠們遷徙和歸巢。天啊！

327

對一些動物來說，嗅覺比靠著語言溝通的人類要重要許多，甚至是攸
關生存和溝通的重要管道。在我們處理動物和使用芳香藥草的態度上，
必須對於牠們的敏感性有所意識，就像我們在對待嬰兒或是脆弱的成
人一般的小心。動物一般來說，對於能量的敏感程度遠超過人類。牠
們可以感受到暴風雨、地震、癲癇或是嚴重的焦慮等，牠們可以感應
看不見的存在體在我們當中。純露對牠們來說，也是這樣的感應方式，
和身體觸覺的感應一樣的清楚。

　　然而，動物有一些時候也是喜歡很強列的氣味的。對有些狗而言，
沒有什麼比打滾在一堆腐爛的肉中或是肥料中更棒的了！對有一些貓
而言，沒有什麼比公貓的氣味帶來更清楚的信息了。但牠們對於這些
氣味的偏好也是有極高的選擇標準的，喜愛這個大於另一個，和人類
沒什麼兩樣。因此，在你對牠們使用之前，最好能先觀察牠們對不同
香味的反應。精油具有高度的滲透和持久性，若是所使用的香味帶給
牠們「頭痛」，即使是有效用又如何呢？動物需要有牠們自己的味道，
這是牠們用來辨別自己、劃分領域的方式。帶有毛的皮膚比無毛的皮
膚容易吸收精油。你用來診斷動物所需要的治療法和用在人身上的診
斷是一樣的。如果動物可以藉由暫時的強烈嗅覺來治療傷口，牠們就
可以較容易忍耐。但是如果這個味道讓牠們不愉快，每次當你打開瓶
蓋時，牠們就會遠遠的躲開。這時，你就需要尋找一種替代物，或是
選擇純露。

　　狗或甚至貓，對純露治療法的反應都相當的好。純露的強度和持
久度比精油要微弱許多。就像使用在人身上一樣，先從稀釋液使用起，
需要時再慢慢增加濃度，或是使用未稀釋液。純露可以內服或是外用，
在全身或某一個部位皆可，使用橙花純露在一隻感受壓力的狗身上時，

可以馬上使牠獲得紓解，你可以使用純露作健康或是美容用品，你也可以創造出心裡學上或是情緒上的效用，事實上，牠們在動物身上的效用，和在我們身上的一樣。

然而，效用是有一些限制的，純露並不能用來除蟲。不過，好的飲食、防範跳蚤和害蟲的好習慣，加上純露的內服及外用做為動物的補給物，可以有效防治寄生蟲的侵害的。如果你的寵物真的受到害蟲侵擾，可使用精油，添不添加化學驅蟲劑都可以。

貓咪篇

絕對不要對貓使用精油。因為精油的氣味對貓來說實在太強烈了，即使是稀釋過的依然。對貓皮膚和領域而言，許多精油的濃度都太強了。如果你希望對你的貓使用芳香療法，最安全的方式是使用純露。

將純露稀釋到嬰孩所適用的濃度或更低，半湯匙的純露加在 1 公升水中，或是一到兩滴在 1 公升水中做為內服用。當加入純露在牠平常飲用的水中時，記得要再放另一碗普通的水，確保它有另一種選擇，當牠不喝加了純露的水時，也不會因此而脫水。如果牠仍然不願意喝，試著用另一種純露水，並加入一點點的食物在裡面。貓是很謹慎的，因此過程是不容易的。你也可以用眼藥水瓶滴兩、三滴到牠的嘴裡。

這兒有一些針對急性或是慢性病治療的稀釋法——

急性病。每一磅（五百克）體重使用半茶匙的純露，依此類推，分成六到八次的量，在一天之中服完，一值持續用到病狀治癒為止。

慢性病。每一磅（五百克）體重使用四分之一茶匙的純露，依此類推，分成二到三次的量，每日照三餐給予，持續使用三個星期，在每個星期後評估狀況，再決定是否需要繼續治療。

329

牙齒和牙齦病症。如果依照牠們的天性，大多數的貓都是天生的捕獵好手，牠們能獵捕鳥、老鼠甚至兔寶寶，這是牠們天生的行為，而且牠們也會食用一部份牠們自己的獵物。做為養貓者的「樂趣」之一就是牠們會帶一些無頭的老鼠回家做為禮物，對於許多現在的養貓者而言，這是令他們厭惡的特徵之一，我們寧可自己的「小毛球」是不會捕殺小鳥、吃像老鼠這樣可怕的生物的，我們寧可牠們是有衛生概念的貓、缺乏這種殺手特質，只會高興的坐在我們的腿上喵喵叫。關於這點我很遺憾，因為貓真的不過就是小型的老虎，我們應該讓牠們做自己，而不是製造成我們要的樣子，就算是家貓也需要啃東西的！

牙齦疾病。在人類和動物中產生的原因，多半是由於缺少咀嚼的運動，缺少牙齦組織的摩擦和循環，再加上牙齒間的殘留物所導致。貓的飲食應該常常更換，以刺激口腔和牙齦，並且可以保持貓咪的健康，這是現代寵物最常見的疾病。除非飲食習慣有所改變，不論用多少的純露或其他藥物都無法治療牙齦疾病。給貓咪一些可以咬的材料，特別是在療程進行期間，並且仔細觀察牙齦的健康狀況，幫助擠出膿液、發炎物，更新牠的活力。

牙齦炎。用水稀釋義大利永久花純露至百分之五十的濃度，用兩、三滴輕輕按摩牙齦，每天進行四到六次，連續三個星期。如果情況有改善，則可使用未稀釋的純露，如果牙齦發生大量的出血現象，你可以再加濃度百分之二十的絲柏、百里香（沉香醇或百里香酚）或茶樹純露，如果有很嚴重的發炎現象，則再加濃度百分之二十的天竺葵或羅馬洋甘菊或歐薄荷純露，如果感染現象不是在局部，而且有擴散至全身的跡象，則再加入百分之三到五的格陵蘭苔或紫錐花純露。如果使用未稀釋的純露在十天之後牙齦仍然沒有明顯的改善，則改用未稀

釋的複方純露。

消化系統問題。加入三到五滴未稀釋的純露在貓咪平常的食物中，連續使用三星期。可以試用芫荽、歐薄荷、西洋蓍草、茴香或迷迭香純露。口臭常常是源自消化系統的問題或是不均衡的飲食。

泌尿道問題。加入三到五滴未稀釋的純露在食物中，加五滴在每日的飲水中，連續使用三星期。可試用杜松果、西洋蓍草、絲柏、檀香、羅勒、胡蘿蔔籽或野馬鬱蘭純露。如果有任何感染現象，加入冬季香薄荷、野馬鬱蘭、茶樹或百里香酚百里香純露。小心使用上述的最後一項，只能用極小量的稀釋液，因為它會對舌頭帶來灼熱的感覺。

呼吸系統問題。加入五到七滴的純露在貓咪的食物中，或是用十到十五滴未稀釋的純露輕輕在貓咪的胸口和腹部按摩，每天按摩二到三次，連續三星期。可在飲食療法之外再加上按摩或是直接以按摩取代飲食療法。可以選擇的純露有澳洲尤加利或藍膠尤加利、土木香、迷迭香（馬鞭草酮類型最好，但桉油腦類型也可以）或月桂葉。如果空氣太乾，可加用增溼器，並在其中添加的水中加入100毫升的純露。

便盆裡結塊貓沙對貓咪的健康是不好的，溼氣會讓便盆中的貓沙結塊，但是如果貓咪吸入帶溼氣的貓沙，溼氣在水中、鼻竇中和肺中也會結塊，會在呼吸道上結成沙球，在毛球問題之外又多加了一種麻煩。

毛髮和皮膚的保養。噴洒少許的純露於動物的毛皮上，通常噴二到三下就很足夠了，輕輕的按摩或是輕輕地用梳子梳開，將純露在均勻地分散，帶有毛髮的皮膚比無毛的皮膚更容易吸收純露和精油，而且也不需要用浸泡的方式就能達成。如果你有幫貓咪洗澡的習慣，你可以加兩、三大匙的純露在潤絲的水中。雪松純露對毛皮較佳，而且

331

可以幫助抑止跳蚤的孳生，迷迭香純露能使毛髮光亮，但是對貓咪來說有一點太過刺激，所以要事先斟酌，除非你已經作好心理準備要在家養一隻老虎！

切傷、抓傷和咬傷。將純的薰衣草純露裝在眼藥水瓶裡或是杯子裡來清洗感染的傷口。如果傷口看來是有受感染的，用百分之六十或是更高濃度的純露來稀釋百分之三外用的過氧化氫，先將貓咪用毯子包住再治療，因為混合液會有點刺痛。可使用佛手柑香蜂草（scarlet bee balm）、側柏醇百里香、茶樹或肉桂純露。特別注意，有一些公貓在攻擊時十分兇猛而且可能帶來很多的傷口。使用這種過氧化氫——純露混合液清洗這類傷口，每日數次，在治療的過程中可以每日漸漸增加純露的濃度。

小貓的氣味。很少有飼養室內貓的家庭不受便盆臭味之苦。可以在每天清理便盆之後輕噴一點純露在便盆中。在每次清洗便盆時，純露也可以用來作最後的一劑的漂洗。你可以把純露當作是貓咪住處的芳香劑，或是噴洒在牠們的床舖上。精油會是較好的殺菌劑，可是它的味道太過強烈可能會導致貓咪不再使用便盆（因為味道對牠們來說太難受了）。純露的氣味很清淡，比較不會使貓咪反感，也能使室內芳香。

狗狗篇

戴思蒙·摩利思（Desmond Morris）稱狗狗為「客廳裡的狼」，而他說的一點都沒錯！想想我們為了強迫貓咪適應家居生活對牠們所帶來的傷害，那麼，我們對狗狗又更是如何呢？行為偏差的問題到處都是，小狗如今像是百憂解藥片一樣問題多多，因為過度不良的繁殖造

成髖骨發育異常，關節炎更是家常便飯，動物耳朵與皮膚感染的抗藥性問題就像人類的一樣棘手，蛀牙問題更是創造了狗狗牙刷和肝臟口味牙膏的市場！

薩莫耶德犬（Samoyeds）和哈士奇犬（Huskies）原本是屬於寒帶氣候的，在酷熱和熱帶地區會使牠們遭受極大的痛苦。秋田犬（Akitas）原是飼養做為鬥犬，不是居家寵物。大麥町（Dalmatians）是用來拖車的狗狗，每天要跑好幾英哩的，不是適合坐在院子裡或是偶爾在公園裡跑跑就好的。再想想可憐的沙皮，基因庫中原本只有幾百種的動物，被大量繁殖成如今世界上數以千種的沙皮狗，想想這樣帶來的健康問題！沙皮狗的皺紋中常容易有皮膚感染的問題在耳朵和眼睛，甚至有時需要用手術縫起牠們的眼皮才能張開眼睛，牠們的消化問題更是一團亂，食物過敏是常有的事，牠們是我們過度放縱下的受害者，我們製造飼養稀有狗類的時尚，然後為了支持這樣的流行而過度繁殖、近親繁殖和造型繁殖。二十年前我所見過的第一隻沙皮狗大概是現在的沙皮狗的兩倍大，大概和一隻拉不拉多一樣大，雖然也是有縐摺，不過不是像現在這種適合抱在懷裡的寵物沙皮狗一樣。

就像對貓咪一樣，我們為了使狗狗居家生活化且衛生化，其實是帶來牠們生命裡的一大浩劫。狗狗也是天生的獵捕好手，即使是可愛、溫和的狗狗在羣體中一起追逐一隻鹿時，也是能變成一羣殺手的。羣體心態是在狗狗的照顧和訓練中最難理解的部分，但是如果你想在狗狗身上實行天然療法，你必須要好好的來瞭解，基本上來說，你也包含在牠的羣體中，你要是牠的主人、頭頭、羣體的領導者，雖然你的屬下偶爾也會惹一些的麻煩，但是你必須完全掌控，這是訓練過程中贏得狗狗的服從和尊重的關鍵，一隻狗會因為出於對主人的愛而願意

什麼都做，比起任何餅乾或是懲罰都來得有用。你的狗狗將完全跟隨你的領導，如果你能採用這一套羣體心態的法則，而且牠們也會快樂的遵行你的法則，即使是吃藥或是其他的治療。

前面提過關於貓咪飲食的法則對狗狗也是適用的。狗是肉食動物，牠們有銳利的尖牙和磨利的臼齒，即使是指節骨，牠們都可以津津有味的啃上幾個鐘頭。牠們的消化系統比較短，適用於處理大量的生肉，餵食牠們碎肉的狗罐頭其實是沒有意義的，狗狗根部不知道如何烹調，所以何必要吃煮熟的食物？只是因為我們自己本身不喜歡生肉或是自己是素食者，就要強迫我們心愛的寵物也一樣嗎？我們應該餵食牠們所需要或是想要的，而不是我們想要的，而且世界上是沒有吃素的狗狗！當然不是每一個人都能願意為牠的狗狗接受生肉或是理想的有機肉品的餵食，素食者或許也覺得處理一些帶血的骨頭或是碎肉是十分很難忍受的，但是如果你一定要餵食牠們磨碎的肉類食物，選擇有機食品和補給品，加上生的牛骨，可以讓狗狗的牙齒有好的運動，不會蛀掉了。

我鄰居一隻兩歲的拉不拉多有癲癇症，主人帶牠看了無數的醫生甚至神經學家，最後得到一個必須終身服用的配方，他們對於或許是飲食相關引起的可能性不屑一顧。結果主人嘗試更換平時餵食的人工合成食品改成有機食品，並加上一些補給品和生骨頭，狗狗竟然就不藥而癒了！已經有六個月不再發病，直到有一次又餵食了合成食品，隔天才又發病了一次，從此之後，合成食品被永遠的丟棄了！現在，牠在新的飲食習慣下，已經有八個月不再發病，而且在之前的兩年中也只有幾次輕微的發病。狗狗變得比較結實、快樂多了，行為也較良好，總而言之，是一隻更快樂的狗狗！

狗狗對於精油不像貓咪那樣的敏感，雖然純露仍然是比較適合的選擇，你可以使用稀釋的精油可以達到較好的果效也不會傷害到狗狗。若是使用純露，對於一隻中型犬（像是拉不拉多），可使用半匙到一大匙的純露，依據狗狗的體型和健康情形來增減量。小型愛玩犬一天的用量約一到一點五茶匙，最好是用稀釋過的。依據狗狗的體重來調整劑量，就像在成人身上的使用法一樣，一隻七十公斤的紐芬蘭犬（Newfoundland）比一隻三十公斤的拉不拉多所需的劑量要高一些，而一隻七公斤的迷你雪納瑞（miniature schnauzer）所需要的量就少多了。你可以在狗狗身上使用為稀釋的純露，不過還是建議以稀釋液開始，再依需要的程度慢慢增加濃度。

牙齒和牙齦疾病。使用未稀釋的義大利永久花純露抹在牙齦上，每天三到五次，持續使用三個星期，如果有大量出血的現象產生時，你可以再加濃度百分之四十的絲柏、百里香（沉香醇或百里香酚）或茶樹純露，如果有嚴重的發炎現象，則再加濃度百分之五十的德國或羅馬洋甘菊或歐薄荷純露，如果感染現象不是在局部，而且有擴散至全身的跡象，則再加半大匙的格陵蘭苔或紫錐花純露，一天二到三次，一樣使用三星期的連續治療。如果這個治療再加上飲食療法，在三個禮拜後，牙齦的狀況仍然沒有改善，請向你的獸醫諮詢。

因為不良的飲食習慣，使得狗用牙刷成為對抗牙齒相關疾病的必需品。狗狗的牙齒和牙齦需要大量的運動，從小開始，一個星期餵食一到二次的生牛骨可以挽救你的鞋子或是桌腳免受牠們利牙的侵害。

消化系統的問題。每天添加半湯匙到一湯匙的純露在狗狗的食物和飲水中，餵食三星期，可使用芫荽、歐薄荷、西洋蓍草、茴香或迷迭香純露。口臭常常是源自消化系統的問題或是不均衡的飲食，需要

認真的看待這個問題。

腹瀉。每三十分鐘餵食半湯匙未稀釋的肉桂純露（肉桂皮效果最佳），四劑之後，改成每小時餵食一次，再餵四劑，通常這樣就好了，肉桂不僅能緩和胃部和消化器官，也會幫助殺死引起腹瀉的細菌。活性的優格，一次一湯匙，一天三次能幫助平衡腸內的菌類。一碗白飯，可加可不加肉桂，可藉由吸收腸內多餘的水分來幫助治療腹瀉。如果腹瀉是由於壓力或是旅行所產生，可以在出發前、旅途中或是承受壓力時使用上述療法。很多市面上的狗食配方由於加入米食，使得狗狗的便便較乾、較硬，方便主人容易清理。當你幫你的狗狗更換牌子或是換較天然的食品，可能會有腹瀉現象產生，或是在變更期間會有較大和較頻繁的腸子蠕動。這其實是一種好現象，因為在食物中使糞便乾硬的添加物，很明顯的是對消化系統產生一種不自然的效用。你可以想像如果換成你吃這類的使糞便乾硬的飲食，你會有什麼感覺？

泌尿道的問題。每天三次餵食半湯匙的純露，放一湯匙的純露在每天引用的水中，持續治療三個禮拜，可試用杜松果、西洋蓍草、絲柏、檀香、羅勒、胡蘿蔔籽或野馬鬱蘭純露。如果有任何感染現象，加入冬季香薄荷、野馬鬱蘭、茶樹或百里香酚百里香純露。你可以用大型注射器輕輕的把純露噴進狗狗的口中，合住牠的口直到它吞下為止，小心不要嗆到。

呼吸系統問題。以一湯匙的純露內服用，一天二到三次，再用兩湯匙未稀釋的純露輕輕按摩在胸部和腹部，一天兩次，持續三個禮拜，可以選擇的純露有澳洲尤加利或藍膠尤加利、土木香、迷迭香（任何種類）、百里香（任何種類）、野馬鬱蘭、冬季香薄荷純露或是以複方搭配。你可以用一、兩滴的精油灑在牠的床鋪或是晚上睡覺時，在

狗狗睡覺的附近點精油燈。一個不錯的配方是用等量的羅文莎葉、澳洲尤加利及玫瑰草純露，加入幾滴的廣藿香或岩蘭草純露，不要用蠟燭的精油燈，可能會有火災的危險。

紅熱處。用薰衣草、德國洋甘菊和（或）西洋蓍草純露敷在紅熱處上，這樣可以減輕狗狗因發癢而常常舔痠痛處或紅熱處的情形。你可以常常更換敷布，也可以把敷布用繃帶包紮在狗狗身上，防止狗狗舔它，也可幫助療效。通常因為躺在人行道上或是較硬的表面上而產生紅熱處需要好好敷藥療傷，可試用德國洋甘菊、薰衣草、義大利永久花、金縷梅及天竺葵純露。提供狗狗特別的床舖或是毛毯讓牠躺臥能減少傷口受壓和幫助療效。

腳掌問題。對於因為堅硬的石塊所造成腳掌上的瘀傷或是擦傷，可以用足部浸泡或是敷布來治療，使用百分之六十的義大利永久花和百分之六十的薰衣草，盡量使狗狗不要碰觸到傷口，如果是熱沙子或過熱的人行道所造成的灼傷或類似的傷口，用薰衣草來敷；如果灼傷情形非常嚴重，則在使用的薰衣草純露中再加入一滴的薰衣草精油。若是因為融化的冰中所含的鹽類造成的傷害，每次散步後用清水洗腳，再在腳掌上、小腿上噴上一些薰衣草或是羅馬洋甘菊的等量混合物。看看你所居住的地區的情形，狗狗的腳可能暴露在許多不同的不自然環境中，小心這些可能受傷的表面，每個星期檢查一次狗狗的腳掌，或是給牠一點按摩（牠們的腳聞起來像玉米片），在一些大量用鹽來融冰雪的地區，你可能需要幫狗狗穿鞋子，或許你會覺得給狗狗穿鞋很困窘，但是你的狗狗會很感謝你給牠的保護的，因為鹽可能會帶來很嚴重的傷害，需要很長的時間才能治癒。

洗毛劑。用純露將洗毛劑稀釋到百分之三十的濃度，然後加入等

量的水，放在一個塑膠瓶裡，按照一般方式使用，很多寵物用的洗毛劑都加有藥物防止跳蚤或治療皮膚，選擇適合的純露或是精油來治療不同的皮膚狀況。我混合四滴的海松（sea pine）及雪松精油與不含烷基硫酸鹽（sodium-lauryl-Sulfate）的洗髮精，然後再加上四分之一杯的雪松純露、四分之一杯的迷迭香純露和四分之一杯的水。我用同樣的配方在柔絲精中，我的狗狗就真的沒長跳蚤了，你也可以使用有藥性的洗毛劑，最後再加上純露和精油在柔絲精中。

臭鼬。這就要用精油了！用十滴檸檬精油，十滴松樹精油（Pinus pinaster 的效果最佳，但任何松樹精油都可以達到功效）和二十滴醒目薰衣草精油。加入精油在兩湯匙的洗毛劑中，再加一點點水，將狗狗清洗乾淨，可以將洗毛劑留在毛上約三到五分鐘後再沖掉，用毛巾擦乾後，再用 100 毫升的松樹或香脂冷杉純露搓揉在毛上，用刷子梳開。如果你居住的地方有臭鼬出沒，家中最好有一瓶這種已經調好的洗毛劑，因為臭鼬常常在夜間出沒，到時你可能只會驚慌失措，一心只想除去這味道而根本不能冷靜下來慢慢找出配方！

美容。在兩次洗澡之間，維持狗狗身體香香和讓牠們看起來整齊清潔的方式就是規律地使用純露梳毛。只要噴灑在毛髮上然後刷過——這對於有體味的狗兒來說非常好，規律地使用能徹底消除部分狗汗味。所有樹木類的純露都能得到狗兒的青睞，給牠們一點清新、健康天然、又不會掩蓋原本氣味的香味試試。

切傷和咬傷。用百分之五十純露加百分之五十過氧化氫（選用濃度百分之三的外用過氧化氫）的混合液來清洗傷口。如果傷口有紅腫或是發炎的現象，可以用薰衣草、香脂冷杉、茶樹或是沉香醇百里香純露，再加上洋甘菊純露。所有這些純露對狗狗都有鎮定的功用，就

像使用在人類身上一樣，如果有流血的現象，可以添加岩玫瑰，如果傷口很深或是血流不止，可以在敷布上滴一滴的岩玫瑰精油和純露，再用加壓止血法壓在傷口上，如果在五到十分鐘後仍然血流不止，就需要就醫了，因為很可能傷到動脈或是靜脈了。若是腳掌切傷，通常會流較多量的血，而且需要較久的時間才能癒合，因為在每天的走動當中常常會使傷口再裂開。試著每天加純露在敷布上，一天使用二到三次，每次敷完後加上一滴的薰衣草精油，受傷期間降量減少走動的時間，直到傷口痊癒為止。

行為問題。從耳朵的後方輕輕的噴一下純露的噴霧，或是先噴在手上再抹在牠們的臉上，一天使用三次。不要直接噴在狗狗的臉上，狗狗非常討厭被噴東西在臉上。如果有高度焦慮的情形或是因為旅行或是沮喪所引起的壓力，可以用橙花或是菩提純露。對待長期孤單的狗狗，可以用羅馬洋甘菊、薰衣草、聖約翰草或是任一種針葉樹的純露，你也可以噴一些在你的舊 T 恤上，鋪在狗狗的床舖上，這樣子狗狗可以覺得主人就在身邊，香蜂草和德國洋甘菊的芳香酊劑和急救療方有同等的效用，可以經常使用，不需考慮劑量的問題。泰靈頓接觸療法（Tellington Touch）或是其他類的能量療法在處理行為問題時非常有用，足夠的運動和豐富的愛和關照也是非常重要的。

狗狗在家中隨地排泄的「意外」。從來沒聽說過有任何一種純露能防止狗狗弄亂家裡的，雖然，你可以試試看薄荷。但是若是你的狗狗真的在家中製造「意外」，純露是只能幫助去除臭味。用溫的肥皂水清洗弄髒的地面，再加入半杯到一杯的純露。可以用野馬鬱蘭、茶樹、歐薄荷、松樹純露或是這些的綜合配方。用報紙吸乾後，再噴灑一些純露的混合液。在這種情形下，不只是純露，你還可以加入一些

精油。狗狗在家裡隨便大小便很可能是一種行為偏差的問題，可能是缺乏主人的注意牠們排泄的習慣、不足的運動或是飲食問題，這也可能意味著某種健康的問題。

生產和產後的照顧。在產前的五到七天，可以在早餐中加入一湯匙的快樂鼠尾草純露，在晚餐中加入一湯匙的羅馬洋甘菊純露，其他的選擇有；早餐適合加茴香、天竺葵；晚上用菩提、橙花和玫瑰純露。多數的分娩發生在晚上，所以適用可以幫助放鬆、降低壓力的純露，早上則適合用可能和荷爾蒙相關功用的純露。在分娩期間，你可以用洋甘菊或是的純露擦在狗狗臉上，最好稀釋到百分之五十的濃度，所以對初生狗狗不會太過刺激。也有很多順勢療法或是草本療法可以幫助母狗更順利生產，茴香純露可以幫助刺激母乳分泌、產後經期；當小狗狗開始長牙後，可以用德國洋甘菊來清洗母狗發疼的乳頭。在生產數日後，相當適合用純露來為母狗洗澡，也可以使用在幼犬的身上，十分安全又有清潔和殺菌的功能。

鳥兒篇

鳥兒愛死水了！所以純露是一個非常自然的選擇。留一個小澡盆給你的鳥兒，加上不超過八分之一茶匙的純露在 500 毫升（兩杯）的水中，澡盆最好是又寬又淺的，能讓鳥兒展開翅膀，而且不會有溺水的危險。古時鳥兒一定要關在籠子的觀念，幸運的在近幾年已經有相當大的改變了，特別是對任何比雀類大的鳥類。但是，即使是關在籠子裡的鳥也很喜歡洗澡的，你可以用百分之十的純露加百分之九十的水的比例，輕輕從鳥兒身上沖下；觀看牠們洗澡是一件相當令人喜悅的事，所有的動物中，或許只有大象是更愛洗澡的了。

鳥兒是羣體動物，雖然有一些鳥配對後就單對獨自生活，沒有一種鳥類是一生獨居的，如果只飼養了一隻鳥，表示你必須要陪伴牠，成為牠的族羣，如果讓牠每天獨自在籠子裡生活許久，容易讓牠感受到壓力，牠可能會自己拔毛，拒絕飲食，變得有破壞性、侵略性而且常常發出刺耳的叫聲，或是根本不叫。然而，瞭解你的鳥兒可以幫助你瞭解這些症狀並做有效的處理這些壓力因素，避免鳥兒因受壓而病得太重。

飲食也是一個相當重要的問題，要確保鳥兒擁有足夠的水；另外，用紙巾包住筷子，輕輕的翻動飼料，可以除去灰塵或其他雜物。你也可以添加一些純露在飼料中。但是要記得，如果泡濕太久，飼料容易發芽，你的鳥兒可能會不太喜歡。要特別注意不要讓發芽的飼料長霉了，這是很容易發生的，而且對鳥類會變成有的毒物質。最好餵食品質較好的飼料，如果可能的話，最好用有機飼料，加上用墨魚、礦石和其他鳥兒可能在野外食用的天然物質及補給品。從前，在餵食這些天然的食品時常常讓我覺得討厭作嘔，但現在我每幾個星期餵我的鳥兒吃從釣魚店裡買來的蛆，牠們愛我和愛牠們喜歡吃的蛆是一樣多的！

小蝨子。以百分之二十到二十五的純露加入百分之七十五到八十的水的比例混合。可以用雪松、香脂冷杉、西洋蓍草或綠香桃木純露。從寵物店買來的鳥兒容易被傳染了蝨子，容易導致皮膚發炎或掉毛的現象。

換毛。以百分之十到二十的純露加入百分之八十到九十的水的比例混合。將混合液輕輕噴灑在鳥身上，一天二到三次；或是放在鳥的澡盆裡，讓牠自己使用，可以鎮定皮膚並且減少發癢。可試試天竺葵、

341

羅馬洋甘菊、薰衣草和胡蘿蔔籽或菩提純露。用純露沐浴可以幫助鳥兒脫下新毛外鞘，你的鳥會大大的感激你的，因為多數的鳥在換毛時，喜歡被抓一抓，因為可以幫助牠們將新毛的外鞘脫落，所以，動手幫你的鳥兒抓抓癢吧！

呼吸系統問題。每天加入兩、三滴的純露在鳥兒飲用的水中或是食物中，持續三個星期。也可以用一張面紙包住筷子，滴上兩、三滴的純露，攪動一下飼料，可以除去灰塵或是花粉。如果飼料中加有純露，則每天沒吃完的飼料都要丟掉。可以用土木香、馬鞭草酮迷迭香、綠香桃木或沉香醇百里香純露。如果使用純露情況仍沒有改善，你可以滴一滴的精油在面紙上，摺起來塞在籠子的外面，小心不要放在鳥兒可以碰到的地方。

緊張和壓力。加三到四滴的純露在飲用水中，每天換水，持續三個星期，並且加上用百分之四十純露家百分之六十水的混合液噴霧，可用菩提、橙花、薰衣草、歐白芷或羅馬洋甘菊純露。如果鳥兒真的很沮喪，而且沒有任何反應，試著用矢車菊、香蜂草、檸檬馬鞭草、聖約翰草或管香蜂草（purple bee balm；牻牛兒醇類型）。試著餵食不同的飼料，移動籠子或是棲木到靠窗的位置，放一些鏡子或是玩具到籠子裡，讓鳥兒有機會自由飛，或是考慮再多養一隻鳥來陪鳥兒來作伴。另外，也要給予牠你的時間、充足的照顧和關愛。

其他動物篇

任何的哺乳動物，從天竺鼠到馬，都能受益於純露。永遠記得動物的體重是衡量劑量的標準。急性疾病——任何快速且嚴重發病的現象——適用較小的劑量，短間隔，較頻繁的次數來治療。慢性或是長

期病 ，適合用三星期為一週期的定期治療，加上第四星期休息，來評估在治療期間病況所產生的變化。

這兒有一些針對小動物每天劑量的指南——

急性狀態：每五百克（一磅）體重用半茶匙的純露，分成六到八次的份量，分散在一天中餵食，直到病況有所改善。

慢性狀態：每五百克（一磅）體重用四分之一茶匙的純露，分成二到三劑，每日照三餐餵食，持續三週，第四週休息評估，如有需要再重複一次週期。

兩棲動物和魚類絕對不能使用純露，純露也不可加入他們棲息的水中，純露的酸鹼值將會影響水的酸鹼值而可能對水中生物造成傷害。爬行動物一樣不適合用純露治療，不過，我常想像，一條巨大的蟒蛇，或許會喜歡用較中性的純露像是薰衣草或是具有牠的家鄉風味的純露，來個噴澡讓牠的鱗片閃亮。我沒養蛇，所以我大概永遠不會知道了，但是，如果你想要試看看，請先用非常稀釋的純露，並且先諮詢你的獸醫師或是參考書籍，看看什麼樣的酸鹼值是適合舌的皮膚和鱗片的，先用小貼片測試，測試二十四小時之後，再評估狀況。

山羊、小馬、一般馬、乳牛或其他較大的動物，都可以添加純露在飲用水中，但是要記得提供另一種未加純露的水為選擇，以免牠因此失水。你也可以「強灌」大型動物，強迫牠們吞下，像是在狗狗篇中提到的一樣，用一個較大的塑膠（不要用玻璃的）注射器，輕輕的將純露倒入動物的嘴巴裡，用手維持牠嘴巴張開，小心可能會有一些外漏現象，然後把牠的嘴巴合住，如果牠會咳嗽，要讓牠咳，不然可能會讓牠梗住了或是把水嗆入肺裡。

先檢查牠們的背景，再選擇適合的純露來治療特別的狀況，記得，對大型動物來說，在純露治療中添加精油是很安全的，做局部外用、呼吸用或是內用都可。大型的動物，像是人類，比起小型動物、貓或是狗，對精油的強度和潛能會有較高的限度。

我的一個客戶強灌土木香的純露並且在牛棚中以精油薰香，在一夜之間治好了母牛羣的咳嗽！

居家及家庭生活

純露和其他所有芳療的觀念一樣，是能夠，也應該成為每日生活的一部分。對健康、在環境上、在心情上、在味道上、在心靈上、在娛樂上，讓你的生活自然的充滿芳香。這是我大多數的純露在接近保存期限前的最佳用途。

純露在居家的使用上，可以併入清潔用品中，噴幾下在抹布上，就可以留下甜美的香味和光亮的表面，甚至也可以安心使用在磨光的木製品上的；加入純露到你的玻璃清潔劑中，稀釋到百分之十到二十的濃度，可以讓陽光燦爛的照入；到四分之一杯的純入到乾淨的馬桶、洗手台和澡盆中，再將其排出，可以有除臭的作用。用烘培用的蘇打粉和沾了純露的抹布取代化學清潔劑來清理洗手台；將純露和精油加入拖洗地板的水中，加入半杯的純露和清潔劑到洗碗機中，在洗衣的清水潤洗過程中加入純露，甚至可以在灌溉家中的植物時，每一公升的水中加入一大匙的純露，幫助它長得更好，這對於偏愛酸性的植物像是杜鵑花和紫蘿蘭特別好。如果植物需要較鹼性的土壤或是環境，像是無花果樹（*Ficus benjamina*），則不要加純露，或是先檢查酸鹼度

表再決定。

居家環境可以因加入純露在增溼器中（不論是冷凝增溼或是熱蒸氣增溼皆可）而獲得改善，每一公升的水中加入三湯匙的純露，能有明顯的芳香效果。如果你沒有增溼器，用一個碗裝水和純露，放在散熱器上，也可以有相同的效果。在潮溼的氣候的區域，除溼器和冷氣空調比增溼器更需要。除溼器將空氣中的水抽出在收集在底部的容器裡，所以，加入一些純露在機器的貯水器中，可以避免細菌孳生，也可以去除霉味。中央空調系統也有貯水器，可以如法炮製。我曾經住在內華達沙漠的一家小旅社，旅社內有一座「沼澤式冷卻器」，這個精巧的設計式讓水涓涓流入一個大平盤，再在後端放置一座電風扇，吹向平盤表面上的水。這項設計的成效驚人，可以為外面攝氏四十度氣溫加入冷空氣和溼氣，但是，聞起來的味道簡直向一個大沼澤；我加入一整瓶的迷迭香到水槽中，馬上收到了迷迭香的芳香和冷卻器的清涼的雙重效果，向「沼澤氣味」說 bye-bye 了！

小型蠟燭式的薰香燈可以純露代替水，選擇能和你的精油搭配的純露，來達到最有效的附加配方，不要將純露加入「擴香儀的玻璃容器」內，因為這是特別為精油設計的。噴泉在現在變成裝飾的一部分，其實，可以用來製造些許的清香，不會在辦公室或是診所內造成過度香味，它們在風水能量中也有神奇的功效。

可以將純露加在擠壓式洗手乳中，稀釋到百分之十的濃度，你會得到更棒的香味，皮膚感覺更柔軟細緻，還多了一些抗菌的效果。你甚至可以更進一步自己製造你的肥皂，在製造過程中以純露代替水，它們比精油較不容易揮發，因此，製造出的肥皂不會很快就失去香味，雖然你不會加橙花的精油在肥皂中，可是你可以加入它的純露，重新

給肥皂一個豪華的新定義。

在廚房中可以使用純露的範圍幾乎是無止境的，在第六章我將會介紹一些烹調的食譜，市面上有很多芳香療法的食譜，但是我看過最好的是瑪利亞・凱頓琳（Maria Kettenring）所著，可惜目前只有德文版，希望將來有一些有遠見的出版商將她的書翻譯出版，能為大家帶來莫大的好處。

如果你用藥草烹調，不論是乾的或是新鮮的，在某一方面來說，你已經是用純露在烹調了，在烹調是蓋上蓋子可以讓水蒸氣潤溼食物，在蓋上液化，再吸收進入食物中，這些冷凝後的水其實就是一種純露，因為它含有所烹調材料中的水溶性的芳香分子，而且是由蒸氣冷凝成水，就像蒸餾的結果一樣；如果你在烹調時讓蓋子打開，你將會因讓蒸氣跑掉而濃縮食物的味道，而不是將味道再回收入食物中。

一般來說，你可以用純露取代所有食譜中或是部分食譜中所需要添加的水分，在煮食義大利麵或是米飯時，可以加一些純露在烹調的水中，或是在上菜前噴灑幾滴純露。選擇可以搭配你的食物的香味，可以做不同的嘗試——所有的廚師都是如此。有一些純露，像是香蜂草、檸檬馬鞭草、荳蔻、歐白芷、甜蕨、香楊梅和肉桂純露，在甜味或是鹹味的食物中一樣的適合，其他像是玫瑰、橙花、羅馬洋甘菊純露，最適用於甜點中，而藥草類像是鼠尾草、迷迭香及百里香純露則只適合用在鹹味的菜餚中。

對素食者而言，純露可以成為廚房調味中極好的添加物，在湯裡、調味料裡、原汁湯料裡、肉汁裡加入純露，可以使原本的香味更加豐富，這些豐富的味道將會令那些你非素食的朋友們大感驚奇。我曾經用純露來醃漬豆腐、一種有結構的植物性蛋白質，醃漬蔬菜，對我來

說，沙拉中若不加上一點點的月桂樹葉的純露是不夠完全的。用清水蒸煮比起使用純露更會沖淡味道，即使是最簡單的烹調像是義大利麵，在噴灑幾滴純露後，也能成為一道極佳的美食。

在烹調中使用純露，大概可以算是它們古早被使用的的方式，波斯人、土耳其人、希臘人、埃及人、羅馬人都廣泛的使用具有香味的水（純露），甚至在今天，胡桃餅（baklava）也是添加了玫瑰和橙花的的純露，看你是在哪一個國家，你甚至可以把純露加在製冰淇淋機中製造冰糕和格蘭尼塔冰糕（granita），不要限制自己在甜性香料中，可以試試將沉香醇百里香與香蜂草純露混合，在吃完多道菜的套餐後，是很好的味覺清潔劑，你的客人都會熱烈叫好，而其實這做法實在再容易不過了。

純露也可以用來調配飲料，在柳橙汁中滴一點橙花純露，簡直是世外美味，也可以加在氣泡酒裡，我能多說什麼呢？今天就來試試！所有的果汁或是蔬菜汁，不論是現榨的或是濃縮的，都能因為添加一點點的純露而充滿生氣。這需要你自己慢慢去實驗，在處方篇中有一些建議。鹽巴、胡椒、伍斯特郡辣醬油（Worcestershire sauce）和辣椒，其實和月桂、百里香、芫荽或鼠尾草在觀念上是相同的。擠一顆檸檬的汁，或是用少許的香蜂草純露試試，為何不加一些純露在製冰盒中，可以讓添加風味的冰塊為你的飲料加味呢？當冰塊在飲料中融化後，可以增加飲料的味道而不是稀釋飲料，這些冰塊適用在含酒精或不含酒精的飲料中。將野馬鬱蘭純露的冰塊放在番茄汁中，將冬季香薄荷純露加在綠色蔬菜汁中，將歐薄荷純露加在檸檬汁或是藥草冰茶中，發揮你的想像力！琴酒和奎寧水可以加入杜松純露冰塊，快樂鼠尾草冰塊則可以加入潘趣酒（punch）或白酒中，在你的馬丁尼中搖

347

入添加風味的冰塊或是喝一口加了黑醋粟純露冰塊的黑醋粟伏特加酒！當有越來越多的純露可使用，越來越多的人開始實驗後，誰知道這些東西會激發出哪些美食呢！

食物和飲料是生活中的美好趣味，好好的享受它們，可以允許自己有一些小小的沉溺，不必擔心，在冰箱中存放多樣的純露，就好像在廚房中多家了一整架的調味料一樣。

純露的奧祕

純露使用的奧祕和哲學是數不清的，或許值得每一種逐章討論，事實上，當今對於這些神奇的純露的發表記錄中，關於奧祕的記錄或許是多過關於治療使用的記錄。

芳香療法如今正在一個公眾接受度的關鍵時刻，因為它和一些不切實際的關聯性，使得多數人低估了精油和芳香植物成為健康產品的可行性。這是很可惜的，在某些方面來說，我們總覺得一定要有科學的數據來證明我們已知的事實，但是精油依據它們的特性已經使用了好幾世紀，很多藥劑師都已經為精油或是其成份做了許多研究發展，而且很多我們每日使用視為理所當然的產品，像是漱口藥水、牙膏、美髮用品、身體保養品、食料、飲料、甚至香煙，都含有精油或是芳香分子。部分人希望看見這種療法成為一種「專業」，能在這個系統中合法化，換句話說，也就是科學化。我個人認為，這其實是個錯誤的想法，是的，我們應該學習化學和科學，是的，我們也應該要瞭解精油和藥品間可能產生的交互作用，我們甚至應該學習植物醫學，但是，我不要讓我的政府或是其他製藥廠告訴我、干涉我可以或是不可

以使用某種精油或純露，我不要這些制式化的萃取進入芳療的世界中，我不想讓那些不合格的人或是組織聯盟來做一些關於芳香療法的決定，除非那只是有關一些不含藥物、無污染物類的規定，我們可以透過同儕組織一起完成這些決定，而且越快越好。

純露，像精油一樣含有植物的生命力這點，是毋庸置疑的。即使是科學上都接受水是有能量的這種說法，所以這些產品的魔力和奧祕來自於它同時含有水和植物精華，試著用一個鐘擺在純水上面擺動，在放在一些純的有機純露上擺動，你會有驚人的發現。白色鼠尾草純露的能量之大，幾乎將鐘擺從我手中拉走，擺力也異常強大，西洋蓍草純露有一種獨特的花形螺旋擺動模式。薰衣草純露引發順時針的旋轉，醒目薰衣草純露則是反時針方向，這些的觀點，和純露的酸鹼值或是其他的化學屬性是一樣實際存在的，當使用它們來作治療時，也必須視為考慮因素。

秘技傳承

在 longman 現代英文辭典中定義能量是「一種充滿生命力和行動力，動力和能力來達成效果或是身體上活躍的特性」。

這種充滿生命力和行動力的特性，若是照字面上來說，我們或許很難應用這個特質到大多數的物體上，特別是那些無活力或是看來無生命力的物體上，但是較廣泛來應用，例如說，一個玻璃瓶，我們可以怎麼看呢？瓶子本身其實是有行動力的，因為它能「容納」液體，而玻璃本身其實也是一種液體，只是其流動速度非常的緩。所以它雖然看起來是無活力的，其實它是充滿活力的，從這個角度來看，玻璃瓶是有能量的。現在，我們要怎麼定義純露是否含有能量呢？

有一些人認為自己是敏感度很高的，他們只要握住一個物質，或是把手放在某一物質的上方，就能感受到能量。我曾經有一次，兩手各握住一瓶一公升裝的上等薰衣草精油，結果，我對從瓶子上傳來的「能量」大感震驚，在我身旁的一個同事問道：「你在做什麼？」我告訴了她，結果她不相信的笑了笑、我說：「不然妳自己試試。」當她試的時候，她的表情變得很平靜，然後，她突然笑了出來，興奮的驚叫：「天啊！我從來不曾感受過像這樣的感覺！」我們其實都有這種感覺的能力的，我們只是一直不知道怎麼使用它們而已。在我向顧客做展示時，常常有顧客會伸出手來握住瓶子，親自來感受這振動，如果他們喜歡他們所感受的，他們更是會拿起瓶子來，直接握住它，吸收其中的「振動」，最後，他們會把瓶子打開來聞一聞。到這個時候，他們已經能清楚的認定這份生命力的存在，並且知道這當中有多少的能量等著被分享。

　　純露能影響我們的健康，即使我們只用非常微小的量亦然，這可以被解釋為它的力量或能力在作用，正如它的能量一般。回到之前我們所談到純露相對於全息圖與碎形的概念，我們也可以看見他們在物理結構上所包含的能量；它們有氣味和味道，無論如何，它們的組成成份中所含有的化學物質都擁有這樣的能量，並且不僅是在物理學的層面上而已。這份能量是深入到它的基本分子，甚至是次原子的層面，因此，至少對我來說，在一個更深奧的程度上，它們是有生命的，有能量的。

能量工作

　　療效接觸（Therapeutic Touch）、健康之觸（Touch for Health）、

按手療癒（hands on healing）、靈氣以及許多其他不同的名字都是和「能量工作」有關的，我猜想這些市場行銷把所有能應用的有關奧祕世界的名詞都用上了，因為這些能量療法極有可能是人類歷史上最先用來治療的方法，而且是直到近幾年這些不同的名字才被人用上。主要的原則是，在這個宇宙中，這些神祇或是神聖力量所擁有的能量，是可以藉由治療者的身體傳達到被治療者的身上的，這份能量，加上治療者和被治療者的意念，顯明了治療的過程，當我們從前和自然是一體的時候，我們身體的律動和節奏是遠比現在要相合的，我們也知道健康的問題其實是因為精神上或是能量上的一種失調。現代的生態學者、心裡學者、人類學者或許多其他的「學者們」都在相關範圍內鑽研這些想法，同時，護士們、所有的醫生們、傳統療法者和術士們也從來不曾停止探究或實行之。

純露在各種能量工作中，都是一項極佳的輔助者，因為它們來自植物材料，它們擁有植物中所含有的這個星球上所含有的律動和節奏的資訊，它們也充滿了植物的生命力，而且肯定是精油一樣「有活力的」。但是純露更提供了一些優勢，像是有較微妙的氣味，對於那些在醫院中或是養老院中那些有疾病，對氣味過度敏感的人是有相當大好處，它們其實也是一種「水」，是生命中不可或缺的基礎之一，水本身擁有自己的能量和與大地的節奏、其上所居住的人類、動物、植物之間的關聯，我們身體的主要組成也是水，就像在本書前面提到的，我們身體內所含的水是我們身體節奏的主要力量。

在你進行能量工作之前，你會想要釐清你自己所擁有的能量範圍，你可以噴洒你所選擇的純露在你的範圍內，或是滴三滴在掌心，再塗抹在你的能量身體上，釋放出任何會阻礙你的感覺的雜質；選擇適當

的純露的方法，可以參考你的概況，或是用你的直覺來判斷什麼是適合的香味或是振動，能幫助你達到你所想要的結果。依照你的客戶的適合方式，你可以運用鐘擺或是也讓你的客戶參與這個選擇的過程，經由這些積極的參與治療的過程中，也讓他們有一種參與的活力。當適當的純露選定後，滴入一到三滴在你的右手掌，表明你想所要達成的果效意念，並且徵求你的客戶的准許，來確保所有能量的轉移是適當且有助益的；然後，再開始你慣例的方式；你會發現你的手更敏感了、更諧和，你的客戶也會更清處的感受到能量的運動，永遠在轉換能量時，要記得適當的運用並且先請求准許，不然，不小心的話，你可能帶來一樣大的傷害。

在治療過程中，若是感覺到身體上一些難以清除的弱點或是阻隔，你也可以特別將一滴純露滴在身體的那些點上。在你應用純露的時候，先將你的意念說明清楚，然後再一次重新檢查那個部分，你應該能感覺的極大的不同。你很少會需要用到超過一滴的量，但是偶爾有需要時，你可以用到三滴左右，主要的原則不是要弄溼你的顧客，而是運用這些水的振動、能量核能量中所含有的所有資訊。當你習慣純露後，你會發覺適合自己的方法，也會知道哪一種純露和你的共振最好，或是適用於哪一類的疾病。畢竟，每一個人有他自己的共振，而每一種疾病也有它自己的共振；通常來說，疾病的產生是由於身體中失去了一些和諧和平衡，造成不和諧的共振，能量工作是試著找回身體的平衡。

靈氣是一種能量治療的方式，併入了一些象徵符號到治療當中，這些符號有其特定的意義，並且是用特別的方式來重新做體內平衡。純露可以讓這些符號具有更大的能量，如果我們用手指追踪空氣中的

圖樣，我們能達到某一種能量程度，但是若能將它寫下來則能達到另一種更強烈的程度，在學習寫下的過程中，我們啟動了我們所擁有多年的細胞記憶。然而，靈氣治療師「寫下」或是將這些祕密符號現於紙上是不恰當的，所以，該怎麼辦呢？用純露來寫！用水來當畫筆，即使只是寫在空氣中，也能加入一些可觸知的能量範圍，有一個我認識的治療者發誓說她可以「看見」這些她在空氣中所寫下的字，她宣稱這些用水寫下的字能在空氣中停留有好幾分鐘。你也可以用純露寫下你的符號，在紙上或是在你的顧客的身上，並且在作用後也不會留下任何的記錄的。

如果能量工作是用來幫助往生的過程，為病人膏抹是一種極好的儀式，可以私底下做，或是透過整個家庭的幫助和同意。幾乎所有的文化都對死亡有不同的儀式，為那些關心的人創造安心的去處。如今死亡仍舊是多數人心中最大的恐懼，將死之人尋求允許才願意放手今生，或是需要特別的協助來走完生命中最後的幾步路，是常見的事；在我母親得到癌症的幾年後，我親眼看著她死去，在她生前的最後一晚，我陪在她身邊，用精油、水晶和詩詞來幫助她放手今生，她有她想要緊抓不放的理由，但是當晚，我清楚的感受到這一切即將結束，而她的面孔，即使在昏迷中，也由在抗拒到接受的過程中慢慢的放鬆下來。在她死後，我傾倒一打的玫瑰花瓣在她的身上，這不只觸碰她的靈魂，它們更安撫了我的心；檀香、玫瑰、歐白芷根、香楊梅、菩提及絲柏純露很適合用在這一方面，但是也可以依據個人需求使用其他的純露。

不管你是使用哪一種的能量工作，你會很喜愛這些純露所能帶來的不同，在某些方面來說，這和使用「聖水」或是由神聖的瀑布或井

中的水、花本精華、礦石藥液或是其他的我們認為含有能量的水是類似的，當然，純露並不是在宗教意義上的神水，但是在精神層面上，它有一種完全的力量，或者說，具有一種全息般的神聖，將生命中的完整性以及我們所居住的世界具體化。它們帶著一種意念，藉者它們，它們的知識和振動的源頭，這些有力的工具能幫助我們達到所需的共振。

地卜，風水，與能量探測術

地卜（Geomancy），是從希臘文 *gaie* 或是 *ge* 而來，意思是「大地（earth）」，這也是「蓋婭（Gaia）」這個字的由來。而「*manteia*」一字的意思是「占卜（divination）」。地卜的範圍極廣，不只是包括占卜過去、現在、未來的方法，也包括和大地能量一起作用，畫下地界，或是風水中的一些觀念。巫術和魔法，當今非常的流行（即使是在美國陸軍中也允許巫術的運用），之中包括許多關於地卜和提升我們和大地之間的關係或是何其他在地球上居住的生物之間的關係的觀念；植物在和大地能量連結中是一種很親密的方式，就像水一樣，而且每一種神奇的分子在它的國度中都有自己的仙子、氣精、守護神、水神和各種的精靈，因此，純露在進入這個領域中提供了一個雙重的連結。

使用純露在你的家中或是花園裡畫下能量的範圍，魔力的圈圈，保護的區域，或是冥想的漩渦；治療、安全、成長和能量流動。看著你的植物因為加入一滴純露或是用稀釋的純露噴霧清洗它們所帶來的茂盛，葉子的閃亮。你甚至可以用純露來驅逐害蟲，用一些純露加上一點肥皂水來清洗受到感染的部位。

　　風水時時刻刻是人們關注的焦點，純露可以大大的幫助這項專業。試著分派不同的純露或是純露的混合液在八卦的各個部分，並且用它們來重新平衡你的居住空間；人造噴泉的風水屬性，美麗的造型和平靜的聲音很受大眾喜愛，加入純露在噴泉中，加在抽水機中是很安全的，如果你的噴泉中有水晶，則添加純露更是有利的，純露的氣味不會過重，而它的能量可以活化噴泉中的水，藉著水流活化整個噴泉。

　　任何尊敬大地或是季節的儀式，像是夏至、春分、豐收祭（感恩節的另一種意義）、五朔節等等，都可以加入純露合作。水幫助了大地的繁殖力，及所有由她撫育的生物，植物水是她的施予物中一項有力的系統，而且是一種向她表達謝意的最佳禮物。儀式是很私人的一件事，如果加入純露，你會尋找出對於你自身的意義和意念最有效的方法。

　　水也是水晶占卜中最受歡迎的媒介，一種用來占卜、或是藉由水晶球來透視的方法，水晶球中充滿水，凝視著它的反射表面，進入冥想的狀態，直到像鏡面一般的表面顯現出啟示來。想想，若是能加入歐白芷純露或白色鼠尾草純露或是……能再增加多少能量啊！找到適合的純露能幫助你連結到適當的能量和領域，不管是樹、根、花或是藥草，你越去嘗試，越能受到指引。

　　能量測量（Dowsing）或是使用鐘擺測量，也是另一種卜卦，也是一種快速探測物質能量範圍的方法，可以使用任何像鐘擺一樣可擺動的物質——像是串在一條線上的鑰匙，一個垂飾或是一串項鍊——不過，較嚴肅的占卜喜歡用特製的鐘擺，有千百種不同的設計、形式或是材質。甚至有一些專為地質學使用的鐘擺裡頭藏有微小的間隔艙，這個要旨是，把你所要尋找的物質放一小塊在鐘擺中，可以特別幫助

探測出相同的物質。或許聽起來很奇怪，不過，我也是因為認識一個很嚴肅的地質學家，他是個絕對反對不切實際的人，他很慎重的為其做見證，才打動我相信。這類的鐘擺其實對芳療師是很有趣的，可以在使用前先把一滴的精油或是純露放進鐘擺裡，能調整到你所要的效果和振動。

純露也可以用來作鐘擺的強力清潔劑，不管是在使用鐘擺前或是使用鐘擺後，在使用鐘擺前使用純露，可以去除前一次做的協調，去除上一次的模式，它們也可以提高振動，或是調整鐘擺到所需的特別應用；若是在使用鐘擺後使用純露，則可以清除許多過程中殘留的不想要的的或是負面的能量，或是清除治療中的顧慮和做空間清掃的工作。我喜歡週期性的用純露來清洗我的鐘擺，像是一個小小的獎勵，畢竟，鐘擺是一種工具，所有的工具當受到適當的照料後，都會更加好用。

派翠西亞‧戴維斯在《芳香療法心靈能量寶典》（Subtle Aromatherapy）一書中，提到一種令人興奮的氣輪能量測試法，而精油和純露都可以將鐘擺所顯示的異象重新調整平衡。你也可以測量精油與純露的能量，雖然你可以將這當作一種檢測品質的有效方法，但它仍無法取代從可靠貨源廠商購買、以及運用你所有的感官與現代科學來確定產品品質的重要性。如果你真的肯花時間進行能量測量，你將會發現每一種精油或純露都具有完全獨特的「能量指紋」，就像一般人的指紋一樣。有些能量指紋呈現橢圓形，有些呈現圓形，有的甚至呈現出 8 字形及更為複雜的螺旋狀等。它們會令鐘擺以順時針或逆時針的方向旋轉、前後擺動、左右搖晃，朝向任何一個鐘擺能擺動的方向，畫出任何彎度的圓弧。我的一位學生計畫把芳香物質的能量磁場描繪

出來並出版，到那時候這些獨特的能量指紋在療癒方面所具有的代表意義，在我們理解與接受的概念中所佔的份量，將可比擬今日我們看待芳香物質中各種化學分子類型與療癒特性之間的關係一般。就像史諾伯特所說的：「我們更進一步地知道，精油所承襲的天然複雜性給予了它們療癒的能力。所以，在我們從精油的複雜性中賺取利益的同時，我們一向深信不疑的科學儀器卻無法徹底地瞭解分析這些複雜性。」接納精油與純露在能量方面的概念能拓展我們對它們的看法，並且更明白它們所能成就的功效。

在我的課堂上，我總是會將能量測量棒與鐘擺同時拿出來。我試著讓整個過程充滿趣味，並提供現場示範，而這些資訊與經驗可能會是近乎空談的把戲亦或是另一種療癒的工具——畢竟你不能用會威脅到某些人的信仰結構的方式把人給嚇跑了，不是嗎？每次看見有人明瞭自己的能量磁場可以延伸到 30 英呎以外之處，對我來說就是個美好的經歷——這就好像讓平時搭公車的經驗有了截然不同的新層面一樣。

能量探測棒有時又稱為 L 形棒，是偵測能量磁場的工具，並且是從古早時代水巫術（water witching）中所使用的 Y 形棒變化而來。大部分的水巫師都是男性，而他們最喜愛使用的工具就是一根 Y 字形的樹枝，最好是來自於梣樹或金縷梅樹上。自古以來有關於水巫術的記載就一直不斷，而我很好奇水巫師當初是否向療癒巫師一樣地經常被處以死刑——可能沒有。Y 形棒分岔的兩頭分別握在手裡，令一端則向前直伸。當巫師接近地下水權或水源的時候，探測棒會直接向下指向地面，表示這裡就是應該鑿井的地方。信不信由你，直到今天，這仍是人們確定鑿井位置的方法，只因為它的精準無誤。

L 形棒也可以用來尋找水源，但它們最好的使用方式是用來測量某

個人、某個地點或某件事物能量磁場。將棒子沾進純露，將純露抹在手掌心，或光是抹在棒子的尖端都是最直接結合兩者的方式，並且由於衣架通常很適合用來製作 L 形棒，而且通常都是不銹鋼製的，金屬的震動能量可以因著使用植物純露，而被提升到較高的頻率。用手輕輕握住 L 形棒較短的那一邊，與顧客的身體呈垂直方向，並間隔 6～8 吋的距離。慢慢地將探測棒從頭移動至腳，一邊偵測一邊留意探測棒是否向內或向外偏斜。若要重新平衡磁場或阻礙，或是任何出現的不均衡狀態，可以參考前節「能量工作」中所提到的水滴膏抹法運用。

在接下來關於水晶的章節裡，純露對於遠距能量工作的效果非常奇妙，能夠創造出超越時間與空間的能量網絡，令純露提供了更多的幫助。如果你正在幫助的對象手中有著同樣的純露，當你在自己的地方使用合適的純露時，他／她也可以同時在遠處用同樣的純露來膏抹自己的身體，創造出遠距並且效果驚人的連結。

指壓和針灸

很多的機構，像是史丹福或是哈佛醫學院都有開設針灸和指壓的課程，我想，它們其實應該從此篇中被單獨提升出來，不過，它們的確是處理體內有關能量或是氣的問題，所以它們仍被我放在此篇中。傳統中國醫藥（TCM）中，這兩種方法都和身體中複雜的穴道、經脈和氣體通行有關，這套系統是很古老的，這些穴道的分布圖已經被接受了五百年左右，純露或是精油可以用來刺激穴道或是經脈，就像指壓或是針灸的功效一樣；如果加入針灸和指壓的使用，純露可以創造初一種更好的結合治療法，你可以在用了針灸和指壓後，藉著純露來追蹤穴道間的經脈，經脈是連絡全身的，用你的手指加上適當的純露

來追踪是一件既簡單有有效力的方法，精油因其潛力和花費，可能比較不適合，不過純露是很適用的。

我與中藥師米莉安‧爾利赫曼（Miriam Erlichman）在芳香灸（Aromapuncture）中所發現的一個概念是，在每一個穴道上滴一滴純露，並不施以壓力或針扎——只要用一滴純露沾在穴道的皮膚上即可。我經歷過幾次芳香灸療程，發現這是我所經歷的一些治療中最具功效的，在第一滴土木香純露滴到我的肺穴道時，我瞬間感覺到吸入一輩子能想像到最新鮮的空氣，我的肺部擴張到超越它們一般的生理極限。在腹部的腎上腺穴道滴上黑雲杉純露，一瞬間彷彿電流傳遍全身，而米莉安也問我是不是感覺到了她正感受到的電流。我曾經有近乎幻覺的異象，甚至在數天之後仍有這種驚人的感覺。雖然並沒有用到「針」，不過我們仍決定稱它作芳香灸，因為能量能像針灸一樣穿入皮膚，而有時候，由純露帶來的感覺十分的犀利而強烈，彷彿有針刺入一樣。

就像在中藥篇中所提到的，你必須對你的植物有充分的瞭解，才知道如何以之取代中藥，有時候，我們也會小小作弊一下，用歐白芷代替 A. chinensis 及橙花或苦橙花（Citrus aurantium var. amara flos.）、或代替中藥中建議的未成熟果實（苦橙葉），可是仍然收到極佳的果效，我想極力鼓動任何中醫師來進行這些實驗，先不要用針，只要用純露，確定顧客可以感受到這些效用。瑪利安‧愛爾利其曼是一個有十七年經驗的中醫師，也是個純露的愛用者，所以這些觀念她很容易能瞭解。最近在溫哥華的一個會議中，奧勒岡大學東方醫藥系的洪晶（諧音；Hong Jin）發表了一篇論文〈有關在穴道上使用藥草來治療一般類疾病〉，其中討論到外用藥敷來治療疾病，從關節炎到氣喘都有，所以我想，芳香針灸也不是太極端的吧！

花精和礦石藥液

　　巴赫花精（The Bach flower essences）是第一種，也是最有名的，但是花精現在已經十分普遍，而且是在各地有不同的專門產品，不管它們是澳洲灌林、加拿大森林（Canadian forest）、南非或太平洋西北花精（South African or Pacific Northwest essences）等品牌，所有的觀念是相同的，它們是具有療效及振動的液體，來自於放入植物漂浮於純水之上，放置於陽光下，然後再稀釋這項產品（通常以加入酒精以保持穩定度），再裝瓶使用。

　　分析之下，這些物質比順勢療法所含的可確認成份還少，然而，它們含有記憶和振動，這是科學上不能作測量的，就像順勢療法也是一種記憶和振動，它們也是有效的，你永遠不需要試用急救療方（Rescue Remedy）以外的任何花精就可以知道它們是多麼的有效，並且有安慰劑的效用。它們作用在動物、孩童、植物和水晶身上也很有效，我的狗狗只給她三滴的急救療方就昏厥了。我去參加婚禮或喪禮時，也不忘噴灑之，這比純露的氣味要更輕微，這瓶子也比較容易在各排間相傳而不被發現，在空氣中，留下平靜和微笑。

　　花精可以充分有效的和純露、精油和芳香酊劑一起使用。可以在日常飲用水中添加花精，使得它們的神奇效用能陪伴你一整天；它們也可以加在其他的外用治療中，像是敷布、淋浴、泡浴等等。我喜歡用花精代替水來加在純露中，使用相同的植物材料或是加入其他有增效作用的植物材料，如果我真希望自己也能在加拿大種植岩玫瑰，這樣我就能自製這種花精，再加上純露，簡直是置身於天堂啊！

　　礦物藥液或是花精都不是新的發現，不過它們是到近幾年才進入

主流，有關這項主題，最有名的書是古魯達斯（Gurudas）所著作的一套雙冊書籍，其中有很多有關製造和使用礦物藥液的方法，就像花精可以加在純露中合併使用，礦物藥液亦可，而且合併後的增效作用比單一配方更具能力的。

你可以用純露或是水自己製造礦物藥液，而且也能找到許多參考書籍來幫助你選擇適合礦物的純露以及它的治療範圍，只要將乾淨的礦物或是水晶放置在一個裝有純露和水的罐子裡，放置在陽光或是月光下二十四個小時，或是使其達到所需要的振動後即可。你也可以將天象學的因素考慮進去，結合星象相關的植物或是礦物，你可以用它們的治療屬性來連結，例如用輕橄欖石加上黑雲杉純露來治療腎上腺問題，石榴石加上鼠尾草針對循環和性腺的問題；或是選擇以顏色來連結，紫水晶配上薰衣草，天青石配上矢車菊，黃水晶配上一枝黃花或菩提純露，都取決於礦石的色調。我們如今在一個沒有任何規則的領域裡，或許，出產國家也可以是連結的選擇，像是由馬達加斯加島所產的電氣石和石英搭配上肉桂或天竺葵純露，鈣鈉斜長石（labradorite）搭配格陵蘭苔，和你的水晶說說話，或是仔細聆聽它們的聲音，它們會帶你進入一個神奇的探索旅程，之後，寄張卡片給我，告訴我你的新發現，並且和這個世界來分享，我們的心裡都有個小小魔術師的。

水晶

當然，礦物藥液是以水晶和純露製造而成的，但是，當你將這兩者放在一起的時候，還有很多其他的效用呢！礦石雖然表面上看起來是很重、很堅硬、也很固執的，但是它們可以很容易的被水包起來，

礦石能被水所侵蝕，而水在礦石周圍的運動也可以增加它的力量和能量，你知道在大岩石底下的水是較寒冷的嗎？水流在阻礙物周圍所產生的能量，在它的行進路線中，能改善阻礙物的「健康」，並降低其溫度，最健康的水是在攝氏四度；從療癒能量和我們對於碎形與渾沌概念的角度來思考，水和岩石在我的心裡有一種象徵性的關係，代表兩種基本要素、自然精神：就是水和大地。

所以，純露在許多層面上，也有這種象徵性的意義，它們都是有生命力的，都是有意識的，也都具有啟發和治療的能力，當你想想水晶在歷史上被視為是連接天上人間的神奇能力和魔力的事物時，就不難明白為什麼水晶和芳香植物可以相互搭配使用上好幾千年了。

水晶的清潔。當你第一次取得一塊水晶時，最好都能先作清潔，先去除礦石中攜帶的其他能量。通常來說，礦石會帶有任何觸碰過它們的人的記憶，或是它們自身的記憶，包括它們是如何被採掘的。雖然，若是採掘過程是較溫和的，是最好的狀況，但是多數的礦石都不是這樣被採掘的，因此可能遺留下一些不愉快的感應在石頭中，然後，輾轉多次買賣後才到達你的手中；雖然過程中可能也有一些善待它的人，但是多數都不是。因此，在使用礦石作治療用途時，很重要的是要先治療這塊礦石。

太陽晒乾的海鹽對多數的水晶來說是最佳的清潔劑，你可以用一大匙的天然鹽加入適量的純露或是純露和水，浸泡二十四小時到一個星期，直到你感覺它「變輕了」。（注意：有些水晶不適合浸泡在海鹽中，會損害石頭的結構，像是透明石膏和方鉛礦，或是其他組織較柔軟的水晶。）如果水晶前任的主人已經開始了這項治療過程，你可以浸泡純露就好，不必加入海鹽，放在陽光和滿月的月光下，可以加

入更多的能量；如果這個水晶已經有特別設計的特殊資訊，只需要清除表面的「指紋」，不需要清除內含的資訊，則可以用蒸餾水或是泉水先稀釋純露在1：1的比例，再輕輕清洗它。在清洗中，可以慢慢轉動或是摩擦它，慢慢洗掉指紋，留下清新且易感的振動。

在之前討論過的鐘擺用法中，你也可能也需要在某些的工作後，清洗你的水晶中不需要的能量，並重新復原水晶的能力。依照不同的情形來決定，一夜純露浸泡可能就夠了，不過，多浸泡幾天也是可以。很多純露都可以用來作清潔的工作，你可以依據石頭的特殊能量或是個性來選擇使用的純露。有些可考慮用快樂鼠尾草、白色鼠尾草、歐白芷根、甜蕨、香脂冷杉、絲柏、香桃木、聖約翰草及一些特殊純露如蓮花等，一些比較嚴重的情形，需要更強烈的治療和更多的關注和意念。然而純露可以加入更多的能量，你會發現用純露比用泉水清洗的效用更大。

水晶的甦醒。有時候，光是我們的出現就能令水晶甦醒，像是給予它一個確定的信號，告訴它你將是這個特定意識的新保護者。然而，有時候我們知道這水晶是屬於我們的，或是別人送給我們的，但它需要一點點幫助，讓它從沉睡中甦醒過來。吟唱、頌缽和鈴鐺都是喚醒沉睡中的水晶和我們所要提升的意識的典型方法。也可以使用純露，不論是與聲音（sound）合併使用或單獨使用皆可。試著倒一點純露在你的頌缽裡看看；先將它暖一暖，因為冷水會阻止頌缽發聲。當你開始敲擊或滑動頌缽時，聲音的共鳴會令純露在缽心泛起漣漪，就像在跳舞一樣。然後可以用充滿能量的純露膏抹水晶，或者將它放置在頌缽的旁邊，讓聲波穿透環繞。剛開始玩純露與頌缽時要有耐心；你需要花點工夫讓加了純露的頌缽發出聲音，但是整個過程美感及頌缽發

出嶄新的音調實在令你值得一試。你也可以喝下添加了聲音能量的純露，但是必須確定你的頌鉢是乾淨且品質優良的；水晶頌鉢是最適合給飲用純露添加能量的工具。

若是單單使用純露來喚醒水晶，可以在乾淨的玻璃碗裡加一點純露，讓你在摩擦、捏擠和按摩水晶時可以經常沾取。你可以跟水晶講講話，觀察表面和內裡所有的表面和切面，手指不斷地沾取純露並摩擦在水晶上，利用植物的能量做為第二個聲音，再配上你自己的聲音，輕輕地喚醒你的水晶：「來，和我們一起玩樂，我們在等著你。」你也可以對已經甦醒和在你保管下的水晶使用這種方法，你將會驚訝地發現，在你進行的同時，它會釋放出嶄新的光亮與色彩。

水晶的調節。大部分的工具都需要用到某種特定的心智功能，有些水晶也是如此。然而，所有水晶的能量都可以向著某個特定的震動能量或是針對某種特定的意念而被調節；這是它們神奇能力的一部分。當水晶為了療癒而調節時，你要針對水晶和純露某些特定的健康特性加以選擇。其中一個明顯的例子就是針對心的玫瑰晶（Rose quartz）與玫瑰純露。你可以在開始之前先進行冥想或能量測量以做出適當的選擇，或者讓靈感和自己的知識智慧引導你做出選擇。跟水晶和純露坐在一起，跟它們倆說說話，解釋你的需要，清楚地說明你的意念並且尋求它們的首肯。你或許會希望能進行一種調節的儀式，可以將純露在水晶上沾幾下，然後拿向你的額前握著，加入你自己的能量並從地和水之間領受指引。或許你會發現只需要將一到三滴的純露沾在水晶上，然後摩擦表面，效果就足夠了，或是使用任何對你個人來說正確的其他方法。意念在這裡是扮演最重要的角色，你的意念將會被水晶和純露同時放大好幾倍，所以絕對要注意自己所求的是什麼——很可

能就會實現！

　　假如你想試著將水晶調節到某個特定的震動能量，這裡有幾種方法供為參考。第一種方法是設置一個能量偵測計（scale），然後測量純露與水晶的能量，看看它們會停在哪一個數據上，這種方法也適用於其他情況。能量高的水晶將會提升純露的能量，反之亦然。一般來說，能量低弱的水晶並不適用於療癒工作，但是當我們搭配上能量相等的純露時卻可以發揮用處，創造出比原本兩者能量的總合更為強大的協同能量。畫了 1 到 10 的刻度的長棒或圓圈是最簡單的測量計。將你的鐘擺拿在測量計上方，另一隻手捧著要測量的物質，並請求它顯示出自己的能量刻度。你可以針對純露的能量加以紀錄，因為這也能告訴你該純露是否開始變質，或是你買到了品質較差的批次。當你將能量高與能量低的物質合併在一起，它們之間不是會彼此妥協，停在中間的某個刻度，就是能量低的物質會提升到與能量高的物質一樣的刻度。你也可以用這種方法調節幾塊水晶之間的能量。

　　你也可以透過純露將額外的訊息調節到水晶裡面。假如你發現自己在冥想時會「打瞌睡」，將迷迭香或鼠尾草純露沾在紫水晶上，冥想的時候握著；你會比平時清醒的時候還專心。我的一位朋友每當我提到冥想這部分時總是會糾正我；他會說：「妳是指冥想時小憩一番，對嗎？」然後我會解釋有關迷迭香與紫水晶之間的組合關係，這讓他停止繼續揶揄有關小憩一番的話題，然後開始說我腦筋有毛病。

　　假如你是冥想團體中的一員，團員們可以使用香楊梅純露來膏抹他們自己和他們的水晶。香楊梅能創造出能量網絡，並且會在所有參與者之間搭起正面有愛的連結。一個針對全球療癒與加添正面能量的水晶基體就可以如此地建立起來。如果團體中的成員並不都是位於同

一處，這個方法的效果也同樣奇妙，因為它更會提供另一種超越時空的連結。我將香楊梅純露想作是純露中的 WWW，一個與電腦網路完全無關的世界網絡。

用水晶療癒。你可以運用本章中所提到的任何方式，並且在療癒過程中與水晶合併一起進行。純露對療癒工作來說，是一種無法抗拒卻又強力的加持，不論它們是被放在療癒者的身上、療癒工具上或被療癒者的身上，抑或只是在附近放著。我很喜歡在使用水晶進行療癒之前，簡單地將我的水晶浸在純露裡或用純露噴灑，這樣一來能讓它們充滿能量，並且在它們的周圍創造出一種保護磁場，而透過它們，我的磁場也得到了保護。人們都說，在一番洗滌之後，整天就會有較好的開始。我要再一次強調，要確定你的磁場與礦石和純露的磁場相符，不論是它們的療癒特性、顏色、與天文星座的關聯或是它們本身的個性特質。

市面上有許多關於水晶和水晶療癒的書籍，各式各樣的治療師如雨後春筍般地屢見不鮮。當你探索地與水之間的連結時可以利用這些資源和你自己的靈感；它們的聲音其實很大，假如你能打開耳朵和心靈去傾聽，它們就會大聲地向你說話。

現在，我希望你們都知道該拿這些純露怎麼辦了。

第六章
咕嚕咕嚕──配方大全

「不難想像，一位克羅馬儂婦女會對她的朋友提及她最愛的烤熊腿食譜中用到了絲柏木和乾燥的百里香葉。」

──James V. Kohl 與 Robert T. Francoeur《愛情的氣味》

　　我們要如何使用純露呢？簡短的回答是，你想怎樣就怎樣。當然較長的答案就是整個第五章的內容，但是能提供大家一些是用的配方似乎也是個很好的主意。這些配方都包含了許多使用方法，從完全是出於好玩到偏向治療目的都有。

　　純露可以單獨使用或調和成複方，就像複方精油一樣。香味較澀的種類可以因為添加了同樣氣味較香甜合適的純露之後而明顯地改善。雖然它們很少用於芳療按摩中，但是純露在這方面也佔有它們的一席之地。倘若按摩是你主要的服務項目，在按摩開始或進行時，可以將純露濕敷在特定的部位上，把它們當作噴霧，在熱天時涼涼你的顧客，進行足部按摩療前，用純露洗腳或按照第三章純露檔案中所提及的各種方式使用它們。

　　在配方中所用的名稱縮寫為：

　　A.H.＝ Aromatic Hydrosols ＝芳香純露

E.O. = Essential Oils ＝精油

V.O. = Vegetable Oils ＝植物油（或基底油）

療效配方

頭部

頭痛（Headaches）

50 毫升 A.H.歐薄荷

50 毫升 A.H.羅馬洋甘菊

100 毫升 水（假如頭痛很劇烈則可省略）

內服二茶匙未稀釋的上述純露配方；將剩下的純露加入水中並製成濕敷布，同時敷於額頭與頸背。躺下來休息十五～二十分鐘。要是是偏頭痛，你可以加入 2～4 滴歐薄荷精油。

眼睛

疲憊或血絲密佈的雙眼（Tired or Bloodshot Eyes）

A.H. 羅馬或德國洋甘菊、綠香桃木或矢車菊

從適當距離將純露噴洒向眼睛，我曾經把這些純露裝進消毒過的滴瓶裡，每次滴 2、3 滴在眼睛上。平時每天使用時，我比較偏好洋甘菊；因污染、灰塵等所造成的不適合選擇綠香桃木；長時間使用電腦的人可選擇矢車菊。

結膜炎（Conjunctivitis）

5 毫升 A.H. 羅馬或德國洋甘菊

將純露裝進洗眼杯中靠近眼睛端著，並睜開眼睛浸在水面下眨幾下。

每次用完之後都把純露倒掉，並且要消毒洗眼杯。兩隻眼睛不要用同一杯純露；結膜炎的傳染力很強。假如眼睛太腫而睜不開：將純露沾在棉片上敷於眼蓋；每十分鐘更換一次，直到腫脹的情形減緩而眼睛可以張開為止。通常花不到一個小時。

也可以用消毒過的滴管把純露滴進眼睛裡。

黑眼圈（Black eye）

30 毫升 A.H.義大利永久花

將 5 毫升的純露沾在棉片上並敷於患部；每五分鐘更換一次，一共更換六次。接著用：

5 毫升 A.H.義大利永久花

5 毫升 A.H.德國洋甘菊或西洋蓍草

5 毫升 A.H.格陵蘭苔

將棉片浸在上述配方中並敷於眼部。用一條乾布包緊並躺下休息至少三十分鐘。經常更換棉片。

也可以用 *Ledum palustre*（一種格陵蘭苔的親戚）的順勢療方；對因為挨拳所造成的黑眼圈特別有效。

耳鼻喉

流鼻血（Nosebleed）

10 毫升 A.H. 岩玫瑰

將 5 毫升岩玫瑰純露沾在棉花球上並敷於鼻樑。另外，再拿兩個棉花球，各沾 2.5 毫升的純露塞進鼻孔裡。

假如流鼻血是因為臉或頭部受撞擊的結果，用義大利永久花純露敷在鼻樑，並用一滴義大利永久花精油塗抹於撞擊部位。

鼻竇阻塞（Sinus Congestion）

60 毫升 A.H. 冬季香薄荷、野馬鬱蘭或香脂冷杉

2～5 滴 E.O. 藍膠尤加利、側柏醇百里香、羅文莎葉、馬鞭酮迷迭香，或適合用來處理此症狀的精油

將 30 毫升純露複方倒入一個乾淨的非金屬碗內，再倒進 30 毫升滾水，滴入精油，用大毛巾將頭部與碗都蓋起來，呼吸飄散的蒸氣和霧氣三～五分鐘。眼睛要閉起來，因為精油的霧氣很強。按照需要重複進行，一天不超過四次。你也可以在進行兩次蒸氣吸入法之間直接吸入幾滴純露。

將剩下的 30 毫升純露加入 1 公升的水中飲用。

另外：

5 滴 E.O. 澳洲尤加利

5 滴 E.O. 羅文莎葉

在進行兩次蒸氣吸入法之間與睡前，將上述精油混合，不加以稀

釋地直接塗抹於前後胸及胸部兩側，以及腳掌心上。

5 毫升 A.H. 沉香醇百里香或管香蜂草

5 毫升 A.H. 德國洋甘菊

1 茶匙 蜂蜜

睡前喝下一杯加了上述配方的茶。

當鼻竇幾乎完全阻塞，不論怎麼擤怎麼弄都無法疏通時，使用下列方法：拿兩張正方型的書面紙或吸油面紙，在每張紙上滴 1 滴馬鞭酮迷迭香、土木香、藍膠尤加利的複方精油，然後將它們捲成細管狀，輕輕地插入鼻孔內，並躺下休息。試試用這兩隻細管呼吸（雖然你可能沒辦法用鼻子呼吸）；讓細管在鼻子裡停留十～十五分鐘。

耳痛（Earache）

絕對不要將純露倒進耳朵裡。將純露倒在棉花球上並塞進耳朵中。按耳痛的情況不同，其中最好的辦法就是將 1 滴精油滴在耳朵裡的棉花球上，並在耳朵外部、鼻竇兩側和頸部做濕敷。

1 滴 E.O. 穗花序狀薰衣草、澳洲尤加利或側柏醇百里香

將精油滴在棉花球上塞進耳朵裡，剛開始的第一天，每個小時更換一次，之後則改為一天更換三次，直到症狀好轉為止。小朋友盡量只用澳洲尤加利或純正薰衣草。

50 毫升 A.H. 穗花序狀或純正薰衣草、月桂、綠香桃木，或三種混合的配方

50 毫升 A.H. 與手掌心同溫的水

將純露與水調和並浸濕敷布。濕敷在耳朵周圍、頸部、鼻竇以及感到不適的部位。第一天先重複做至少五次，接下來的三天便可改為

一天三次。

耳部的感染可能會很嚴重，假如症狀持續了好幾天，最好還是去看醫生。耳燭療法也可以成為有效的居家護理方法，可以在蠟燭裡加入精油，成為療程的一部分。耳痛通常是以服用抗生素做為標準的對抗性治療方式，特別針對於發生在孩童身上的耳痛，但是很少有成功的案例，應該是在不得已的情況下使用。

喉嚨痛（Sore throat）

15 毫升 A.H. 絲柏

15 毫升 A.H. 茶樹

15 毫升 A.H. 尤加利或綠香桃木

15 毫升 A.H. 羅馬洋甘菊或薰衣草

將上述純露調和。將其中 10 毫升的量稀釋於 30 毫升的水中，做為漱口水用；整天下來重複以此配方漱口。假如你想要的話，可以在每次的漱口水中，加入 1/4 茶匙的海鹽。

史諾伯特建議口服 1 滴絲柏精油，並於每次疼痛又復發時進行。絲柏的口感很糟，或許你會發現加了抗消炎的羅馬洋甘菊純露的香甜口感之後，不僅對喉嚨，對口感也都會有所幫助。

你也可以將漱口水的配方用作濕敷：用一條絲巾或毛襪沾濕後輕輕地冷敷於頸部；這種濕敷會讓皮膚感到溫熱。將敷布留在頸部十五～三十分鐘。

扁桃腺炎（Tonsillitis）

50 毫升 A.H. 月桂

15 毫升 A.H. 野馬鬱蘭或冬季香薄荷

15 毫升 A.H. 百里香酚百里香或佛手柑香蜂草

將 20 毫升的月桂純露與其他兩種純露混合。將此複方純露 10 毫升稀釋於 30 毫升的水中做為漱口水；整天下來重複以此配方漱口。你也可以不將複方純露稀釋，直接內服 1/2～1 茶匙。將剩下來的 30 毫升月桂純露稀釋於 1 公升的水中，並整天飲用。

另外，可以使用下列按摩劑：

5 毫升 E.O. 玫瑰草

5 毫升 E.O. 月桂

將此複方精油 5～7 滴不加以稀釋地按摩在喉嚨外面、臉頰下側、耳朵下方以及頸部的區域。每次漱口後都重複做一次。假如皮膚比較敏感，可以將精油稀釋於等量的芝麻油或特級可可乳霜裡使用。

淋巴結腫（Swollen lymph nodes）

30 毫升 A.H. 月桂

將純露稀釋於 1 公升的水中，並且整天服用。持續進行三個星期。除此之外，每天至少喝下 1 公升的純礦泉水，以幫助淨化體內系統。假如五到七天之內，你發現或感覺淋巴結的腫脹絲毫沒有改善或消腫，就開始將一滴月桂精油塗擦在鎖骨下方的胸管部位，每天進行三次。或者你也可以考慮進行一系列每週的芳香按摩療程做為輔助。如此進行四、五天後，假如情況仍未好轉，必須請教專業醫療人員。

不論淋巴結腫出現在身體的哪個部位──腋下、喉嚨、胸部──淋巴結的腫大是顯示你的身體已經過度勞累的徵兆。好好休息、提升自己的免疫系統、保持均衡飲食、並且想想是什麼原因造成這些問題。

373

我曾看見用月桂進行療程,可以在一個月之內清除所有的淋巴結腫症狀,即使是即將要進行手術的顧客也有效,但是我建議最好是能與你的專業醫療人員相互配合,不要忽視任何一個可能是更大問題的警告徵兆。

呼吸道症狀

最適合用作呼吸系統的一般調理純露有尤加利、土木香、香脂冷杉、各種百里香、管香蜂草及佛手柑香蜂草。

一般感冒與流行性感冒(Colds and Flu)

10 滴 E.O. 澳洲尤加利

10 滴 E.O. 甜橙

7 滴 E.O. 玫瑰草

3 滴 E.O. 肉桂皮

2 滴 E.O. 側柏醇或沉香醇百里香

1～2 茶匙的乳化劑*(大豆卵磷酯、Labrasol 或相似物質)

1/2 茶匙的蜂蜜(阿拉伯樹膠蜂蜜或松紅梅蜂蜜的品質最優)

50 毫升 A.H. 香脂冷杉、綠香桃木、尤加利、或黑雲杉

30 毫升 A.H. 紫錐花

將所有成份加入 100 毫升的瓶子內,先加入油類與乳化劑,一種一種慢慢加,每加一種後就搖一搖瓶子。依照你所使用的乳化劑種類,可能會需要 2 茶匙左右的量,並且不論如何,十五～三十分鐘之後瓶內的物質就會分開。所以每次使用前都要搖勻。

將此劑做為感冒、咳嗽時的咳嗽糖漿或滋補劑。上述的每一種純

露都能加入它自己的好處；黑雲杉能刺激免疫系統，香脂冷杉也可以，並且能夠分解黏膜組織，就像尤加利一樣，能與精油充分協調發揮功效。

　　＊假如你買不到乳化劑，就不需要添加，只要每次使用前用力搖勻即可。

過敏症（Allergies）

　　30 毫升 A.H. 土木香

　　將純露稀釋於 1.5 公升的水中整天飲用，並且在過敏季節開始時持續進行三個星期。另外每晚睡前，以一杯瀉鹽、30 毫升土木香純露、或藍膠尤加利純露、或馬鞭酮迷迭香純露、以及 3 滴白雲杉精油製成足浴泡腳。雖然白雲杉精油對大部分的人來說都有效，仍有許多精油對過敏症患者都非常有幫助。最好能找一位專業的芳療師替每一個人調配最適合個人的配方。

支氣管炎（Bronchitis）

　　50 毫升 A.H. 土木香

　　或

　　30 毫升 A.H. 土木香 加上

　　20 毫升 A.H. 肉桂皮

　　將上述純露稀釋於 1.5 公升的水中並整天飲用。此外，發生急性支氣管炎時，可以飲用 1 茶匙未經稀釋的土木香純露，一天進行三次。同時也應該搭配使用下列的按摩劑：

　　5 毫升 E.O. 玫瑰草

375

2 毫升 E.O. 馬鞭酮迷迭香

2 毫升 E.O. 黑雲杉

1 毫升 E.O. 牛膝草的另一品種「高地牛膝草（*Hyssopus decumbens*）」〔不要使用具有毒性的純正牛膝草（*Hyssopus officinalis*）。假如你買不到高地牛膝草，可以改用薄荷尤加利或藍膠尤加利。〕

將上述精油調和，每次使用 15～30 滴未經稀釋的複方精油，塗抹在胸部的前、後以及兩側，在二十四小時內用完整個 10 毫升的量。這種方式稱為活體塗香（living emablming）。

你也可以用下列成份進行蒸氣吸入法：

30 毫升滾水

30 毫升 A.H. 野馬鬱蘭或冬季香薄荷

5～7 滴 E.O. 澳洲尤加利

5～7 滴 E.O. 檸檬尤加利

在非金屬的碗內加入純露，再倒入滾開水，然後加入精油，用大毛巾將頭與水碗覆蓋起來，並呼吸其中的蒸氣五～十分鐘。眼睛保持閉闔。急性支氣管炎階段時可以每天重複進行三次。

你也可以使用在「一般感冒與流行性感冒」一節下所記載的咳嗽糖漿。法國的芳療專家，從瓦涅到法蘭寇姆、皮尼爾、以及包多克士（Boaudoux）也都建議對於急性支氣管炎可以使用栓劑處理。這是讓強效的精油進入肺部最快速、也最有效的方法。許多歐洲的公司都販售已經製成成品的氣喘栓劑與急性感染栓劑等。

老菸槍的咳嗽（Smoker's cough）

10 毫升 A.H. 蘇格蘭松

10 毫升 A.H. 黑雲杉

10 毫升 A.H. 綠香桃木或歐薄荷

將上述純露混合後加入 1.5 公升的水中；並且整天飲用。在咳嗽發作的期間也可以以茶匙內服未稀釋的複方純露。最好戒菸或少抽一點。

消化系統

最適合用來調理消化系統的純露為羅勒、肉桂、格陵蘭苔、茴香、八角茴香、荳蔻、芫荽以及歐薄荷。

牙齦炎與齒齦萎縮（Gingivitis and Receding gums）

20 毫升 A.H. 義大利永久花

將 10 毫升的永久花純露加入 100 毫升的水中，當作每天早晨刷牙和用過牙線後的漱口水，晚上睡前重複使用。切勿吞食漱口水，並且將每次的量都用完。需要的時候可每天使用。齒齦萎縮可能需要花上幾個月才會改善，但永久花純露會有正面的效果。假如牙齦炎的情況很嚴重，將永久花純露與乳香脂（*Pistacia lentiscus*）純露以 7：3 的比例調和；加 10 毫升的純露到 30 毫升的水中，並且一天漱口三次，每次漱滿六十秒鐘。

消化不良（Indigestion）

5 毫升 A.H. 歐薄荷

200 毫升 水

將上述材料混合並慢慢飲用。必要時可重複使用。

脹氣或鼓脹（Gas or Bloating）

5 毫升 A.H. 肉桂皮或葉

5 毫升 A.H. 茴香或羅勒

200 毫升 水

將上述材料混合並慢慢飲用。

口臭（Halitosis）

30 毫升 A.H. 歐薄荷

每次服用 1/4 茶匙的純露，每天進行幾次，一天服用不超過 30 毫升。連續進行七天。必須想想產生口臭的原因為何。這對寵物也有效！

口瘡與口腔潰瘍（Cankers and Mouth ulcers）

50 毫升 A.H. 百里香酚百里香或佛手柑香蜂草

每次使用 5 毫升，並且含在口腔內的潰瘍處；等待六十～九十秒之後再吐出來。每天重複做五、六次，直到傷口癒合為止。

食欲不振（Lack of appetite）

30L A.H. 金桔葉

將上述純露稀釋於 1.5 公升的水中並且整天飲用。假如每天進行持續三週，接著停止飲用一週，如此可以幫助重新建立健康的飲食習慣。對於各種程度的愛滋病及癌症患者有非常顯著的效果。我從來沒有像喝了金桔葉純露後那樣地飢餓過；那時候滿腦子裡除了食物，其他什麼都想不到。

食欲過盛（Excess appetite）

30 毫升 A.H. 鼠尾草

將上述純露稀釋於 1 公升的水中並且整天飲用。假如每天進行持續三週，接著停止飲用一週，如此可以幫助重新建立一種更平衡的飲食方式。鼠尾草也能幫助身體對付不良飲食習慣所造成的影響。高血壓患者請避免使用。

嘔吐（Vomiting）

5 毫升 A.H. 肉桂皮

將上述純露稀釋於 200 毫升的水中，並以茶匙服用。嘔吐會造成身體脫水，而肉桂能幫助腸胃接受流體。這比走了氣的可口可樂或薑汁汽水效果更好。如果身體一開始無法嚥得下肉桂與水調和的配方，每十五分鐘喝 1/4 茶匙未經稀釋的純露四到六次，然後再試試以水稀釋過的配方。

因暈車所引起的嘔吐可以改用歐薄荷。

肝臟阻塞（Liver congestion）

15 毫升 A.H. 義大利永久花
7 毫升 A.H. 格陵蘭苔
7 毫升 A.H. 西洋蓍草
1 滴 E.O. 檸檬

將上述精油稀釋於 1.5 公升的水中並且整天飲用。連續三週每天重複，然後重新評估身體的狀況。生病過後、宿醉或戒癮過程中使用很

有幫助（如菸癮或酒癮）。

便秘（Constipation）

15 毫升 A.H. 芫荽

15 毫升 A.H. 西洋蓍草

將上述純露稀釋於 500 毫升的水中，並且在半天內飲用。假如需要的話，可以重複飲用並加入下列精油：

15 滴 E.O. 羅勒

15 滴 E.O. 芫荽或小茴香

將上述精油與純露混合後，服用 1 滴，並於每一餐後使用 7～10 滴未經稀釋的精油，以順時針方向按摩腹部。

急性腹痛、結腸炎（Colic、Colitis）

30 毫升 A.H. 羅勒或龍艾

1 茶匙 松紅梅蜂蜜或阿拉伯膠蜂蜜

將上述材料稀釋於 1 公升的水中並且整天飲用。這個配方具有有效的抗痙攣作用，以持續三週，休息一週的方式使用效果最好，但是期間必須密切留意身體的狀況，而且劑量也應按照個人的需要調整。羅勒並無法根治這些問題，但可以成為這些症狀的有效幫助。

急性腹痛與結腸炎可能暗示著更嚴重的健康問題，最好先進行劑量測試。將 1/2 茶匙的純露稀釋於 100 毫升的水中，並且在兩小時中慢慢飲用；在時間快到之前，你就會感覺得出症狀是否有所改善。然而由於椰子蛋白餅乾對於某些結腸炎患者的腹瀉現象已有相當好的效果，為何不試試羅勒呢？向你的專業醫護人員詢問任何居家護理的建議，

而假如你仍有疑惑，就不要輕易嘗試。

循環系統

最適合用來調理循環系統的純露為鼠尾草、艾草、義大利永久花、迷迭香、月桂以及金縷梅，但必須按照使用方式分成外用或內服，以及你是否想要增進或降低循環系統的活動量。

蜂窩組織（Cellulite）

30 毫升 A.H. 杜松果和（或）絲柏

將上述純露稀釋於 1.5 公升的水中並整天飲用。連續三週每天重複飲用；接著停止一週後再繼續。

每天應給雙腿進行乾刷法，最理想是在早晨和往上進行，每隔一天搭配粗海鹽，加入 1/2 茶匙基底油以及 2～3 滴杜松果、葡萄柚、或絲柏精油，在潮濕的身體上磨砂。

外用（Topical）

10 毫升 E.O. 檸檬尤加利

5 毫升 E.O. 義大利永久花

5 毫升 E.O. 絲柏

2 毫升 E.O. 杜松果

2 毫升 E.O. 鼠尾草

1 毫升 E.O. 歐薄荷

將上述精油稀釋於 25 毫升植物油、芝麻油、或榛果油中，或者 25 毫升的無香凝膠或乳液中；每天使用二～三次。

欲達到最佳效果，可以同時進行上述療程。

刺激循環（Circulation stimulant）

30 毫升 A.H. 鼠尾草

將純露稀釋於 1.5 公升的水中並整天飲用。持續每天飲用三週；休息一週後再繼續進行。假如有高血壓的現象就不要用鼠尾草純露。

雷諾氏症的症狀（Raynaud's phenomenon）

雷諾氏症是因小動脈痙攣所引起的，會造成部分或整根手指及腳趾嚴重缺乏循環現象，並且可能導致十分嚴重的後果。寒冷的天氣、抽菸、以及免疫力減損都會令情況會更嚴重。要達到最佳效果，可使用以下兩種療程。

30 毫升 A.H. 鼠尾草

將純露稀釋於 1.5 公升的水中並整天飲用。持續每天飲用三週；休息一週後再繼續進行。假如有高血壓的現象就不要用鼠尾草純露。

15 毫升 A.H. 歐薄荷

將純露稀釋於 250 毫升的溫水中並將患部浸泡於其中十～十五分鐘，每天進行兩次直到症狀開始好轉。

靜脈曲張與蜘蛛斑（Varicose and Spider veins）

10 毫升 A.H. 金縷梅

將棉片浸在金縷梅純露中，並覆蓋在患部十～十五分鐘，每天進行三、四次。一定要用不含防腐劑的真正純露。藥房裡所賣的金縷梅純露含有百分之一到三十的酒精，而這不會令症狀感善，反而更加惡

化。這種純露在懷孕期間也可安心使用。

痔瘡（Hemorrhoids）

痔瘡是直腸的靜脈曲張現象，分為內痔與外痔。

30 毫升 A.H. 西洋蓍草

30 毫升 A.H. 絲柏

30 毫升 A.H. 金縷梅

10 毫升 A.H. 德國洋甘菊

將上述純露調和；將 50 毫升的複方純露倒入盛有 2 公升熱水的坐浴中，再將另外 50 毫升的複方純露倒入裝有冷水的坐浴中。在熱水浴中坐上一分鐘，然後再改坐進冷水浴三十秒。交替使用這兩種坐浴，每次重複時，在各個坐浴中待上更久一點的時間，並且要增加兩者之間的溫差（讓熱水浴更熱，冷水浴更冷）。每天重複進行。同樣的純露配方可以裝進噴瓶中並噴灑直腸口，或當作每次如廁後的濕紙巾來清理並舒緩附近的組織。

剛剝好的蒜瓣加上一滴乳香脂精油，可以做為痔瘡用的栓劑，搭配坐浴使用非常有效。瑜珈和凱格爾運動（Kegel exercise）會增強骨盆肌肉，或許能解決這個問題。

凍瘡（Chilblains）

輕度的凍瘡會很痛，對皮膚也會造成傷害。

A.H. 薰衣草

A.H. 桉油腦迷迭香或樟腦迷迭香

將純露直接噴灑於患部並且用乾淨的毛巾包起來。用非常輕柔的

擠壓手法按摩該處以刺激循環並舒緩刺痛感。每五分鐘重複純露濕敷直到症狀穩定下來，然後改為每隔三十分鐘重複純露濕敷，連續做四～五次以幫助組織傷害的療癒。

皮膚（The skin）

最適合用來調理皮膚的純露有玫瑰、天竺葵、岩玫瑰、橙花、西洋蓍草、以及洋甘菊——但是實際上，將近每一種純露在皮膚方面都有它的用處，而皮膚的問題種類那麼多，並不太可能概括出一定的規則。

粉刺（Acne）

要達到最佳效果，可同時使用下列三種粉刺配方。

25 毫升 A.H. 冬季香薄荷或百里香酚百里香

25 毫升 A.H. 西洋蓍草

將上述純露調和於非金屬製的碗裡，並到入 100 毫升熱水。用大浴巾將整個頭覆蓋起來並蒸臉十～十五分鐘。之後立刻在臉上噴洒橙花、洋甘菊或聖約翰草純露，並讓其自然風乾。一週內重複進行兩次。

A.H. 西洋蓍草、馬鞭草酮迷迭香以及（或）沉香醇百里香

將任何一種或所有上述純露當作粉刺型皮膚所需一天兩次的清潔液與調理液。用自己的一般清潔乳洗完臉後，將棉片浸濕並輕輕地拍打皮膚；讓它自然風乾。

30 毫升 A.H. 西洋蓍草或野生胡蘿蔔籽

1 滴 E.O. 歐薄荷

將上述材料稀釋於 1.5 公升的水中並整日飲用。持續每天飲用三

週;休息一週後再繼續進行。光是這一項療程就能令肌膚的狀況大大改善。

濕疹與牛皮癬（Eczema and Psoriasis）

濕疹與牛皮癬是兩種截然不同的症狀，但似乎都能從下列的療程中獲得不同程度的助益。在整體健康的專有名詞中，它們都被認為是某些其他隱藏病症的徵候，通常與呼吸道有關。事實上，有些種類的牛皮癬已被認為與肺臟葡萄球菌感染有直接關聯。然而，任何能多少帶給患者舒緩的方式都值得一試。要達到最佳效果，請使用「癒合效果」中的兩種配方。

止癢效果（For Itching）

A.H. 西洋蓍草

需要的時候，多多噴洒或倒在患部上。舒緩的效果十分驚人。

癒合效果（For healing）

A.H. 檀香或馬鞭草酮迷迭香

將棉片以純露浸濕並敷於患部。這樣能幫助促進皮下新生的皮膚盡速癒合，所以當表層的皮膚掉落時不會那麼疼痛。

15 毫升 A.H. 土木香或尤加利

15 毫升 A.H. 香蜂草

將上述純露稀釋於 1.5 公升的水中並整日飲用。持續每天飲用三週;休息一週後再繼續進行。皮膚與呼吸系統的疾病被認為是「好兄妹」，而土木香是對於呼吸系統最好的純露之一。香蜂草純露能幫助

減輕壓力，即造成濕疹與牛皮癬的原因之一。

燙傷（Burns）

E.O. 薰衣草

A.H. 薰衣草

將精油直接塗抹在燙傷處；將棉花浸於純露中並濕敷於患部上。按照燙傷的嚴重程度，每五分鐘更換一次。薰衣草純露能加上特殊的清涼效果，並且與薰衣草精油所著名的特性相互協調。對於非常嚴重的燙傷，你可以使用德國洋甘菊與薰衣草精油的配方。持續進行直到療癒過程完畢，以將形成疤痕組織的機率降到最低。

淤血（Bruises）

E.O. 義大利永久花

E.O. 義大利永久花或歐薄荷

參照燙傷的處理方式，將 1 滴精油塗抹在淤血處，並用沾了純露的棉花濕敷。雖然單單使用純露濕敷的效果就很好，但精油與純露濕敷的搭配效果更是驚人。假如你沒有義大利永久花，歐薄荷的效果也很好，只是沒有那麼戲劇性的變化。

切割傷與創傷（Cuts and Wounds）

A.H. 金縷梅

用棉片沾取純露並直接覆蓋在傷口上。十～十五分鐘後更換新的棉片，重複進行一次或兩次。一年前，我的朋友從梯子上摔下來，回到屋裡的時候身上帶了四個傷口，皮膚被切開和擦傷，已經可以看得

到有腫脹的地方。我們在每個傷口上用了不同的東西：金縷梅純露、歐薄荷純露、義大利永久花純露、以及歐薄荷精油。金縷梅純露立刻就成功地展現了效果，立刻讓疼痛舒緩並且令腫脹部位消減。義大利永久花純露則是消除了腫脹與疼痛，但是在傷口上的效果比較沒那麼好。歐薄荷純露一開始的效果不錯，但是卻無法持續很久，必須經常重複使用。歐薄荷精油花了些時間才開始出現效果，但最後給予組織疼痛的舒緩卻比其純露能達到更深層，對於皮下骨骼裡的疼痛效果最佳。第二天則證明金縷梅純露是最後大贏家。

疤痕（Scars）

A.H. 義大利永久花

將純露噴灑在疤痕上，然後趁皮膚仍然濕潤時，將下列精油配方塗敷在皮膚上。這個配方對妊娠紋也很有幫助，能夠覆蓋比一般疤痕更大的範圍，並且似乎能加速舊疤痕組織與瘢痕瘤的癒合過程。

2.5 毫升 E.O. 義大利永久花

2.5 毫升 V.O. 玫瑰果油

5 毫升 V.O. 榛果油

將上述材料調和，並且只使用 1 滴，或是足夠覆蓋疤痕所需要的量，每天使用四到六次。通常在第一或第二個星期之內就能見到效果。少量多次的使用方法是對付疤痕組織的重要成功條件。

放射線（Radiation）

A.H. 綠花白千層（*Melaleuca quinquinervia CT viridiflorol*）

使用電腦的人應該準備一瓶放在桌上。整天下來每隔固定一段時

間就直接噴灑在臉部、手臂、以及胸口上；你可以直接噴在衣服上。每隔一段時間就離開你的電腦螢幕一下。任何正在接受癌症放射線治療的人可以使用這種純露在身體的所有部位，除了實際癌症發生的部位以外；純露將不會干擾到放射線治療的效果，並且也將會大幅度地降低受放射線照射的部位產生結締組織傷害的機率。病患總是被告知在接受放射線治療之前不要在皮膚上塗上任何東西，因為有些物質將會增加灼傷與結締組織傷害的可能性。完全看不見也不油膩的綠花白千層純露反而愈能幫助預防灼傷與組織傷害。

生殖系統

最適合用來調理生殖系統的純露有鼠尾草、快樂鼠尾草、玫瑰、以及聖約翰草純露，但是就如同皮膚護理一樣，純露在這裡的使用方式非常多，變化也多，所以你必須很清楚自己所需要的是什麼，哪種純露對你特別有幫助。

經前症候羣（PMS）

女性同胞以不同的方式受到經前症候羣的影響。在下列純露中選擇任何三種，並且針對妳自己的個人需要調和。「三位一體」的純露比任何單方純露還要好用，但是在緊急情況時，使用妳手邊有的純露。要達到最佳效果，可將下列兩種配方合併使用。

A.H. 快樂鼠尾草（針對情緒與經痛）

A.H. 玫瑰（針對情緒與過熱的體溫）

A.H. 鼠尾草（針對經痛與循環／感冒）

A.H. 絲柏（針對水分滯留）

A.H. 天竺葵（針對平衡）

A.H. 聖約翰草（針對情緒與失眠以及當作全面性調理劑）

將妳所選擇的三種純露中，每一種純露各取 10 毫升（總共 30 毫升），將它們稀釋於 1 公升的水中，並且整天飲用。如果經前症候的現象出現地很有規律，在月經來前的三到五天開始飲用你的純露配方，並且持續飲用到月經結束。同樣的純露配方也可以用來當作腹部與下背部的濕敷，以達到舒緩疼痛的效果。

1/4 到 1/2 茶匙 V.O. 月見草油、琉璃苣籽油或玫瑰果油

1 滴 E.O. 綠花白千層

將上述材料調和，並每天內服以平衡體內的必須脂肪酸。

雖然巧克力與糖份會抑制你的免疫系統，並且據說會引發經前症候，我發現偶爾吃一顆加了精油調味的巧克力糖的效果還不錯！

更年期（Menopause）

10 毫升 A.H. 歐薄荷

10 毫升 A.H. 鼠尾草

10 毫升 A.H. 玫瑰

要平衡你的荷爾蒙與情緒，將上述純露稀釋於 1 公升的水中並且整天飲用，每天重複飲用，持續進行三週，然後休息一週，需要的時候再重新開始。這個配方的口感有一點怪，所以你可能會想要將比例稍作改變以迎合自己的喜好，但是我必須再一次強調，「三位一體」的效果的確會有加分作用。

  1 份 A.H. 歐薄荷

  1 份 A.H. 快樂鼠尾草或玫瑰天竺葵

將上述純露調和於一只噴瓶中並隨身攜帶。當熱潮紅發生時，直接噴灑於臉部、手腕和頸後。

  針對更年期的外用與內用精油配方很多，但是最簡單的方法是使用西洋牡荊樹（*Vitex agnus-castus*）葉子或果實的精油。每天 1 滴就能明顯地減少更年期的影響。可惜的是，我還沒有找到西洋牡荊樹的純露。

子宮肌瘤

以下三種療程應合併使用

局部外用（Topical）

  5 毫升 E.O. 義大利永久花

  5 毫升 E.O. 檸檬尤加利

  5 毫升 E.O. 絲柏

  20 毫升 V.O. 瓊崖海棠油（*fohara ; Calophyllum inophyllum*）

  65 毫升 V.O.芝麻油

將上述配方以一天兩次的方式塗抹於下腹部及薦骨部位；每天進行，持續三週。

陰道沖洗劑（Douche）

20 毫升 A.H. 岩玫瑰

20 毫升 A.H. 義大利永久花

將上述純露稀釋於 50 毫升的蒸餾水中，每天早晨進行陰道沖洗。

陰道栓劑（Pessary）

2 毫升 E.O. 檸檬尤加利

4 毫升 E.O. 義大利永久花

5 毫升 E.O. 天竺葵

6 毫升 E.O. 岩玫瑰

8 毫升 E.O. 絲柏

100 公克 可可脂

陰道栓劑需放置於陰道內部。將上列五種精油調和。以非常低的溫度將可可脂融化，直到四分之三的量被融化時，將可可脂從爐子上移開，並且以打旋的方式搖晃鍋子，將剩下的部分融化。然後放置一會兒，並攤開三張蠟紙。假如你能將蠟紙放進裁成半截的廚房用紙巾捲筒裡，會比較好捲些。現在，將調和精油緩緩攪入邊上剛開始凝固的可可脂中。在每一捲蠟紙裡倒入三分之一的可可脂，然後等待它凝固。將蠟紙包好的陰道栓寄放進冷凍庫中。這樣的量可以裁成二十一條 1 吋長的栓劑，三大條蠟紙捲中，每條可以切成七小條。每天晚上使用一條栓劑，持續進行三個星期，然後月經期間休息一個星期。

我有七位顧客都藉著這個療程「治癒」了她們的子宮肌瘤。按照每個人的狀況不同，她們共進行了兩次到六次的循環療程，每個人都

有效。一種新的子宮肌瘤治療方式是從大腿動脈注射一種化學藥劑，暫時切斷通往子宮與肌瘤的血液循環，然後從陰道排出。這種療法需要住院二十四到三十六小時，而且非常令人疼痛難忍。芳香療程既不會痛，也沒有過多的分泌物，但我相信由於這些精油的pH值和岩玫瑰的收斂、促進傷口結痂的特性以及其中某些精油的「溶解」特性，令這種療程也具有相似的療癒功效。

子宮內膜異位

以陰道沖洗和局部外用的方式一併使用。

陰道沖洗劑（Douche）

15 毫升 A.H. 岩玫瑰

15 毫升 A.H. 玫瑰

30 毫升 蒸餾水

將純露與蒸餾水調和，並且在兩次月經之間的這段時間，將它當作陰道沖洗劑使用。

局部外用（Topical）

1 份 E.O. 為患者量身訂做的配方

1 份 V.O. 瓊崖海棠油

1 份 V.O. 聖約翰草浸泡油

許多精油都能給予子宮內膜異位患者相當多的助益，傳統的選擇例如鼠尾草、快樂鼠尾草、天竺葵、薰衣草、以及玫瑰等。然而，每位患者所經歷的症狀都有所不同。有一位客人使用了冬青、綠花白千

層、檸檬尤加利、馬鬱蘭、藍艾菊以及鼠尾草來舒緩持續的子宮痙攣，並且減少來自於經期排卵的痛感。她是按照一帖對付生產期間疼痛的配方再加以變化。重要的是，不論與純露沖洗劑一併使用的精油配方為何，兩種療程必須持續規律地進行以便於觀察結果，並且有助於調整出正確的療方。

　　子宮內膜異位是一種極為疼痛，又具有潛在嚴重性的健康問題，從剛經歷初潮的少女到正處於更年期的婦女都可能受到影響。目前的醫療方式包括動手術（有時候需要重複進行）、荷爾蒙療法、促進更年期提早開始、懷孕（在可行的情況下）以及使用重劑量的止痛藥。如果妳希望使用這種或任何其他種類的自然療程，先和妳的專業醫師談一談，紀錄妳所做的療程以及你所感覺到的效果或益處，而且倘若自然療程在第一個月後並沒有效果出現，請不要放棄。幾年前，瓦勒莉・沃伍德女士著手進行了一項以芳香療法治療子宮內膜異位的臨床實驗，但是只有低於百分之三十的參與者持續進行，所以並沒有確切的結果。可蒐集到較為貼切真實生活的數據越多，似乎就會引發更多科學探索的進行。我很希望能看見有這方面的臨床實驗在持續進行。

陰道鵝口瘡與陰道炎

　　將下列兩種療程一併進行。

陰道沖洗劑（Douche）

　　15毫升 A.H. 馬鞭酮迷迭香
　　15毫升 A.H. 德國洋甘菊
　　15毫升 A.H. 薰衣草

15 毫升 A.H. 月桂

100 毫升 溫蒸餾水

將上述純露與蒸餾水調和做為陰道沖洗劑，每天使用兩次。假如症狀嚴重，妳可能需要在剛開始的頭兩天使用不稀釋的純露，之後再加水使用。我有一位顧客直接使用未稀釋的檀香純露，效果很棒，而你也可以試試看。

體內使用（Internal treatment）

1 茶匙 有機克菲爾乳酸酒或新鮮優酪

2 滴 E.O. 茶樹

拿一個衛生棉條（最好是有機材質、未經漂白的棉料），在調入了茶樹精油的優酪中滾一下，然後置入陰道內。每二～三小時更換一次，持續進行三～四天。

胯下癢（Jock itch）

A.H. 德國洋甘菊或金縷梅

將純露噴灑在患部，並讓它完全風乾。每天按需要可以重複進行二～三次。

泌尿系統

最適合用來調理泌尿系統的純露包括杜松果、香脂冷杉、黑雲杉、歐薄荷、苦橙葉、絲柏、西洋蓍草、檀香以及接骨木。

水份滯留（Water retention）

30 毫升 A.H. 杜松果或絲柏

　　將純露稀釋於 1 公升的水中並且每天飲用；重複進行三個星期。妳可以選擇兩種純露交替飲用以化解單一口味所產生的乏味感，或是將兩種純露以不同的份量，按照自己喜歡的口味調和飲用。它們都非常利尿，而妳將會注意到自己在剛開始的五到十天中會經常跑廁所。但是妳的身體將會到達一個新的平衡境界，持續進行三週之後的效果更為驚人。在此之後，需要的時候就可以進行這個療程，或者因為荷爾蒙不平衡或因生活形式所引起的偶發性水份滯留現象也可以使用。

膀胱炎（Cysstitis）

30 毫升 A.H. 冬季香薄荷
15 毫升 A.H. 檀香
15 毫升 A.H. 香脂冷杉
1 滴 E.O. 檸檬

　　將上述材料稀釋於 1 公升的水中並整日飲用。持續進行七天，然後停止。你也可以服用蒲公英和絲柏的芳香酊劑。

痛風

欲達到最佳效果，同時使用下列兩種療程。

體內使用（Internal treatment）

50 毫升 A.H. 杜松果或絲柏或兩者混合

395

各 2 滴 E.O. 檸檬和葡萄柚

將上述材料稀釋於 1.5 公升的水中，並且連續三週每天飲用。在理想的情況下，你應該在這 1.5 公升的加味水之外，再喝下 1 公升的水，以幫助淨化整個系統。

局部外用（Topical）

2 毫升 E.O. 杜松果

2 毫升 E.O. 義大利永久花

3 毫升 E.O. 冬青（是真正的冬青，不是人工合成的水楊酸甲酯）

3 毫升 E.O. 羅勒或桉油腦迷迭香

25 毫升 V.O. 以橄欖油浸泡的聖約翰草油

輕輕地將上述配方塗抹於疼痛的患部。

攝護腺問題

要讓男人去「嘗試」某樣東西真是困難到極點，之所以這麼困難，或許是因為給予建議的人是位女性。當碰到健康的主題時，女性似乎都扮演著大實驗家的角色。但是，同樣經歷正常因歲月造成攝護腺發炎的男性顧客，卻都發現他們的症狀在使用這個配方之後皆有所進步。我想，雖然這方面仍在實驗階段，但是卻是值得嘗試的。

15 毫升 A.H. 格陵蘭苔

15 毫升 A.H. 馬鞭酮迷迭香

將上述純露稀釋於 1.5 公升的水中並整天飲用。持續進行三個星期，然後休息一週，需要的時候再重新開始。其中一位症狀最嚴重的男性也同時服用鋸棕櫚（saw palmetto）和非洲李（pygeum）的膠囊，

而或許這正好是針對這種疾病的「三合一」療法。

神經系統

最適合用來調理泌尿系統的純露包括香蜂草、橙花、兩種洋甘菊、菩提、以及聖約翰草。

焦慮與壓力（Anxiety and Stress）

10 毫升 A.H. 香蜂草

10 毫升 A.H. 甜蕨

10 毫升 A.H. 羅馬洋甘菊或菩提

將上述純露調和並且加入 1 公升的水中，或每次取 1/4 茶匙未稀釋的混合純露服用，接著喝下幾口水。甜蕨是一種令人印象深刻的神經系統調理劑，而且能防止洋甘菊產生鎮靜作用。有些人會受到香蜂草所帶來的通便效果，但我相信這是因為它能使我們放鬆，並且允許任何迫使我們壓抑的壓力得以釋放。

咖啡因引起的發抖或考試緊張感（Caffeine jitters or Exam nerves）

5 毫升 A.H. 橙花

將橙花純露加入一杯量的水中並慢慢飲用。通常在兩、三分鐘之內就能察覺到效果。你可以同時將橙花純露噴灑在臉上，假如緊張的程度不太嚴重的話也可以不用。

頭腦裡喋喋不休（Mental Chatter）

5 毫升 A.H. 歐白芷根

將歐白芷根純露加入一杯量的水中並慢慢飲用。這對那些花太多時間思考或是停留在自我內在世界的人非常有幫助。它能使你沉靜並同時讓你的思緒和緩下來。

憂鬱症（Depression）

15 毫升 A.H. 聖約翰草

15 毫升 A.H. 紫錐花

5 毫升 A.H. 玫瑰

將上述純露稀釋於 1 公升的水中並持續三個星期每天飲用。雖然聖約翰草純露對付憂鬱症的效果是否和它的浸泡油一樣，至今仍未有定奪，這個配方似乎能加強人的內心思考，促進全面性的安寧與滿足，並且能給予人平靜感與希望。玫瑰純露能讓你感覺到自我肯定的價值。這是個很好的開始。

肌肉系統

針對大部分影響到肌肉、肌腱、韌帶以及關節的問題，精油的用處比純露更來得廣泛。但是濕敷法與沐浴法都可以成為有用的水療法，而顯然地純露正是適合所有以水治療的方式的得力助手。如同前面所提到，許多健康狀況都是因為身體慢性長期缺水的結果，而飲用大量的水應該成為任何處理肌肉或關節不適症計畫中的一部分。

有關更多的資訊，請參考純露檔案，並且務必牢記使用同種植物的精油與純露所能達到的協同效果。

關節炎（Arthritis）

欲達到最佳效果，請將下列兩種療程一併使用。

A.H. 一枝黃花

先判斷哪種濕敷法最能舒緩症狀，再決定要以熱敷或冷敷的方式覆蓋患部。

同時以局部外用的方式使用同種精油與純露，對關節炎非常有益。我製成了一種註冊名為「慕絲軟膏」（Moose Grease）的三合一軟膏，軟膏裡含有一枝黃花、黑雲杉以及蘇格蘭松的精油，既沒有發熱效果，也沒有清涼感，只是單純將疼痛舒緩並消炎。

15 毫升 A.H. 一枝黃花

10 毫升 A.H. 杜松果

5 毫升 A.H. 歐薄荷

將上述純露稀釋於 1 公升的水中並且整天飲用。持續進行三個星期；然後休息一週。

痠痛與疼痛（Aches and Pains）

30 毫升 A.H. 黑雲杉

30 毫升 A.H. 蘇格蘭松

將棉片或棉布浸置於上述混合純露中並且擦於患部上。用一張保鮮膜包起來，然後用一塊羊毛布包起來或是覆蓋著，然後用繃帶固定；如此包覆三十分鐘。體溫將會使敷布溫度升高，然後保鮮膜和羊毛布會將體溫鎖住。

護膚配方

除非有另外加以註解，這裡所提到的所有配方都應該立刻用完或是儲存在冰箱內，並且於建議時間內用完，通常在沒有添加酒精的情況下，請於三個星期之內用完。這裡的許多配方都剛好是一次療程所使用的量。

體香劑一號（Deodorant #1）

這個配方來自於 1999 年德國的芳香療法雜誌《Forum Essenzia》，是由桃樂蒂亞‧哈姆（Dorothea Hamm）所提供的。男性及女性皆適宜。

2 滴 E.O. 佛手柑

2〜3 滴 E.O. 葡萄柚

2 滴 E.O. 綠香桃木

2〜3 滴 E.O. 岩蘭草（*Vetiveria zizanioides*）或檀香

2 滴 E.O. 鳶尾花「精華」

80 毫升 A.H. 岩玫瑰

20 毫升 乙醇（選擇性的乳化劑／防腐劑）

將所有材料調和於一只噴瓶中，使用前先搖勻。岩蘭草和檀香都能抑制會形成臭味的細菌。許多人不喜歡在皮膚上使用酒精，而假如你選擇不用的話，或許可以加入幾滴乳化劑或大豆卵磷脂以協助精油溶解於純露中。

體香劑二號（Deodorant #2）

跟水性或噴霧式體香劑比較起來，假如你比較喜歡使用粉狀體香劑，試試看這種配方。

200gm 小蘇打粉

50gm 稻米粉（rice powder）

50gm 玉米粉

8 滴 E.O. 苦橙葉

5 滴 E.O. 岩蘭草

3 滴 E.O. 玫瑰草

將一半量的小蘇打粉放進一只研缽或玻璃碗裡。將精油一滴一滴地加入，徹底攪拌它們，並確實將任何期間形成的顆粒磨碎。將精油與小蘇打粉的混合劑倒進一個大廣口瓶裡，然後加入剩下的小蘇打粉及其他粉類並用力搖勻。將產品儲存於一個深色瓶中蓋緊。使用時以海綿或粉撲擦拭。

我的美容師同事，Aroma-Terrapeutics 的席蒙·瑞罕（Simone Zrihen）所製作的美容產品皆令人嘖嘖稱奇。她是保養界中最大的純露迷，已經調配好一套完整的身體保養系統，能讓你從頭到腳閃亮動人。所有的配方都可以按照你自己的個人需要調整，她建議只使用有機精油以及有機、無防腐劑的純露。

護髮

基質（Base）

3 盎司 白礦石粉

1 盎司 鼠尾草粉末

1 盎司 拿素礦石粉（Rhassoulclay；來自摩洛哥的火山灰）

各20滴 印度楝油（neem）、蕁麻酊劑（nettle）、馬尾草萃取精華

將上述材料混合，然後按照你個人的髮色與髮質加入下列成份。

深色髮質（Dark hair）

4 湯匙 基質

2 滴 E.O. 沉香醇百里香

2 滴 E.O. 佛手柑

1 滴 E.O. 稀釋於 2 湯匙頂級橄欖油的玫瑰草

將精油與基質調和。加入「深色髮質潤髮乳」，一次加進一湯匙，直到調成糊狀。用一把軟刷子將它塗在頭皮及頭髮上。停留至少兩個小時或過夜（用保鮮膜及毛巾將頭髮包起來）。將深色髮質潤髮乳用於最後一道沖洗。

淺色髮質（Light hair）

4 湯匙 基質

2 滴 E.O. 德國洋甘菊

2 滴 E.O. 檸檬

1 滴 E.O. 伊蘭稀釋於 2 湯匙葵花油

將精油與基質調和。加入「淺色髮質潤髮乳」，一次加進一湯匙，直到調成糊狀。用一把軟刷子將它塗在頭皮及頭髮上。停留至少兩個小時或過夜（用保鮮膜及毛巾將頭髮包起來）。將淺色髮質潤髮乳用於最後一道沖洗。

問題頭皮（Problem scalp）

2 滴 E.O. 冬青

2 滴 E.O. 薰衣草

1 滴 E.O. 桉油腦迷迭香，稀釋於 2 湯匙米糠油

將精油與基質調和。加入「問題頭皮潤髮乳」，一次加進一湯匙，直到調成糊狀。用一把軟刷子將它塗在頭皮及頭髮上。停留至少兩個小時或過夜（用保鮮膜及毛巾將頭髮包起來）。將問題頭皮潤髮乳用於最後一道沖洗。（假如你無法購得真正的冬青精油，可以改用一枝黃花精油。）

潤絲液

只需要準備你一次所需的用量——長髮可以準備多一點，而短髮則可以少一點。

深色髮質（Dark hair）

40%A.H. 馬鞭酮迷迭香

25%A.H. 鼠尾草

25%A.H. 薰衣草

10% 蘋果醋

40%A.H. 德國洋甘菊

25%A.H. 蕁麻或蕁麻茶

25%A.H. 雪松

10% 蘋果醋

40%A.H. 乳香

25%A.H. 橙花

25%A.H. 檸檬薄荷

10% 蘋果醋

眼部濕敷

對於長期盯著電腦而疲累的眼睛、發紅、不適、以及眼睛周圍的細紋。能使雙眼舒暢並明亮。將兩個圓形棉片浸在純露裡，同時躺下雙腳抬高，並將棉片敷在眼部十～十五分鐘。可以使用下列任何純露——茴香籽、德國洋甘菊、羅馬洋甘菊、玫瑰、矢車菊、快樂鼠尾草、接骨木花。

面膜

基本做法很簡單；個別特殊調理才是比較複雜的地方。這也是真

材實料的美容師身價不凡的原因。每一張臉從不同部位到不同時期，都需要不同的療程。T字部位通常都屬於油性，但臉上其餘的部分可能是敏感性或乾性的膚質。冬寧會造成血管破裂，而夏天的太陽會造成雀斑或皺紋出現。瞭解你的肌膚並給予它所需要的，就像你身體的其他部位一樣。芳香療法提供了廣大的個別治療範圍，你可以透過不同的配方，讓自己隨時保持「美艷動人」。

　　這些面膜能移除皮膚最表面的壞死細胞並刺激循環。將精油與其他油類加入基質裡，然後一次將一湯匙純露加進其中，直到形成糊狀。將面膜敷在臉上，並以畫圈的方式輕輕按摩，等候十～十五分鐘。以溫涼水沖洗並在臉上噴灑純露。

基質（Base）

1 又 1/2 盎司 全麥有機大豆粉

1/2 盎司 甜杏仁粉

1/2 盎司 鳶尾花根粉

1/2 盎司 磨碎的燕麥或燕麥粉

　　將基質材料置於一個玻璃容器中調和均勻。你也可以加入最多 1 盎司的礦石粉，選擇適合你膚質的種類，假如你不想要每次都用到礦石粉的話，可以在每次使用下列個人配方時加入一茶匙的礦石粉。有些人發現持續規律地使用礦石粉時，其乾燥效果對皮膚來說太強，但是需要的時候，一個月進行一次的療程將能提供肌膚更深層的清潔效果。

礦石粉種類及它們的功能（Clay type and Their actions）

　　藍色：具有療癒及促進細胞再生的效果，具有消炎效果。適合粉

刺型及敏感型膚質。

綠色：能控制皮脂分泌。適合油性肌膚。

白色：具有排毒與平衡效果。適合精緻脆弱的肌膚。

紅色：清潔與調理功效。適合所有類型膚質（極乾燥膚質除外）。

乾燥型肌膚（Dry skin）

4 湯匙 基質

1 茶匙 篦麻油

4 茶匙 鱷梨油

1 茶匙 胡蘿蔔浸泡油

1 顆 500mg 月見草油膠囊

2 滴 E.O. 花梨木

2 滴 E.O. 快樂鼠尾草

1 滴 E.O. 廣藿香

A.H. 菩提花

油性肌膚（Oily skin）

4 湯匙 基質

1 茶匙 篦麻油

4 茶匙 聖約翰草浸泡油

1 茶匙 小麥胚芽油

1 顆 500mg 琉璃苣籽油膠囊

2 滴 E.O. 甜橙

2 滴 素馨原精

1 滴 E.O. 安息香

A.H. 橙花

成熟型肌膚（Mature skin）

4 湯匙 基質

1 茶匙 蓖麻油

4 茶匙 榛果油

1 茶匙 胡蘿蔔浸泡油

2 滴 E.O. 玫瑰草

2 滴 E.O. 玫瑰天竺葵

1 滴 E.O. 玫瑰（蒸餾）

A.H. 玫瑰

粉刺型肌膚（Acneic skin）

4 湯匙 基質

1 茶匙 蓖麻油

3 湯匙 荷荷吧油

1 茶匙 維他命 E 油

2 滴 E.O. 佛手柑

2 滴 E.O. 葡萄柚

1 滴 E.O. 檀香

A.H. 檸檬馬鞭草

胸部噴霧

將所有適合你的配方材料加入一只噴瓶內調和。平時噴霧須保持冷藏。若是在哺乳或懷孕期間請勿使用此噴霧；哺乳期間胸部只能使用羅馬洋甘菊純露。

運動型女性 (For the Active woman)

50% A.H. 歐薄荷

25% A.H. 香楊梅

25% A.H. 檸檬薄荷

每日使用及成熟型膚質 (Daily use and Mature skin)

50% A.H. 玫瑰天竺葵

25% A.H. 玫瑰

25% A.H. 乳香

任何年齡層每日使用 (Daily use for all ages)

50% A.H. 薰衣草

25% A.H. 茴香籽

25% A.H. 檀香

經前症候羣及更年期期間 (During PMS and Memopause)

50% A.H. 鼠尾草

25% A.H. 絲柏

25% A.H. 歐白芷根

提振與調理（Uplifting and Toning）

50% A.H. 黑雲杉

30% A.H. 歐薄荷

20% A.H. 乳香

胸部按摩油

90 毫升 杏桃核仁油

10 毫升 橄欖油或胡蘿蔔浸泡油

2 滴 E.O. 玫瑰天竺葵

2 滴 E.O. 乳香

1 滴 E.O. 快樂鼠尾草

1 滴 E.O. 檸檬香茅

將所有材料放入一只不透明的玻璃瓶裡調勻。將少許按摩油到在雙掌上，然後同時用兩手，朝兩邊腋下向外非常輕柔地以畫圈的方式按摩兩胸。你的左手應該以順時鐘方向，右手應以逆時針方向環繞各邊胸部。可在沐浴或淋浴後進行。然後在胸部噴洒你所選擇的胸部噴霧。

好處：能帶給胸部組織極佳的緊實度、刺激淋巴循環、並促進整體身心健康！

腿部及足部噴霧

運動專用（Sport）

50% A.H. 茶樹

25% A.H. 鼠尾草

25% A.H. 絲柏

疼痛或沉重的雙腳（Achy and Heavy）

50% A.H. 迷迭香

25% A.H. 金縷梅

25% A.H. 茴香籽

恢復活力（Rejuvenation）

50% A.H. 沉香醇百里香

25% A.H. 薰衣草

25% A.H. 甜蕨

愛流汗（Sweaty）

50% A.H. 接骨木花

25% A.H. 歐薄荷

25% A.H. 快樂鼠尾草

爽足粉

4 盎司 白色礦石粉

4 湯匙 玉米粉

2 湯匙 硼酸

1 湯匙 稻米粉

1 湯匙 鳶尾根粉

10 滴 E.O. 歐薄荷

5 滴 E.O. 茶樹

5 滴 E.O. 醒目薰衣草——abrialis 或 grosso 種

5 滴 E.O. 檸檬

將乾性的成份先混合，然後再加入精油。用研缽與磨杵或叉子攪拌以確定所有的精油都完全均勻地調入粉末中。

將成品保存在玻璃罐或玻璃製的調味瓶裡。用小粉撲或棉球沾取並按摩雙腳，或輕拍於襪子與鞋子上。再使用其中一種腿部噴霧，欲達到最佳效果，先稍等噴霧乾了之後再將粉撲在腿上。粉末狀的成品在室溫下都能保存良好。

身體噴霧

安撫（Calming）

50% A.H. 玫瑰

25% A.H. 芫荽籽

25% A.H. 薰衣草

清潔（Cleansing）

50% A.H. 杜松果

25% A.H. 野薑

25% A.H. 羅勒

清新（Refreshing）

50% A.H. 藍膠尤加利

25% A.H. 檸檬薄荷

25% A.H. 香脂冷杉

浪漫（Romantic）

50% A.H. 橙花

25% A.H. 玫瑰

25% A.H. 岩蘭草

簡易臉部磨砂膏

1 湯匙 細顆粒燕麥

1 湯匙（大約）適合你膚質的純露

1/8 茶匙 V.O. 鱷梨油、杏桃核仁油、或榛果油

將燕麥與植物油放入一只小碗內。一滴一滴地加入純露直到呈現泥狀。塗敷於臉上並輕輕以打圈的方式按摩，請避免接觸眼部周圍。再用溫水徹底清洗乾淨，接著再噴洒上冰涼的純露。

簡易身體磨砂膏

進行身體磨砂時應該站在浴缸裡，因為鹽粒會到處散落。

1/2 杯 粗糙的灰色海鹽（有時候又稱為塞爾特海鹽）

1/2 杯 粗玉米粉

2 茶匙 芝麻油

2～3 湯匙 A.H. 迷迭香、薰衣草、接骨木花、或香蜂草

將鹽、粗玉米粉、以及芝麻油先調和；再加入複方純露然後放置十分鐘。將皮膚以水或純露打濕，然後以打圈的手法將磨砂膏塗在身上，先從右腳開始做到右邊臀部，然後再從左腳開始到左邊臀部，然後再從手臂磨向肩膀，軀幹的部分則由頸部向下磨向臀部。再以涼水或冷水沖洗，水溫越冷越好。如果你覺得直接使用海鹽太難受，可以將磨砂膏裝入紗布裡綁好後再使用。

小黃瓜調理液

1 大根 英國小黃瓜

250 毫升 A.H. 金縷梅、玫瑰天竺葵、接骨木花、菩提或薰衣草

摩擦小黃瓜的表面以去除臘質，然後放進果汁機裡。將小黃瓜汁與純露一起攪打後放入冰箱保存。用棉球沾取後輕輕拍打臉部；請於一週之內用完。假如你並不介意使用酒精在臉上，可以加入 30 毫升的伏特加或穀製酒精，這樣能讓調理液的壽命增加一倍。

簡易金縷梅調理液

100 毫升 A.H. 金縷梅

2 茶匙 乾燥或大把新鮮的鼠尾草，切成細末

將純露倒在鼠尾草末上，然後放在一個溫暖的地方讓它浸泡二〜三小時。然後將汁液過濾出來後裝進消毒過的瓶子裡。這對於曝露在陽光下或風沙中的皮膚非常有效。

西洋蓍草調理液

100 毫升 A.H. 西洋蓍草

100 毫升 A.H. 玫瑰或橙花

25 毫升 A.H. 金縷梅

25 毫升 A.H. 植物性甘油

3 滴 E.O. 快樂鼠尾草或西洋蓍草

將所有材料放入一只消毒過的瓶子內並搖勻。這對受損或敏感膚質非常有幫助，並且能使膚色均勻；油性膚質或 T 字部位可單單使用快樂鼠尾草精油與橙花純露。

柑橘香水

在土耳其的餐館裡，侍者會在用餐前地上一瓶檸檬淡香水，讓你清洗雙手和臉。這是一個可愛的習俗，有一位餐館老闆示範給我看他們如何將新鮮檸檬浸漬於穀製酒精做成淡香水——真簡單！以下是我自己的版本。

2 整顆 有機檸檬

2 整顆 有機萊姆

500 毫升 伏特加或標準度 40 的酒精

10 滴 有機 E.O. 檸檬

10 滴 有機 E.O. 萊姆

500 毫升 A.H. 橙花

粗略地將水果切塊並放進一只廣口瓶內,將伏特加淋在水果上,然後放置五到七天讓它浸軟,並且經常搖晃瓶子。然後將汁液過濾,用力擠壓水果榨出所有汁液,再以咖啡濾紙過濾。加入精油之後用力搖晃;然後加入純露繼續搖晃,並將成品儲存在消毒過的瓶子裡。可以當成身體噴霧或淡香水使用,或是在炎熱潮濕的天氣裡用來洗手或臉,效果棒極了。在晚宴前讓你的客人享用一番,會令他們感到非常特別。

足部去角質磨砂膏

在英國,雙腳的別名是「狗狗」(dogs),反映出人們對這兩隻最重要的身體部位所給予的注意有多麼微乎其微。要愛惜你的雙腳並好好地對待他們;他們將會回饋你,而且你也會發現自己的循環狀況會有進步。

1/4 杯 粗玉米粉、磨碎的海紅豆 (adzuki beans)、或磨碎的兵豆 (lentils)

2 茶匙 篦麻油

各 1～2 湯匙 A.H. 歐薄荷和鼠尾草

將玉米粉、海紅豆或兵豆、與篦麻油放進一個小碗裡;一滴一滴地加入純露,直到呈現泥狀。不要弄得太稀。讓它放置十分鐘,假如太乾的話就再加入一點純露。雙腳先以溫水浸泡,之後以豆泥按摩雙腳,要特別留意腳跟與厚繭的地方。把沾著豆泥的雙腳用塑膠袋包起來,然後躺下將雙腿抬高十五分鐘,再以涼冷的水洗掉。鼠尾草與歐

薄荷都具有減輕臭味的特性，並且在軟化皮膚的同時，也能促進血液循環；篦麻油對於厚繭的效果最好。

簡易磨砂皂

這種簡單的做法具有趣味性及實用性，對「狗狗」與辛苦工作的雙手都很有幫助。

2 塊（每塊 125g）　高品質的純橄欖油皂*
50 毫升 A.H. 薰衣草、玫瑰、天竺葵、洋甘菊、或任何合適的純露
1 塊 小型絲瓜棉

用擦菜板較細的那一面，將橄欖油皂刨成細絲，也就是你用來刨起司粉或巧克力粉的那一面。刨得越細，成品品質就越佳。將肥皂絲放入一個厚底平底鍋，加入純露後以小火加熱。同時，用一把鋸齒狀刀子將絲瓜棉橫切成一吋半的厚片。絲瓜棉一定要完全乾燥，否則你沒辦法切。在 8 吋平方大的烤盤上鋪上一層保鮮膜墊底，兩邊多出一小段垂下來，然後放上切好的絲瓜棉，彼此盡量靠近些。不斷地攪拌肥皂混合液，直到所有肥皂絲都融化了；假如你想要的話，這時候你可以加一點精油。將肥皂液淋倒在絲瓜棉上，然後用硬紙板蓋起來，好讓它在一、兩天的靜置期間能保持乾淨。然後翻轉過來倒在平板上並切塊，讓每一塊肥皂裡都有絲瓜棉。

　*你可以用等量的甘油皂取代橄欖油皂；這會給予成品更多的吸引力，因為肥皂的透明感會讓你看得到藏在其中的絲瓜棉。橄欖油皂是不透明的，你可能會失去一點視覺上的效果，但是實際的療效並不會不同。

在廚房中

本章節中的幾種配方摘錄自瑪莉亞・凱頓靈（Maria M. Kettenring）所著的「芳香廚房」兩冊，並且已經過作者同意。如果你看得懂德文，趕快去買一本；它們是世界上最棒的芳香療法食譜。目前你或許能夠找得到於 1994 年由喬依・費拉格（Joy Verlag）出版的第一冊更好用，因為其中內附了一張精美的海報「芳香廚房 ABC」，以香草的拉丁學名列表（所幸這些都是全球通用的名詞），並且建議每種香草精油與純露所適合的配方種類。譬如說，檸檬香茅（Cymbopogon citratus）有精油也有純露，適用於湯品、開胃菜和雪酪、沙拉、蔬菜（特別是蒸煮的蔬菜）、豆腐、沾醬及佐料、亞洲式食譜例如快炒及咖哩、魚類、甜點、及飲料中。

廚房中的純露是吃全素、以素食為主、及非素食者的一大福音；你只需要一個愛戀食物的胃就能歡喜享受它們的好處。我無法挪出時間準備高湯以防萬一；反而改用純露——製作主菜和甜品所需要的醬汁、湯品、及肉汁。我只能提供幾種食譜讓讀者作參考；瑪莉亞的書比這更為完整詳細。然而，假如沒有別的意外，我希望你能明白芳香療法在廚房裡的感覺就像是在診療室裡一樣自在，畢竟良好的營養攝取是我們維持幸福安康的一部分。

湯品

基本高湯

製作高湯時，把握每 2 公升的水使用 100 毫升純露的原則。照這

樣推算，不論你的菜式是以蔬菜或肉類為主，都需要花一個小時或以上的時間烹煮。至於魚類高湯，通常只需要煮十五～二十分鐘，可在鍋內 2 公升的水中加入 2～3 湯匙的純露。傳統的廚房用香草，百里香、迷迭香、鼠尾草、馬鬱蘭、野馬鬱蘭、月桂、蒔蘿、及羅勒，都能生產出會讓你的菜餚嚐起來像是以傳統高湯烹煮的味道一樣。其他像是香蜂草、快樂鼠尾草、芫荽、和豆蔻也都值得一試。身為素食者十二年，我一直感到很苦惱，不論何種用量的味噌或蔬菜都無法調出能賦予湯品我所喜愛的味覺層次感。而現在，即使我會吃有機肉類，我使用純露的頻率仍然高過一般高湯。

蘑菇湯

500gm 蘑菇

2 湯匙 牛油

2 湯匙 橄欖油

1 大棵 洋蔥，切成細塊

1 或 2 片 蒜瓣，拍碎

海鹽

磨碎的新鮮黑胡椒或 2 滴 E.O. 黑胡椒

750 毫升 水

1 湯匙 A.H. 月桂葉

1 湯匙 A.H. 百里香酚百里香

將蘑菇洗淨並切成大塊。假如你使用特殊品種，如椎茸（shiitake），則將柄剔除後分別浸泡於小碗的純露裡。將牛油與橄欖油放入大鍋裡融化；加入洋蔥與蒜瓣、少許海鹽、以及少許新鮮胡椒；

蓋上鍋蓋並以中火蒸煮並煎煮五到七分鐘。之後打開鍋蓋攪拌，直到洋蔥呈現透明柔軟，且尚未轉成褐色為止。試著預防鍋內所有的湯汁蒸發，因為湯能增添風味。然後加入蘑菇，轉成小火並攪拌。一開始所有的湯汁都會被吸收，但是當你繼續煮，蘑菇會再將湯汁滲出；需要的話可以再加一點牛油或橄欖油。三～五分鐘後，加入水與純露並蓋上鍋蓋。假如你將蘑菇柄浸泡過純露，在放入鍋內之前，先將它們取出並擠出純露以去除泥沙。再轉至中火十分鐘，期間偶爾攪拌一下。試嚐看看並加入調味料調整口味。我會用手動攪拌機將湯打成半粥狀，上桌前加入一團優酪和大量新鮮的西洋芹。

油桃密瓜冷湯

1 顆 成熟 galia 或哈密瓜

4 顆 成熟油桃

2 茶匙 A.H. 歐薄荷

2 滴 E.O. 綠胡椒

1 湯匙 阿拉伯樹膠蜂蜜（acacia honey）

將密瓜削皮去籽；油桃洗後去核並切成小塊。將密瓜與油桃放入食物處理器，加入歐薄荷純露漿打。加入綠胡椒精油與蜂蜜調味。然後冷藏至少二十分鐘。倒進冰過的玻璃碗內，並以新鮮薄荷葉點綴。（轉載自芳香廚房）

胡蘿蔔「奶油」濃湯

5 杯 水或高湯

1 又 1/2 茶匙海鹽

4 根 中型胡蘿蔔，削皮並切成塊狀

1 根 歐洲防風草（parsnip），削皮並切成塊狀

1 顆 大型西班牙洋蔥，削皮並切成塊狀

3 茶匙 新鮮薑汁 或 1 湯匙 A.H. 野薑

1 湯匙 A.H. 肉桂

4 滴 E.O. 黑胡椒

　　將水或高湯煮沸；加入海鹽並將蔬菜切好。將火轉小並且不加蓋地煨燉二十分鐘。待涼後打成漿。加入薑汁或野薑純露、肉桂純露、以及黑胡椒精油並斟酌加入調味料。上桌前洒上新鮮切碎的西洋芹或芫荽裝飾。（米莉安・爾利赫曼 Miriam Erlichman 提供）

味噌薑湯

1 顆 西班牙洋蔥，切成小塊

1 湯匙 烤暖過的芝麻油

6 杯 水

1 根 昆布海苔，清洗過

2 根 芹菜，包括葉子，切成薄片

2 根 中型胡蘿蔔，切成薄片

6 顆 蒜瓣，輾碎或壓碎

2 湯匙 磨碎的新鮮薑泥

1 茶匙 法式芥茉醬（Dijon mustard）

2 湯匙 大麥味噌或米味噌

2 湯匙 A.H. 野薑

2 湯匙 有機壺底醬油

2 湯匙 檸檬汁

1 湯匙 梅干醋

1 茶匙 糙米醋

1 茶匙 海鹽

1 把 蔥花，切碎（裝飾用）

將西班牙洋蔥以芝麻油煎煮，直到呈現透明且微褐色。加入一杯水與昆布海苔，然後煨燉五分鐘。加入其餘的水、切好的蔬菜、以及新鮮薑泥，繼續煨燉三十分鐘。除了蔥花以外，將剩下的材料都加進去，以小火燉煮攪拌直到味噌溶解；絕對不要將味噌煮沸。取出昆布，洒上蔥花即可。（米莉安‧爾利赫曼 Miriam Erlichman 提供）

蔬菜類

蒸煮蔬菜能保存它們所含的維生素，但也令它們更難吸收味道。假如你要蒸煮蔬菜，試試加 1～2 湯匙純露到蒸菜的水裡，或是在起鍋時洒一湯匙純露在煮好的蔬菜上。

「柳橙」胡蘿蔔

500gm 胡蘿蔔（有機）

4 湯匙 水

2 茶匙 牛油

2 滴 E.O. 甜橙

1/2 湯匙 A.H. 金桔葉

海鹽

有機胡蘿蔔的皮可以用摩擦的，而不需要整個削掉，然後切成一

吋長、1/4 吋見方的棒狀。除了鹽以外，將所有材料放進一只有蓋的厚底鍋，再加一點點鹽，蓋上蓋子並以小火煮五到十分鐘。隨時查看以確定所有的水份並沒有蒸發以及蘿蔔的熟度。胡蘿蔔煮好的時候，鍋裡的水應該是幾乎燒乾的。上前擺上西洋芹嫩枝或切碎的峨參（茴芹）。

薄荷豌豆

1 杯 冷凍豌豆

2~3 湯匙 水

1 茶匙 A.H. 歐薄荷

海鹽

2 茶匙 牛油

將豌豆、水、純露、及一點點鹽放進鍋子裡，蓋上鍋蓋後以火煮三到五分鐘。之後檢查熟度——所需時間依豌豆大小而定；不要讓豌豆燒乾了。煮好後，將剩餘的水份濾掉並加入牛油。

這個食譜與羊肉搭配的效果非常好。冷凍豌豆對許多人來說是再熟悉不過的日常食品，這個做法會讓它們嚐起來格外新鮮。

阿富汗奶油菠菜

1kg 新鮮菠菜

1 顆 大型洋蔥，剝皮並切成細丁

5 茶匙 有機芝麻油（未烤暖過）

海鹽

1/2 杯 水

1 湯匙 A.H. 荳蔻

5 滴 E.O. 荳蔻

5 滴 E.O. 小茴香

2 顆 蛋黃，打散

100 毫升 濃鮮奶油

　　將菠菜洗淨，趁它仍潮濕的時候放進鍋裡，蓋上鍋蓋以中火煮軟。將鍋中的水濾掉。然後用芝麻油將洋蔥炒至焦黃，並洒上一小撮海鹽。將剩下的材料加水混合後以小火燉煮至濃稠，然後拌入菠菜及洋蔥，配上熟白米飯即可。（轉載自芳香廚房）

沙拉

馬鈴薯沙拉

1kg 剛熟或任何有蠟、質地緊實的馬鈴薯〔試試粉紅色的冷杉蘋果薯（fir apple potatoes）〕

1 湯匙 A.H. 鼠尾草、月桂、或百里香

1 湯匙 橄欖油

新鮮磨碎的胡椒粒或 E.O. 黑胡椒

蔥或紅蔥頭

美乃滋

優酪（選擇性使用）

　　剛熟的馬鈴薯應該只需要摩擦表皮，不需要剝皮，因為它們含有極高價值的維生素。將馬鈴薯切成小塊並放進一只大鍋裡，加入大量的水與少許海鹽。煮到剛好熟透；不要煮過爛，因為餘熱會在水份瀝

去之後繼續發揮作用。將馬鈴薯放進大碗裡，拌進橄欖油與胡椒後待涼，直到完全涼透。同時將蔥切成細末並加入足夠的美乃滋或美乃滋與優酪以產生霜狀的質感，但是不要攪拌得太厲害以免將馬鈴薯攪碎。如果有的話，新鮮切碎的細香蔥也可以增添色彩與口感。

仔細挑選你的馬鈴薯，因為許多馬鈴薯都已經過基因工程改造。

塔博勒沙拉

1/2 杯 輾碎的乾小麥

2 茶匙 A.H. 歐薄荷

1 茶匙 A.H. 香蜂草或檸檬馬鞭草

海鹽

1 大把 西洋芹（11/2 杯切碎的）

3 顆 中型番茄，切成細丁

1 顆 小洋蔥　或 3 根蔥，切碎

橄欖油

新鮮檸檬汁或 E.O. 檸檬

將小麥放進大碗裡，加入純露和一小撮海鹽，並以水完全蓋滿。放置浸泡一至二小時。然後將水濾乾淨，並且用叉子來回掃動小麥。將切碎的西洋芹、番茄、以及洋蔥拌進小麥裡。加入橄欖油與大量新鮮檸檬汁調味。如果要使用檸檬精油，每加一滴後就要嚐嚐味道；很容易一下子加太多了。

沙拉醬

你可以將純露加入任何醬汁配方，或是從店裡買來的沙拉醬裡。

一次不要加超過 1/2 茶匙的量，每次加入之後就嚐嚐看味道如何。

基本醋味汁

1 湯匙 紅酒或蘋果醋

1/2 茶匙 A.H. 自己選擇的（月桂、百里香、龍艾、蒔蘿、野薑都是很不錯的選擇）

1/2 茶匙 法式芥末醬

4～6 湯匙 頂級橄欖油，越純越好

海鹽和新鮮磨碎的黑胡椒

1 小撮 糖

1 顆 蒜瓣，去皮

除了蒜瓣以外，將所有材料放淨瓶子裡，把蓋子蓋上，然後很用力地搖晃，或是使用攪拌器攪拌。品嚐一下並調整口味。將剝了皮的蒜瓣放進瓶子裡，然後冷藏數小時。之後可以把蒜瓣取出。

主餐

精油與純露加入肉類料理時，不論是烹煮時加入菜餚、肉汁或醬汁中都非常美味可口。

烤雞

1 整隻 有機全雞

2 根 有機胡蘿蔔，表皮磨過並切塊

1 顆 小洋蔥，不剝皮並切塊

1 根 韭菜，清洗過，修剪好並切段

A.H. 馬鬱蘭或沉香醇百里香

A.H. 鼠尾草

1 顆 檸檬，切成一半，將檸檬汁擠出來並保留

海鹽

新鮮磨碎的胡椒粒或 E.O. 黑胡椒

2 顆 蒜瓣，拍碎

牛油

　　將雞的內外都洗乾淨並擦乾。把胡蘿蔔、洋蔥、韭菜撲在烤盤底部，每一種純露都淋上兩湯匙。將檸檬汁倒在雞肉上，抹遍每一吋表面，然後將檸檬片塞進雞腹裡。在雞皮上抹上鹽、胡椒和蒜，然後雞胸朝上地放在烤盤裡的蔬菜上。以牛油拍打雞肉表面，然後放入華氏350度的烤箱裡。二十分鐘後用烤盤裡的汁液或額外的純露搽抹雞身；每二十分鐘就重複一次，烤到腿部滲出來的湯汁變清澈為止（以華氏350度推算，每一磅雞肉大約需要二十五分鐘）。當雞肉烤好時，把烤盤從烤箱裡取出，放在加熱過的大菜盤裡，然後輕輕地用錫箔紙包蓋起來，但是要留一點空隙讓蒸氣散去，好讓雞皮保持酥脆。

　　製作肉汁時，將烤盤裡的油統統倒掉，只留一湯匙的量，洒入一湯匙的全麥粉或雙穗小麥粉，然後加熱煮，並且把烤焦的部分和蔬菜都刮起來。加入一杯紅酒；每種純露加一湯匙、以及大約 250 毫升的水或高湯，以中火加熱不斷地攪拌，直到達到所要的濃稠度。將肉汁過濾到一個加熱過的罐子裡，並與雞肉一起端上桌。

仿鹿肉球

　　500gm 頂級有機瘦絞牛肉或水牛肉

1 顆 蒜瓣，磨碎成泥

1 顆 雞蛋

1 湯匙 小麥胚芽

3 滴 E.O. 月桂

3 滴 E.O. 杜松

1 滴 E.O. 桉油腦迷迭香

海鹽

新鮮磨碎的胡椒粒或 E.O. 黑胡椒

芝麻油或葵花油，有機的

1 顆 大型紅洋蔥，切成兩半後再切成厚片

2 湯匙 A.H. 杜松

1 湯匙 A.H. 月桂

3 湯匙 A.H. 野薑

3 湯匙 A.H. 澀紅酒

　　將肉、蒜泥、雞蛋、小麥胚芽、及精油混合之後加入一小撮鹽以及大量胡椒。捏成比胡桃還小的肉球。以中大火將一只厚底長柄煎鍋加熱，然後加入 1 湯匙有機芝麻油或葵花油。將肉球分批油炸，期間不斷搖動煎鍋以保持肉球的形狀。兩批之間可以視情況加油。當所有肉球都炸好了以後，將過多的油倒掉，並加入 1 湯匙新鮮的植物油與洋蔥；蓋上蓋子並讓洋蔥同時蒸煮和煎煮五分鐘。然後打開蓋子並攪拌，刮下任何鍋底焦黑的部分；煮到洋蔥呈現透明狀。再加入純露和澀紅酒，並確定煎鍋底部已經刮乾淨了。煮沸之後再繼續煮五分鐘，或等到裡面的水減半。倒入肉球並且立刻轉至小火；然後煨燉十五分鐘並蓋上蓋子。起鍋後可以鋪在扁平雞蛋麵上食用，並加上 1 小匙奶

油及大量切碎的西洋芹裝飾。

這是當室外氣溫在零下二十度時，我最喜歡的一道菜。如果更換純露與精油的種類並且使用高級椰子奶油，你可以把這道菜變成同樣可口的亞洲或咖哩美食。

蒸鮭魚

1/2 杯 A.H.複方（香蜂草、蒔蘿或龍艾或兩者皆用、以及苦橙葉）
1/2 杯 水
每人 1 塊鮭魚片（4～6 盎司），最好是野生的
海鹽
新鮮磨碎的胡椒粒
1 滴 E.O. 檸檬（每一片鮭魚）
每人 1 根蔥，修剪過並垂直切成兩半

將純露與水放入鍋中調和，鍋子的尺寸必須夠裝得下蒸架；你可能需要依照鍋子的大小調整純露的使用量。清洗並擦乾魚片，後在兩面都灑上鹽和胡椒以及精油。將蔥平鋪在蒸架上，魚片以有皮的那一面朝下鋪在蔥上。將魚片的位置調整好，要確定有足夠空間讓蒸氣繞著魚片循環。如果你要煮給超過三、四個人吃的話，可能需要起兩鍋。用錫箔紙與鍋待將鍋子覆蓋起來，然後以大火蒸。當你聽到水滾的時候就立刻開始計時，每一吋厚的魚片就給予十分鐘的時間（所以半吋厚的魚片只需要五分鐘）。

時間到了之後將鍋子移開，並小心打開蓋子與錫箔紙；要小心，因為這時候竄出來的蒸氣非常燙，而且會灼傷皮膚。檢查是否熟透，上菜時並附上牛油、一小塊檸檬、以及切碎的峨參或平葉西洋芹。

素食主餐

地中海烤蔬菜

2 顆 小型美洲南瓜（zucchini）

海鹽

4 顆 大型椒（2 顆黃椒、2 顆紅椒），縱切成兩半，去籽留蒂

1 顆 中型紅洋蔥，切成八份，果蒂的那端不切斷

14 顆 浸在橄欖油裡的番茄乾

16 顆 大型黑橄欖（kalamata 橄欖最好）

16 顆 大型塞了玉桂子的綠橄欖

8 顆 中型蒜瓣，剝皮後切成小丁

6 顆 大型羅馬番茄（Romatomatoes），切碎　或 28 盎司 罐裝烹飪用番茄，濾水後切碎

每種 1 湯匙 A.H. 百里香、月桂、野馬鬱蘭

新鮮磨碎的胡椒粒

2 湯匙加了 2 滴 E.O. 羅勒調味的頂級初榨橄欖油

　　將美洲南瓜縱切成兩半，然後把籽挖掉變成兩條「小船」。灑上一點點鹽然後倒過來放置三十分鐘瀝水，之後沖洗一下並輕拍擦乾水份。將美洲南瓜船、切成一半的黃椒與紅椒、以及洋蔥放在大型烤盤上。在每半個黃椒或紅椒裡放一顆番茄乾，並在美洲南瓜船裡灑上一些，剩下的就灑在洋蔥上。再把切碎的橄欖和蒜瓣均勻地灑在所有的蔬菜上。

　　然後將羅馬番茄與純露拌好後舀入烤盤周圍，不要舀到蔬菜上（假

如使用罐裝番茄，則加上 1/2 茶匙紅糖）。洒上一點鹽和胡椒並淋上羅勒口味的橄欖油。以華氏 325 度不加蓋地烘烤；不要攪拌，因為裡頭的蔬菜必須保持挺直立正。等菜的溫度回到室溫後再端上桌，並配以法國麵包、西洋菜沙拉、與澀紅酒。吃起來很有普羅旺斯的味道。

兵豆與菠菜夾心烤餡餅

300gm 黃兵豆或紅兵豆

1 公升 水

2 湯匙 A.H. 馬鬱蘭或野馬鬱蘭

1 湯匙 A.H. 香薄荷

1 湯匙 A.H. 鼠尾草

海鹽

2 顆 雞蛋

1 把 新鮮西洋芹，切得非常細

1 顆 小洋蔥，切成細丁

2 湯匙 橄欖油

160gm 菠菜

150 毫升（大約等於 1/2 杯）以等量牛奶與月桂純露或百里香純露製成的白醬汁

1 顆 蒜瓣，磨碎成泥

90gm 奶油起司

1 把 新鮮麵包屑

新鮮磨碎的胡椒粒

清洗兵豆然後把水濾掉。以 1 公升的水、所有純露、以及一小撮

鹽煮滾；蓋子要蓋上，連續滾三十分鐘或直到兵豆變軟。把剩下的水倒掉瀝乾，打成漿，然後靜置到完全涼透。將一顆蛋打進去，並加入西洋芹。將洋蔥以橄欖油煎煮，直到變成淺褐色；再加入菠菜，把鍋子從火爐上移開，趁兵豆的熱氣在軟化菠菜時攪拌，然後待涼。再將白醬汁、肉荳蔻、鹽和胡椒粒、奶油起司、另一顆蛋、以及麵包屑跟菠菜調在一起，漿打均勻。在稍微抹了油的長型烤模裡鋪上一層兵豆或乾酪片；然後再鋪上一層菠菜，重複直到最上面一層鋪上兵豆。將烤模放入一個大烤盤中，並加熱水到一半高度；大型烤模以華氏350度烤一小時，個人烤盤則烤二十～三十分鐘，或是烤到刀子插入其中，拔出來時乾乾淨淨的程度。從烤箱取出之後先靜置十五分鐘，然後小心地將它倒出來。可以趁熱或涼時上菜，搭配調味番茄醬汁或莎莎醬（salsa）及沙拉。

醬汁與沾醬

泰式綠咖哩醬

2 茶匙 芫荽籽

1/2 茶匙 小茴香籽

3～4 顆 綠辣椒（jalapeno 或 ristra），或只需要 1 顆哈涅羅青辣椒（habanero），視口感的需要

2 茶 匙鹽

4 茶 匙紅糖

3 吋 嫩薑根，去皮，或 3 滴 E.O. 薑

1 顆 中型洋蔥，去皮並切成四半

3 顆 蒜瓣，剝好皮

7 滴 E.O. 檸檬香茅

3 滴 E.O. 萊姆

1 杯 新鮮芫荽

1 杯 新鮮羅勒

1/4 杯 新鮮歐薄荷或蘋果薄荷

1/2 杯 新鮮黃花南芥菜（arugula）

1/2 湯匙 A.H. 芫荽

1 湯匙 A.H. 荳蔻

1/2 湯匙 A.H. 檸檬馬鞭草

將芫荽籽與小茴香籽放在熱煎鍋裡乾煎至香。將辣椒、鹽、及紅糖放入食物處理器中打成糊狀；然後加入種籽、薑、洋蔥、蒜瓣與精油，並繼續攪打成漿。一次將所有香草及植物加入食物處理器，並繼續打成醬泥，可以一邊攪打一邊加入純露。成品可以保存在罐子裡，放進冰箱可儲藏數週。

使用時，將五湯匙的醬泥加入 1.5 杯的椰奶裡，然後用這個醬汁來煮咖哩。當然，在烹煮的過程中也可以再加純露。

奶油番茄醬

500gm 壓榨、乾燥過的卡特基乳酪（cottagecheese）

2 或 3 顆 成熟的新鮮番茄，去皮

3 根 青蔥

每種純露各 1 茶匙 A.H. 羅勒、沉香純百里香與胡蘿蔔

將所有材料都放進食物處理器中，以閒歇的方式攪打直到調和均

勻。以鹽和胡椒調味。冷藏後再享用。不要用一般濕潤的卡特基起司來取代壓榨、乾燥過的品種，不然成品會變得更像湯水，而不像醬汁了。

穀類與義大利麵

所有穀類與麵食類都能從額外的調味劑獲得益處。畢竟它們通常被認為是陪襯品，提供那一餐中澱粉／碳水化合物的主要來源，而假如手邊沒有其他選擇的話，多少還可以裹腹。將純露加進煮飯時的用水或再已經燒好的菜上噴洒純露，並且用叉子徹底分配均勻。

我有提供一種義大利麵的食譜，但其實市場上已經有很多了，所以將純露用於你最喜歡的食譜中；你將會驚艷於它們所增加的額外能量。

ROBERTO 的義大利麵

在我之前所做的事業裡，我最喜歡的同事住在米蘭，而他把黃花南芥菜和這個食譜介紹給我。我確定這是個合適的菜名，因為我也不清楚這道菜究竟該叫什麼。在夏天開始的季節，也就是鼠尾草與豌豆都很新鮮的時候，做這道菜是最棒的了，但使用純露，即使再冬天也會維持你的菜的新鮮美味。

1/2 盒 義大利麵（使用品質優良的義大利品牌，以避免吃到基因改造過的小麥成份）

4 湯匙 橄欖油

2 片 蒜瓣，去皮並磨成泥

1 杯 新鮮或冷凍豌豆，汆燙 30 秒

433

15 片 大型新鮮鼠尾草葉，縱向切成細絲

2 湯匙 A.H.鼠尾草

義大利麵用大量水，並加入一些海鹽煮到剛好可嚼的程度。在煎鍋中將橄欖油加熱，並煎煮蒜泥直到呈褐色。放入豌豆、鼠尾草葉、以及純露；蓋上蓋子並以中火煮二～三分鐘。加入義大利麵；扮勻並搭配新鮮削碎的 pecorino romano 起司粉及許多新鮮磨碎的黑胡椒粒後，即可立刻上菜。

鼠尾草飯

1 1/2 杯 水

1 杯 印度香米（basmati rice）

海鹽

1 茶匙 A.H. 鼠尾草

將水煮沸；加入印度香米、一小撮鹽、以及純露；蓋上鍋蓋並轉到微火。煮大約二十分鐘即可。（米莉安・爾利赫曼 Miriam Erlichman 提供）

摩洛哥甜粗麥米

這個食譜也可以做為甜點，但通常會伴隨著摩洛哥式陶鍋燉肉（tagine），裡面有雞肉、蜜棗、和隨處可見的橄欖等佐料。這些菜都能相互搭配得很好。

500gm 粗麥米（couscous）

1 公升 沸水

海鹽

1 湯匙 A.H. 荳蔻

1/2 湯匙 A.H. 肉桂葉

125gm 湯普森金黃色葡萄乾

100 毫升 奶油

2 湯匙 糖

2 湯匙 無鹽牛油

3 湯匙 A.H. 玫瑰

將粗麥米放在碗裡並到近沸水；攪一攪，加入鹽和純露，再攪一下，然後緊密地蓋上蓋子或錫箔紙待涼。將多餘的水倒掉瀝乾並以叉子翻攪粗麥米。（另一種做法則是將純露倒進乾的粗麥米，然後放進鋪了一層紗布的蒸鍋蒸大約十五分鐘。）同時，將葡萄乾浸在奶油裡，拌進糖和玫瑰純露，然後擱置在旁。再將無鹽牛油加入熱騰騰的粗麥米中並緩慢地倒進葡萄乾奶油；最好用大叉子或盛飯杓攪拌比較省事。以大淺盤盛裝，再加上可食用的花朵及烘烤過的松果裝飾。

甜點

菱形核桃餅

其實它的做法並不像乍聽之下那麼複雜，而家庭製的核桃餅口味裡有著真正的玫瑰及橙花純露香，是無法比擬的美味。請使用一個尺寸大約是 10 吋✕12 吋的烤盤。

1 1/4 杯 無鹽牛油

1 包 薄層油酥麵團

2 杯 切碎的胡桃或開心果顆粒

3 茶匙 磨碎的肉桂

3 湯匙 乾麵包屑

糖漿材料：

1 杯 糖

3/4 杯 水

1 湯匙 新鮮檸檬汁

1/4 杯 蜂蜜（野花蜜或橙花蜜）

3 湯匙 A.H. 玫瑰

3 湯匙 A.H. 橙花

以小火將牛油融化。薄薄地在 10 吋×12 吋的長方形烤盤抹上融化的牛油。將薄層油酥麵團展開並準備一條濕毛巾，忙的時候可以先將麵團覆蓋起來。動作要快，用麵團刷在展開的麵皮上刷一層牛油；把麵皮鋪在烤盤上，要確定它的邊緣夠長，能延伸至烤盤的每個側邊；這樣烤出來的成品樣子比較整齊。重複進行直到烤盤底部鋪好六層刷了牛油的薄層麵皮。洒上三分之一量的胡桃粒、1 茶匙肉桂末、和 1 湯匙麵包屑。接著再鋪上四層刷了牛油的薄層麵皮，洒上另外三分之一量的胡桃粒、1 茶匙肉桂末、和 1 湯匙麵包屑。然後再鋪四層刷了牛油的薄麵皮和剩下的胡桃粒、肉桂、及麵包屑；再鋪上六層刷了牛油的薄麵皮，將過長的麵皮邊折到頂端，任何乾的表層都刷上牛油。然後再加四層刷了牛油的薄麵皮在上面，往下把整個麵團包裹起來。在頂部用刀刻出菱形花樣；這樣能防止麵團在烤好之後，切開時不至於散開。用華氏 350 度烘烤三十分鐘，然後將溫度降低至華氏 300 度繼續烘烤三十分鐘，或是等到頂部呈現金黃色即可。之後就可以從烤箱中取出。

製作糖漿：將糖、水、和檸檬汁放進小鍋子裡煮沸。讓它滾沸五分鐘後移開火爐，並拌入蜂蜜及純露。溫暖的核桃餅淋上溫熱的糖漿後放置待涼。好好吃哦！

香蜂草起司蛋糕

這個蛋糕改成薰衣草、玫瑰、橙花、檸檬馬鞭草、荳蔻……等來做也很簡單，讓你的想像力盡情發揮。

4 湯匙 無鹽牛油

1 杯 全麥餅乾屑

350gm 奶油起司

350gm 卡特基起司

3/4 杯 糖

150 毫升 酸奶油

3 湯匙 A.H. 香蜂草

4 顆 雞蛋

1 小把 新鮮香蜂草葉片，去掉枝子，切成碎末

刮成細絲的萊姆皮（選擇性使用）

將牛油融化。把餅乾屑倒進底部可分離的烤盤中，並在中心部分挖一個凹槽。將融化的奶油倒進去並且攪拌均勻，然後壓平鋪滿烤盤底部約一吋高；然後冷藏二十分鐘。另外將奶油起司、卡特基起司、糖、酸奶油、及純露放進大碗裡，用手持攪拌器以低速打勻；過度攪拌會讓蛋糕碎掉。一次加入兩顆雞蛋攪拌均勻。在拌入香蜂草葉及萊姆皮（如果有用到的話），然後倒入剛才準備好的烤盤裡，以華氏 275 度烘烤十五分鐘。將烤箱關掉並讓蛋糕在裡頭靜置十五分鐘再取出。

這時蛋糕的中心部分看起來有點會晃動，不過那部分會慢慢凝固；讓蛋糕完全置涼。然後打開烤盤邊上的扣環，將香蜂草蜂蜜凝乳（配方如下）塗在蛋糕頂部，或是搭配灑了香蜂草純露的新鮮水果沙拉食用。

香蜂草蜂蜜凝乳

500 毫升 蜂蜜（菩提花蜂蜜很不錯）

4 顆 雞蛋另加 2 顆蛋黃

2 顆 檸檬

3 湯匙 A.H. 香蜂草

5 滴 E.O. 香蜂草

在雙層鍋的上層輕輕地將雞蛋和兩個蛋黃打散。刮下檸檬皮的細絲，並加入蜂蜜、檸檬汁和檸檬皮、以及純露。下層鍋裡的水需微持在稍微起泡的狀態，經常攪拌直到混合液變濃稠，而且能將湯匙表面包裹起來為止。將鍋子從火爐上移開，拌入香蜂草精油，然後立刻到近燙過的罐子裡封起來。密封時可以保存一個月，開啟後則可以冷藏七到十天。

熟煮水果

灑上純露的新鮮水果沙拉非常好吃，但是經過純露水煮或烘烤後的水果也是一樣地令人興奮。使用任何標準的食譜配方，只要加上1～2湯匙的自選純露即可。

烘烤蘋果與肉桂純露是很棒的組合。

水煮梨或蘋果與香蜂草、馬鞭草、或野薑搭配起來也不錯。

烤香蕉加上天竺葵或快樂鼠尾草純露，或者可以冒險一點用比較

辛香的純露試試。

　　這是人們第一個想到用純露製作的食品。你不一定要按照食譜來做，但是這個配方的確能讓你做出像市場上所賣的品牌一樣可口的冰品……甚至更棒。用製冰淇淋機做的效果最好，不過你也可以用手做。

41/2 杯 白糖

1/4 杯 水

1/2 個 檸檬，榨汁

1/2 杯 A.H. 薰衣草、玫瑰、橙花、天竺葵、或苦橙葉、或你所偏好的組合

1 杯 果肉（選擇性使用）

3 個 蛋白，打成堅挺的泡沫（選擇性使用）

　　首先製作糖漿，把4.5杯的白糖倒入一只厚底的長柄燉鍋中；加入1/4杯的水之後攪拌。慢慢加溫至滾沸，偶爾攪拌直到所有的糖都融化為止。這時候停止攪拌，讓糖水一直滾，直到糖果溫度計上顯示華氏220度，變成軟糊狀為止。將鍋子移開火爐，然後放置待涼。當糖漿變涼時，立刻加入檸檬汁和純露，並且倒進你的製冰淇淋機裡。或者你也可以將糖漿倒進寬口的碗裡，然後放進冰箱，每三十～四十分鐘就檢查一下，並且將結塊的糖漿打散。當它凝固得越硬，會越難處理，不過攪打雪酪能創造出較佳的質感。之後放入冷凍庫裡讓它凝結成塊。也可以在把糖漿放入製冰淇淋機之前，可以先加入篩過的果肉到糖漿裡，最多一杯。要讓雪酪更有滑順口感，可以先將三份蛋黃打成堅挺的泡沫，然後再將糖漿放進冰箱前，與純露一起拌進糖漿裡。假如使

用製冰淇淋機的話，效果會特別好。

飲料

課後果汁

　　小朋友們非常喜愛特殊的飲料；這能讓它們覺得自己像個大人，而且也能真正接觸到香草枝葉或是即使杯中的飲料喝完後也還能享用的加味冰塊。

1/2 湯匙 A.H. 歐薄荷

1 湯匙 A.H. 快樂鼠尾草

1 湯匙 A.H. 菩提

2 茶匙 蜂蜜（選擇性使用）

1.5 公升礦泉水

　　將純露、蜂蜜、和礦泉水調和；冰過後可以加入新鮮薄荷葉或是以稀釋過的歐薄荷純露製成的冰塊飲用。這種「潘趣果汁」對於剛從學校回到家，正需要精力玩耍、做功課、或進行其他活動的小朋友來說是種極佳的提神飲料。

冰「茶」

1 杯 A.H. 香蜂草或檸檬馬鞭草

2 湯匙 A.H. 快樂鼠尾草

2 湯匙 A.H. 管香蜂草

1 湯匙 A.H. 歐薄荷

2 公升 礦泉水

將所有材料放進一只大水瓶裡；你可以加蜂蜜，但大部分的人絕得這個配方並不需要再增任何甜度。飲用時加入冰塊和一小枝新鮮香草，或是更特別地將琉璃苣花凍在冰塊裡，每個杯子裡放一塊。當然，這是一種無咖啡因的飲料！

玫瑰冰茶

1 杯 新鮮薄荷葉，切碎

1 顆 有機柳橙，切片

1 顆 有機檸檬，切片

1 杯 英國早餐茶（English breakfast），第二泡，中度澀味

1 湯匙 A.H. 玫瑰或玫瑰天竺葵

2 湯匙 楓糖漿

1 公升（32 盎司） 礦泉水

將薄荷葉放進水瓶裡，然後用木湯匙搗爛。加入其餘的材料並攪拌均勻。冷藏八小時或隔夜後，加入玫瑰純露冰塊飲用。（米莉安·爾利赫曼 Miriam Erlichman 提供）

肉桂燕麥奶

3 杯 水

2 滿湯匙 輾壓過的燕麥（細燕麥）

1 滿湯匙 大麥粉

2 湯匙 楓葉糖漿

1 茶匙 真正香草精

1/2 茶匙 塞爾特海鹽

2 茶匙 A.H. 肉桂

　　將所有材料放進果汁機裡，以中速打到滑順。然後冷藏數個小時。這種飲料非常可口，並且可以在無乳類製品飲食法中代替牛奶。（米莉安・爾利赫曼 Miriam Erlichman 提供）

花園雞尾酒

2 根 芹菜

1 顆 青椒，去籽

4 顆 成熟番茄，去核

2 根 大型胡蘿蔔

1 茶匙 A.H. 芫荽

1 湯匙 A.H. 月桂

　　將所有蔬菜放進榨汁機，然後加入純露攪拌後享用。

宿醉小幫手或清肝飲料

1 大顆 紅蘋果，去核

2 顆 紅甜菜

1 根 胡蘿蔔

2～3 枝 豬母菜，或一小把菠菜

1 吋 薑根

1 茶匙 A.H. 格陵蘭苔

1 湯匙 A.H.野薑或香楊梅

　　將蘋果、蔬菜及薑送進榨汁機裡，再攪進純露後慢慢飲用。

清腎飲料

2 顆 萊姆，去皮

2 顆 大型梨

1 顆 大型蘋果

2 茶匙 A.H. 接骨木花

1 茶匙 A.H.西洋蓍草或苦橙葉

將水果放入榨汁機中，在攪入純露，飲用時可加入杜松純露冰塊。

早安調理汁

1 湯匙 A.H. 桉油腦迷迭香或樟腦迷迭香

1 茶匙 A.H. 歐薄荷

1 茶匙 蜂蜜（阿拉伯樹膠或松紅梅）

1/2 茶匙 A.H. 黑雲杉

將純露加入一只 8 盎司的玻璃杯或溫暖的礦泉水裡，然後加入蜂蜜，每天早晨起床第一件事就是喝下一杯，連續飲用三個星期。早安旺旺！

晚安茶

1 湯匙 A.H. 德國洋甘菊

1 茶匙 A.H. 歐白芷

1 茶匙 A.H. 蜂蜜

1 片 新鮮檸檬

將純露和蜂蜜放進馬克杯裡，加滿熱水，並且放進檸檬片。你也

443

可以將德國洋甘菊純露加入熱牛奶裡，但是不要加檸檬。這對於胃潰瘍的患者特別有效。晚安祝好夢。

白酒果汁

1 瓶 澀白酒（75cl）

3 湯匙 A.H. 快樂鼠尾草

2 湯匙 A.H. 香蜂草或檸檬馬鞭草

2 湯匙 A.H. 檸檬薄荷或接骨木花

1 公升 蘇打水或氣泡礦泉水

1 小把 新鮮香蜂草葉，切碎

10 片 琉璃苣葉，切成細末

琉璃苣花或玫瑰花瓣做為裝飾

將白酒與純露調和後冷藏。再倒進水瓶或果汁碗內，並加入蘇打水或氣泡礦泉水；然後以花朵點綴。除此之外，你也可以在製冰器的每一格裡放進一朵琉璃苣花或一片玫瑰花瓣，做成花朵冰塊，或是用環狀的蛋糕模，放入花朵、複方純露和水之後冷凍起來，如此一來你就可以將花環凍放在果汁碗內漂浮著。用純露做冰塊的原因在於當冰塊融化時，你的飲料並不會因此而被稀釋；而且口感還會越來越好喝。

氣泡酒

原味香檳或氣泡紅酒

新鮮榨取的柳橙汁

A.H. 橙花

在香檳杯裡盛上三分之一柳橙汁；加入約 1/4 茶匙橙花純露，然後

加入香檳倒滿。這個配方讓氣泡紅酒也變得豪華起來了。

米莉安的馬丁尼

每一杯馬丁尼中加入 2 盎司龐貝琴酒

每一杯馬丁尼中加入 1 茶匙 A.H.玫瑰天竺葵

每一杯馬丁尼中加入 1 盎司苦艾酒

所有成份都該趁冰涼時飲用。將材料放進加好冰塊的調酒器裡，用力搖勻，然後濾進冰過的馬丁尼杯中。我的助理潔西卡以純露代替苦艾酒，並且用伏特加來調馬丁尼；兩種方式都能調出很棒的口感。

瑪格莉特雞尾酒

1 1/2 盎司 金色龍舌蘭酒

1/2 盎司 柑香酒

1 盎司 新鮮榨好的萊姆汁

每種 1 茶匙 A.H. 橙花和檸檬馬鞭草

將所有材料放進裝有大量碎冰的調酒器或果汁機裡調勻，直到呈現雪泥狀，倒進邊緣沾了鹽巴的玻璃杯中。（米莉安・爾利赫曼 Miriam Erlichman 提供）

家庭與花園

我在教導家庭治療師的課程中，經常建議學生使用精油與純露來製作家用清潔用品。在我們身邊受到環境性或化學性過敏的人分佈的層面這麼廣，讓我感到無論如何都應該盡量想辦法減少與毒性物質直接接觸的機會，這是值得探究的方向。以天然物質來取代家用化學清

潔用品既簡單又有趣，而且大部分的時候，它們的功效也是一樣地好。

　　然而，有時候事情也無法盡如人願，有時甚至會發生極令人驚訝的結果。舉例來說，我的一位學生在課堂上提到她自己在家如何清洗浴室洗手台和水龍頭的事，她說後來她在每一個水龍頭的把手上各滴了一滴未稀釋的玫瑰草精油，想藉此除臭，所以任其擱置了一整夜。結果果然！等到早晨，當她想扭開水龍頭時，整個路塞特合成樹脂製的水龍頭把手在她的手中碎成十幾片。這似乎是因為精油裡所含的萜烯成份和製造這種塑膠材質時所使用的萜烯成份產生反應，並且改變了其中的化學結構，讓塑膠變得既脆又易碎。與她同在班上的丈夫也把「證物」帶來，整晚不停地拿精油的安全性開玩笑。我的朋友露西說：「絕不要論斷經驗」，而是要從中學到功課。

浴缸和瓷磚清潔劑

　　我用這種清潔劑來清洗水槽、水龍頭、爐台——只要是你能想到自己在家裡會用粉末狀或霜狀清潔劑的地方。

　　小盒小蘇打粉

　　1 杯 鹽

　　10 滴 E.O. 玫瑰草或茶樹

　　10 滴 E.O. 檸檬

　　A.H. 冬季香薄荷、茶樹或野馬鬱蘭或任何調和複方

　　將小蘇打粉、鹽、和精油放進玻璃碗裡攪和均勻。在家具表面灑上清潔粉，抹布用純露沾濕，再花點力氣清洗。這個配方足夠可以清除浴室裡的殘留污垢，但並不會刮傷器材表面。記得徹底沖洗乾淨以達到光亮清潔的效果。

電話清潔噴霧

40 毫升 乙醇（非按摩用酒精）或酒精含量超過一般標準的伏特加
每種 5 滴 E.O. 百里香、玫瑰草、檸檬香茅、及歐薄荷
80 毫升 A.H. 茶樹或百里香酚百里香或兩者調和複方

將乙醇和精油放進一只 120 毫升的噴瓶內並搖晃均勻。慢慢加入純露，然後再搖勻。乙醇會幫助精油暫時溶解在純露裡，之後還是會分開。將溶液噴在電話聽筒、按鍵——整支電話上，然後用乾淨的乾抹布擦拭。我也將它用在我的電腦鍵盤上：先噴在抹布上，然後用抹布擦拭鍵盤；不要直接噴在電腦鍵盤上。

增濕機

100 毫升 A.H. 自己選擇的種類

每次加水時，將純露倒入增濕機裡。它能有效地減少伴隨著增加的溼度所產生的霉味，而假如你選擇的是類似野馬鬱蘭、百里香、香薄荷、或任何一種較能殺菌消毒的純露，你不但能享受到清新的香氣，也能同時將空氣中的病菌殺光。

堆肥

任何超過其保存期限，或是已經發霉或走味的純露都可以倒進堆肥裡，或是稀釋後用來澆花。製作堆肥的確需要一些概念、技術、以及勞力，而幾年前一位約克郡的老農夫曾經教過我一些技巧。他曾經習慣在他的堆肥處小解，以加快物質分解的速度。尿液的酸度對堆肥非常有幫助，然而他卻特別強調，而我也曾經在書上看過，使用的尿

447

液必須來自於男性，因為女性的尿液酸度過高。你可以想像當我請我的男性朋友「幫忙」製作堆肥時，那種前仆後繼的景況！而純露在自然界中本來就屬於酸性物質，所以也可以在此發揮功效，由於它們在變質的時候會越來越偏向鹼性，所以你在使用純露堆肥時，並不需要擔心酸性是否過強。再說，這麼做也幫你免除了不少窘境。

附　錄

單位換算表
1000 毫升＝ 1 公升
1 公升＝ 32 盎司＝ 1 夸脫（1.06 夸脫液體）
30 毫升＝ 2 湯匙
5 毫升＝ 1 茶匙（3 茶匙＝ 1 湯匙）
250 毫升＝ 1 杯
500 毫升＝ 1 品脫
30 公克＝ 1 盎司
1000 公克＝ 1 公斤（1 公升水重 1 公斤）
1 公斤＝ 2.25 磅
粗略地來說，你可以讓公克＝毫升 欲將攝氏度數轉換成華氏度數，將攝氏溫度乘以 1.8 再加 32。 攝氏 0 度＝華氏 32 度（水結冰） 攝氏 100 度＝華氏 212 度（水沸騰）

名詞解釋

原精 Absolute	香味濃馥的植物性萃取液，以化學溶劑或脂吸法（脂肪萃取）而並非蒸餾的方式取得。主要針對昂貴的花材而使用，例如玫瑰或橙花，以及無法以蒸餾法萃取的花材，例如茉莉、風信子、及康乃馨。
粉刺的 Acenic	與粉刺有關的。
適應性 Adaptogenic	在芳香療法中，這一詞代表某一種精油適應身體需求的能力以及／或是順著所使用的劑量而改變其效果的能力。
吞氣症 Aerophagia	吞進空氣的疾患。
抗氧化劑 Antioxidant	能阻止氧化反應發生並且捕捉自由基的物質。
收斂性 Astringent	使柔軟的有機組織收縮。
生物鹼 Alkaloid	無色、複雜、通常是植物體內所發現的苦味物質，含有氮分子並且常常含有氧分子。最常出現於植物的酒精萃取物中。
衰弱 Asthenia	缺少或缺乏體力、一般性 debility、對任何事都不再在乎的狀態。
香精 Attar	將植材以水蒸餾的方式萃取到檀香精油中的物質，通常來自於印度，並且大多針對非常昂貴的花材以及難以蒸餾萃取的物質。
ADD	注意力缺失症。
ADHD	注意力不足過動症。

芳香灸 Aromapuncture	由蘇珊‧凱帝與米莉安‧爾利赫曼發明的名詞，形容將純露點在身體的穴道，並不使用任何壓力或針扎的方法。
芳香酊劑 Aromatic Tincture	形容使用酒精與純露調和所製成的酊劑。
阿輸吠陀療法 Ayurveda	來自於梵文 Ayur（即生命）Veda（即知識或科學）一詞。這是一套維持健康與保養的系統，在印度實行，奠基於已有 4000 年之久的 Vedic text 一書。阿輸吠陀的基礎建立於三種主要的體質上，並且提供有關飲食、保健、生活方式、運動、以及靈修等方面的哲學，幫助個人維持在身心平衡的健康狀態。
β－細辛醚 Beta-asarone	一種酮類分子，對於肝臟具有毒性（肝毒性）。
基底油 Carrier oil	也稱為媒介油或直接稱為媒介。通常是來自於天然資源，某種不具揮發性的脂肪性油質，在使用或內服精油之前，用來西式精油的物質，如芝麻油、橄欖油、甜杏仁油、或椰子油。
驅風止痛劑 Carminative	能促進腸胃道士放氣體的物質。
利膽劑 Cholagogue	促進膽囊分泌膽汁的物質。
促進傷口結痂 Cicatrisant	刺激傷口或疤痕組織進行療癒。

451

重複蒸餾 Cohobation	用於蒸餾法，形容將已經蒸餾出來的純露，重新回收倒蒸餾器裡再次使用，以收集更多原本已溶解於純露中的精油分子。
酒糟型肌膚 Couperose skin	因許多出現在皮膚表面，或經過皮膚上層，蜘蛛絲般的靜脈所造成的臉部發紅（主要是臉頰及鼻子）現象。
化學類型 Chemotype	在芳香療法中所使用的詞彙，用來形容同屬同種的植物中，由於生長環境、地勢、及其他許多天然因素所造成內部化學分子比例的差別。
皮膚刺激物 Dermocaustic	會造成皮膚刺激不適的物質。
煎劑 Decoction	在藥草醫學中，一種將藥草用水煮沸所製成的產品。
遠距療癒法 Distance healing	能量療癒法中的一詞，最常見的即是靈氣療法，形容從遠距離對某個人進行療癒工作的方式。
利尿劑 Diuretic	增加尿量並且移除體內水份或體液的物質。
催吐劑 Emetic	促使嘔吐的物質。
祛痰劑 Expectorant	促進排除呼吸道內黏液的物質。
自由基 Free radical	一種特殊的高反應性原子，具有一個或多個不成對的電子。通常用來形容具有不成對電子、造成老化的氧分子。

分餾 Fractionated	通常是指一種將某種物質分解成不同部分的化學程序；以協助他們分解成為離析物之後的使用，或是趕變原有物質的結構。例如：柑橘類精油通常會被分餾，以移除其中的單萜烯類成份，讓它們變得較不具揮發性，於是在除存或上架販售時比較不會從瓶中蒸發。分餾過的柑橘類精油比較容易造成皮膚刺激反應。
摩擦法 Frictions	在芳療中用來形容直接用未經稀釋的精油推按身體的特定部位，而不加以按摩的方法。納莉·葛莉絲珍使用這一詞來形容某些特別為此方式而調製的複方精油。
官能基 Functional group	根據分子結構的不同，用來分辨不同化學分子的部分；是一種化學分子當中具有特殊反應性的部位，特別是指有機分子。
肝臟的 Hepato	與肝臟有關的字首，也就是說，hepatostimulant 意指肝臟功能的提振劑；而 hepatotoxin 則表示某種對肝臟具有毒性的物質。
凝血 Hemostatic	阻止流血現象。
草藥的 Herbaceous	與香藥草或綠色植物有關，形容新鮮香草或植材的香味或口感。
順勢療法 Homeopathy	山姆·海尼曼所提倡的醫療哲學，其基礎建立於「相似物質能治療相似疾病」的原則上。人們使用某種通常會引起某些特殊症狀的療方來治療同樣的症狀。順勢療法所用的劑量非常微小，以藉此達到療癒效果，稀釋越多或劑量越低，其療效就越強。

親水性 Hydrophilic	喜歡水的，也就是會被水吸引或容易偏向水的。
浸泡法 Infusion	在藥草醫學裡，藉由將植材放在水、酒精、或罕見油類中浸泡，而不加熱的方式萃取出其中活性成份的方法。
體外實驗 In vitro	字面上的意思是「在杯子裡」，用來形容在生物體外、以分離的組織上所進行的實驗；通常在人工的環境下進行。
體內實驗 In vivo	字面上的意思是「在活物裡」，形容在動物或人類活體內所進行的測試或所產生的效果。
酮類 Ketone	分子中同時連接著兩個碳原子的羰基（carbonyl group）。在芳香療法中，有些酮類分子被認為是不安全的。但是在上百種不同的酮類分子中，有些具有嚴重的毒性紀錄，而其他則並不具有毒性紀錄。
親油性 Lipophilic	喜歡脂肪或油脂，容易被脂肪性物質吸引或容易偏向脂肪的。
活體塗香 Living embalming	在芳香療法中也稱為「芳香洗禮（aromatic perfusion）」。一種以大量未經稀釋的精油大面積地塗敷身體，除了具有黏膜組織的表面以外的方法，目的在於對抗特定感染現象或疾病。通常是以不會引起皮膚刺激或皮膚毒性的精油、身體可以適應得了的精油、以及具有特殊抗菌、抗病毒、或抗黴菌特性的精油來進行。

浸軟法 Maceration	在藥草醫學中，與浸泡法相似。最常用來形容植材被浸泡在某種基底油裡，並且不使用任何熱源的產品。有些植材，例如：用胡蘿蔔製造胡蘿蔔浸泡油，是將胡蘿蔔浸泡在橄欖油裡，並且放到太陽下，藉著陽光的溫暖促進植物精華的萃取。
理療事典 Materia medica	有關療癒性物質的本質、特性、與製造工作的科學或研究。另外也指描述療癒性物質或藥材的本質與特性的書籍或文獻。
單萜烯 Monoterpene	一種具有 10 個碳原子與一個雙鍵的化學官能基。在芳香療法中，許多精油裡都含有單萜烯類的分子，松柏科及柑橘類的精油裡所含的單萜烯分子量最高。
分解黏膜組織 Mucolytic	幫助液化、溶解、或分解體內的黏膜組織。
Muka	用來描述蒸餾精油後所剩餘的植材。Muka 在有機栽種或生物律動栽種過程中，通常會被擱置一段時間讓它腐化，然後被當作肥料或除草劑使用。
氧化物 Oxide	一個氧原子融合在一個帖烯環架構裡的特殊化學官能基。在芳香療法中，桉油腦（1,8 – cineole）是最常見的氧化物，並且在茶樹及尤加利家族的精油裡都以較高的比例出現。
過氧化 Peroxidation	一種氧分子與其他氧分子連結在一起的氧化過程。

植物性荷爾蒙 Phytohormones	植物荷爾蒙或是從植物資源轉化而來的荷爾蒙。
植物性藥材 Phytomedicine	植物藥材或是從植物資源所轉化而來的藥品。
植物療法 Phytotherapy	使用植物性產品、以植物為基礎的藥材的治療方法。
改善 Proving	在順勢療法中，這一詞用來描述療方所要舒緩或清除的症狀表現。
預防 Prophylactic	捍衛抵抗或防禦疾病發生。
rH2	測量某種物質的導電性的數值。
酒糟 Rosacea	皮膚的發炎現象，臉部中央部位會出現發紅、粗糙、疙瘩、和膿等症狀，主要影響鼻子與兩頰。
露 Ruh	植材的水蒸餾法，通常針對像茉莉這般特殊的花朵，這種方式幾乎只有在印度才有。
季節性情感性疾患 SAD	包括憂慮、衰弱、內分泌系統問題、失去能量與活力等一連串的症狀，種種合起來就構成了季節性情感性疾患。
黃樟腦 Safrole	也稱為 safrol，存在於黃樟精油（sassafras）裡的一種酚丙烷（phenyl propane）分子，並且對於老鼠具有肝毒性。對於人體的研究顯示人類肝臟的肝毒反應並非來自於黃樟腦。
倍半萜烯 Sesquiterpene	一種具有 15 個碳原子的萜烯類分子。

強烈振動 Succussion	在順勢療法中，意指重複敲擊瓶子以使其中的療方增加活性的方式。人們相信敲擊過程中的震動可以將藥物的能量遍佈整個療方物質，並且增加其活性。
酊劑 Tincture	一種活性要素或某種植物的萃取物，通常以酒精製成，並被當作藥物使用。
藥湯 Tisane	一種藥草茶或浸泡液，通常以醫療或保健養生的方式使用。
三鹵甲烷 THMs	任何甲烷的CHX3轉化物（例如：三氯甲烷），也就是每一個分子中含有三個鹵素原子，而且特別是在飲用水加氯過程中所形成的物質。

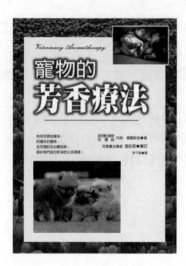

寵物的芳香療法

作者：內莉·葛羅斯金
譯者：李千毅
25 開本·軟精裝
頁數：144 頁
定價：200 元

本書特色：利用芳香療法預防並治療寵物的疾病

內容簡介：貓、狗、馬以及農場畜牧的各種動物皆可從芳香精油的顯著特性中獲益，其作用迅速、效果持久。它是照顧動物的絕佳輔助方法。由於具有抗感染、殺菌等特性，使精油在常見的動物疾病及某些特殊疾病的預防及治療效果良好，並可幫助牠們作息均衡、飲食更健康。

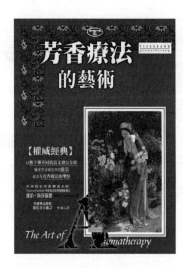

芳香療法的藝術

作者：羅伯‧滴莎蘭德
譯者：林榆
25 開本‧軟精裝
頁數：352 頁
定價：350 元

本書特色：以數十種語文發行全球，被奉為芳香療法的聖經

內容簡介：作者是將芳香療法引入英國的先驅，並且創立芳香療法教育學院，提供專家級的訓練 給實習生；本書首次建立了關於實行芳香療法的完整架構，詳述二十八種芳香精油的基本功效、正確知識及有效配方，讓這一古老而神祕的芳香療法在你的生活中發揮百分之百的療效。

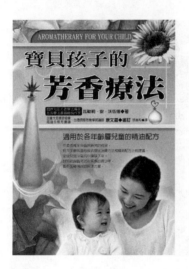

寶貝孩子的芳香療法

作者：瓦勒莉·安·沃伍德
譯者：張善和
25 開本·軟精裝
頁數：352 頁
定價：350 元

本書特色：適用於各年齡層兒童的精油配方

內容簡介：作者依據多年臨床研究的成果，對大多數孩童的疾病提出治療方法和精油配方上的建議。主要內容包括：哪些精油和多少的劑量是適合於兒童使用的；照顧孩子的基本套裝組合；急救時用得到的精油；如何製作具有療效的乳膏、乳液、身體保養油、嬰兒爽身粉和房間噴霧劑等物品；如何結合芳香療法和處方藥劑的使用，等等。

純露芳香療法

作者：蘇珊·凱帝
審譯：原文嘉
主編：羅煥耿
責任編輯：顏子慎
編輯：陳弘毅、李玉蘭
美術編輯：鍾愛蕾、林逸敏

發行人：簡玉芬
出版者：世茂出版有限公司
登記證：局版臺省業字第 564 號
地址：（231）台北縣新店市民生路 19 號 5 樓
TEL：（02）22183277
FAX：（02）22183239（訂書專線）·（02）22187539
劃撥：19911841、世茂出版有限公司帳戶
單次郵購總金額未滿 200 元（含），請加 30 元掛號費

排版：伊甸社會福利基金會附設電腦排版
印刷：世和印製企業有限公司
初版一刷：2003（民 92）年 12 月
三刷：2006（民 95）年 12 月

國家圖書館出版品預行編目資料

純露芳香療法／蘇珊‧凱帝（Suzanne Catty）著；
原文嘉譯 .-- 初版 . --臺北縣新店市：世茂，2003
〔民 92〕
　　面；　　　公分.--（芳香療法；15）
譯自：Hydrosols：The Next Aromatherapy

ISBN　957-776-566-1（精裝）

1.芳香療法　　2.植物精油療法

418.52　　　　　　　　　　　　　　　　　92019975

讀者回函卡

感謝您購買本書，為了提供您更好的服務，請填妥以下資料。

我們將不定期寄給您最新出版訊息、優惠通知及活動消息，當然您也可以E-mail：chien218@ms5.hinet.net，提供給我們寶貴的建議，我們絕對可以聽見您的聲音。

我們將由回函中抽出幸運讀者，致贈精美書籤明信片乙套。

您的資料（請填寫清楚以方便我們寄書訊給您）

購買書名：_____

姓名：_____　生日：_____年____月____日

性別：□男 □女　　E-MAIL：_____@_____

地址：□□□_____縣市_____鄉鎮市區_____路街
_____段_____巷_____弄_____號_____樓

連絡電話：_____

職業：□傳播 □資訊 □商 □工 □軍公教 □學生 □其他：_____

學歷：□碩士以上 □大學 □專科 □高中 □國中及以下

購買地點：□書店 □郵購 □網路書店 □便利商店 □量販店 □其他_____

購買此書原因：___ ___ ___ ___ ___（請按優先順序填寫）
1封面設計　2價格　3內容　4親友介紹　5廣告宣傳　6其他：_____

本書評價：____封面設計 1非常滿意 2滿意 3普通 4應改進
____內容 1非常滿意 2滿意 3普通 4應改進
____編輯 1非常滿意 2滿意 3普通 4應改進
____校對 1非常滿意 2滿意 3普通 4應改進
____定價 1非常滿意 2滿意 3普通 4應改進

給我們的建議：..
....
....

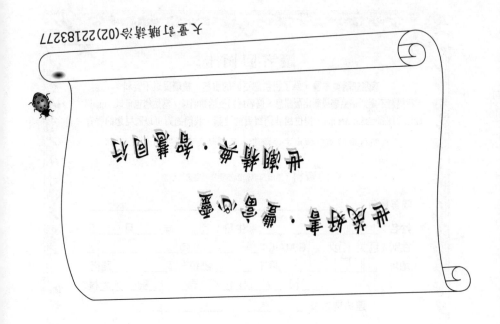

本書訂購專線(02)22183277

值得珍藏、愛不釋手

廣告回函
北區郵政管理局登記證
北台字第9702號
免貼郵票

231台北縣新店市民生路19號5樓

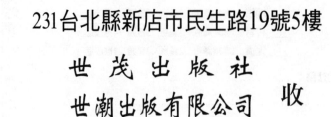

世 茂 出 版 社

世潮出版有限公司　收

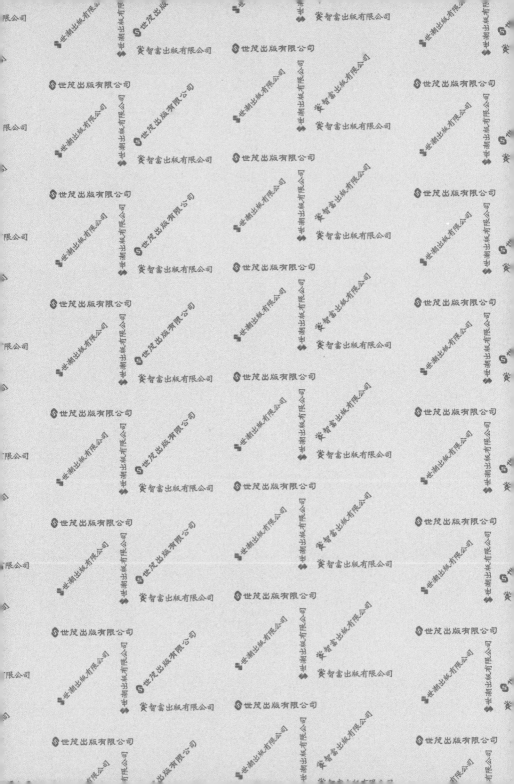